ツボ押し養生

こころと体がラクになる

田中友也

鍼灸師・国際中医専門員
CoCo美漢方

Gakken

はじめに

「ツボって、どうすれば正しく押せますか」「場所がよくわからないんです」

そんな声をよく聞きます。でも、正直なことを言えば、専門家ではない人が正確なツボの位置をすぐに把握することはなかなか難しいことです。もちろん、見つけやすいツボもあります。でも、見つけにくいツボも多い。そして、見つけるのが得意な人もいれば、苦手な人もいますよね。

見つけるのが得意な人には正確な位置を覚えてほしいですが、苦手な人が細かい位置にとらわれ過ぎると、「よくわからないから、もうやめた！」「やっぱり、ツボって面倒だよね」。そんなふうにもなりがちです。正確さにこだわり過ぎて嫌になってやめてしまうのは、本当に残念なこと。だから僕は、ツボは必ずしも100％正確に押す必要はないと思うのです。細かい位置がわからなければ、ツボがある一帯をもんだりさすったりすればいい。そうすれば、目的のツボも自然と刺激できます。ツボ押しって、そんなふうにざっくりでいいし、いい意味で適当でもいい。だって、「正確な位置がわからないからやらない」より、「だいたいのところでもいいからやってみよう」のほうが、ずっとずっと体にとってやさしいと思います。それに、「このくらいでええか」と、気軽な気持ちで押したほうがストレスもないから、より元気になります。ツボの位置を探すことに神経を使って疲れてしまったら、もったいないですよね。

そして、ツボがもっと皆さんの身近な存在になることが僕の願いです。そのため、この本では頭や脚のマッサージとツボの刺激を絡めたり、シャワーでツボを温めたりなど、生活に取り入れやすい方法も提案しています。また、ツボの位置を把握するだけでなく「イライラしたら頭をマッサージ」「胃がムカムカしたときのツボは腕にある」など、そういった不調対策の知恵もインプットしていってほしいです。それを覚えていれば症状が現れたときに本が手元になくても、だいたいの位置でもいいから刺激できますよね。そういった知恵を増やしていく中で、ツボが自然と皆さんの日常に溶け込んでいけばうれしいです。

ＣｏＣｏ美漢方　田中友也

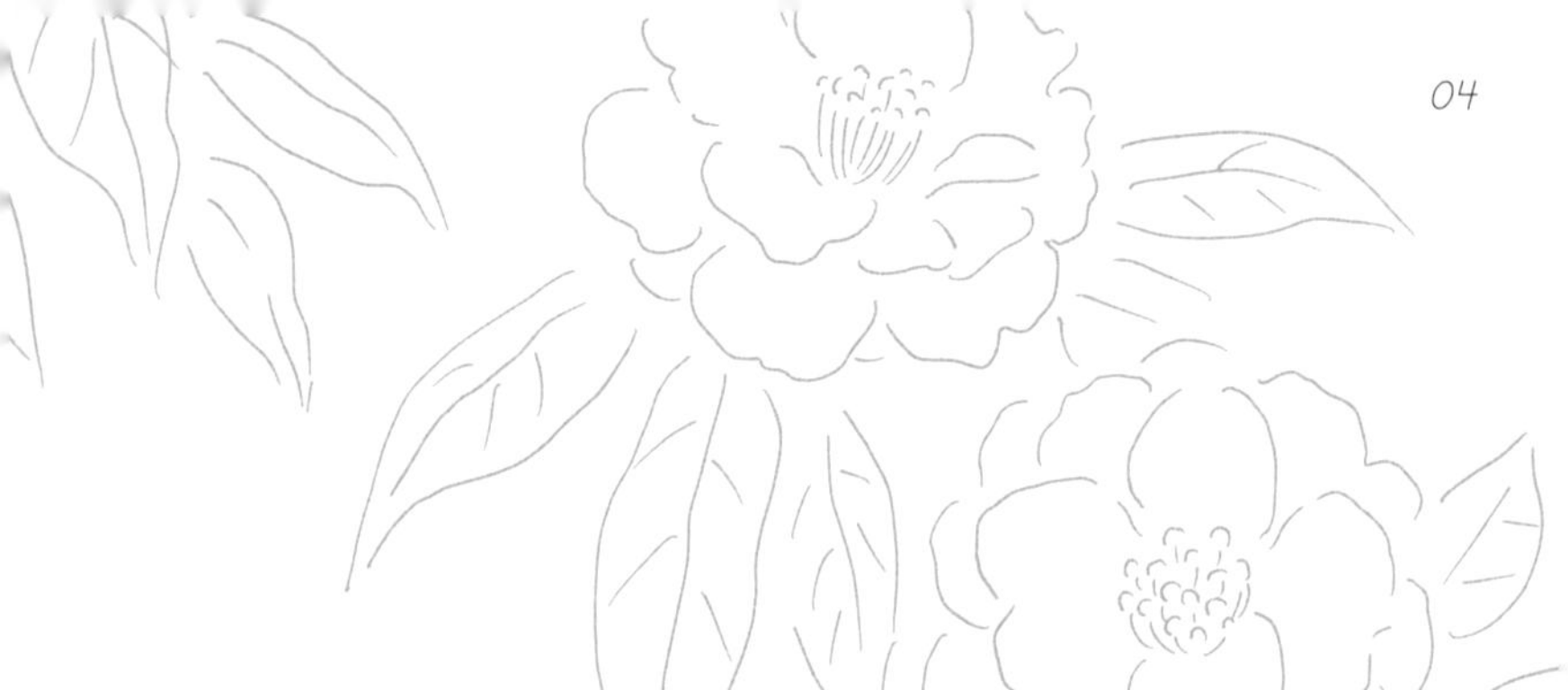

体からのサインを素直に受け止めましょう

なんだか疲れが取れない。むくんでいたり、頭痛がしたり、
イライラしたり。そんなとき、皆さんはどうしていますか？
「気のせいでしょ」「我慢、我慢」「鎮痛剤でしのげばいいか」。
そんなふうに、痛みや違和感に目をつぶって、
ほったらかしていませんか？　忙しいし、病院に行くほどでもないしと、
一時しのぎで見て見ぬふりをしていませんか？
つい、やりがちですよね。
でも、もう少し、その痛みや違和感に注意を向けてほしいのです。
なぜなら、どんな小さな痛みも違和感も、体のトラブルを

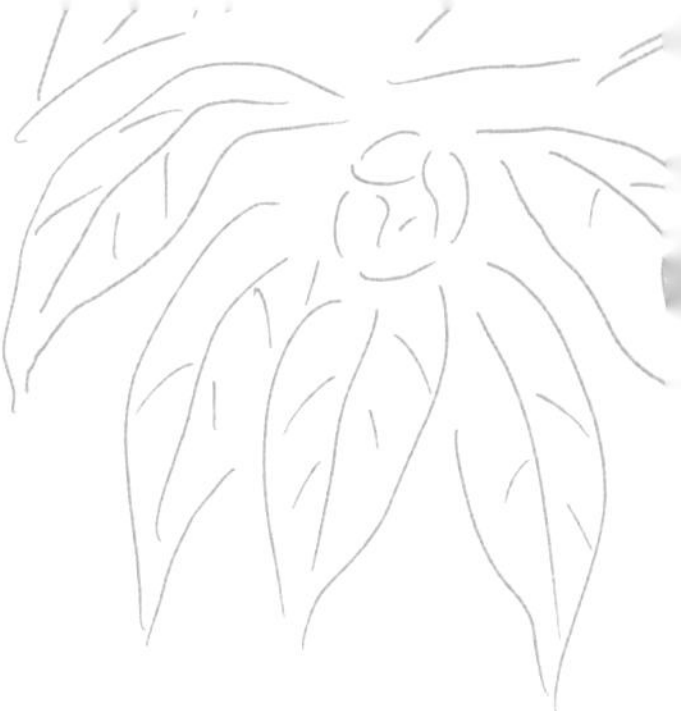

伝えるサインだから。体のどこかが頑張り過ぎて、
それのせいで、臓器や器官が弱っていたり、疲れていたり。
痛みや違和感は、そのことを親切に教えてくれているサインなのです。
トラブル…そう聞くと驚くかもしれませんが、
何も大げさに捉える必要はありません。
小さなトラブルは誰にだってあるものです。
夜更かししたり、食べ過ぎたり、はしゃぎ過ぎたり、
嫌なことがあったり。すると、それに対応するために
働き過ぎた箇所が、少し弱ったり疲れたりします。
でも、早いうちにケアしてあげればトラブルは大きくならないし、
体もラクになる。逆に、見て見ぬふりして酷使し続ければ、
その先には病が顔を出してくるのです。
だからそのサインが小さいうちに、体をいたわってほしい。
やさしいケアをしてあげてほしいのです。

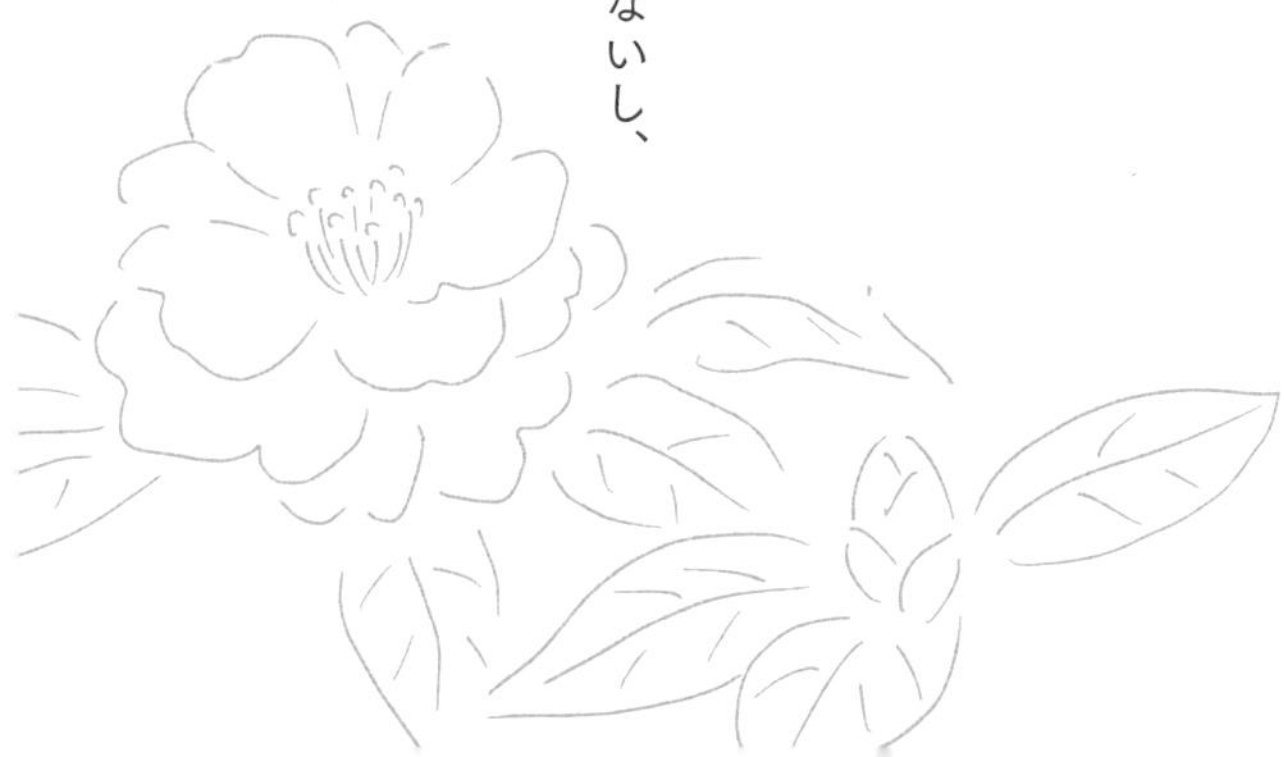

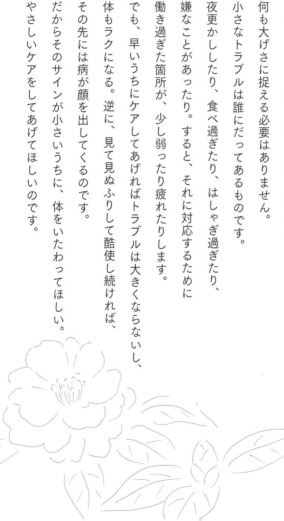

体をケアしたり、いたわることを、中医学では
「養生」と言いますが、そんなふうに聞くと、
少し身構えてしまったり、何をしていいかわからない人も
いるかもしれません。でも、難しいことはありません。
10分早く寝よう。旬の野菜を食べよう。5分歩いてみよう。
それだけでもいい。それも十分な養生。体へのいたわりです。
そこにもう少しだけ、体をラクにする知恵を知っておくと、
毎日がもっと過ごしやすくなります。
そのいちばん手軽なことが、自分の体を押したり、
もんだり、さすったりすることです。
これなら、いつでも、どこでも、自分自身で
すぐに実践することができますよね。
さて、体に「ツボ」があることは、よく知られています。
でも、ツボって、なんか難しそう…。

ツボ押しは知ったその日からできる養生です

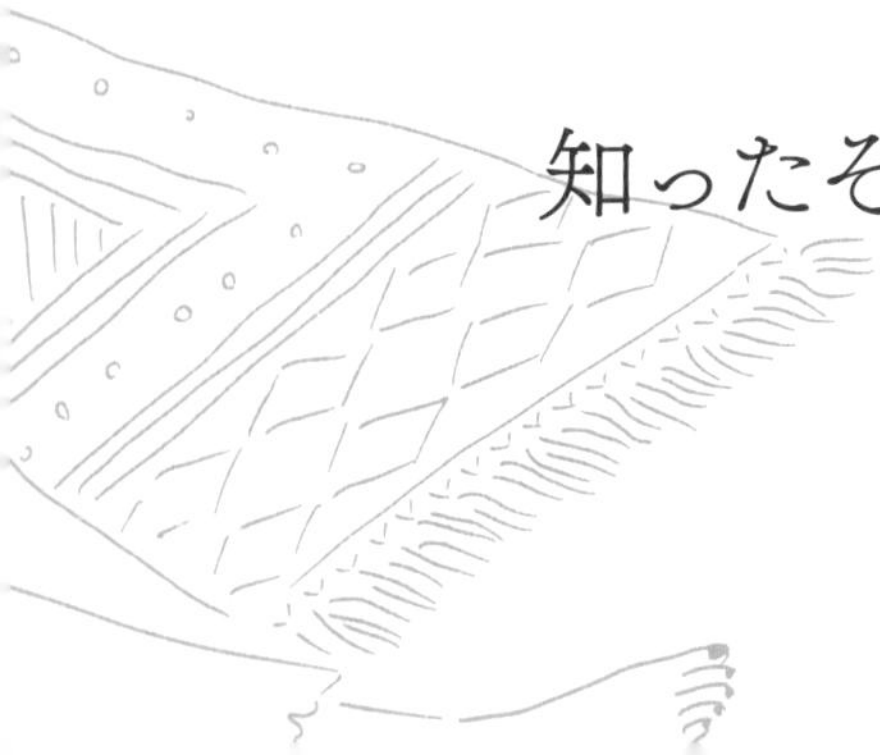

そんな印象をもっている人が多いかもしれません。
皆さんは痛みや疲れを感じたとき、
そっと手を当てているところがありませんか?
例えば肩がこったらトントン。息切れしたら
胸をさすり、よく歩いたら脚をもむ。
すると、すーっとラクになる。
じつは、そこがツボのある場所。
つまり、自然とツボに手を延ばし、自然と刺激しているのです。
そんなふうにいつも、みなさんが触れているツボですが、
その存在をもう少し意識してみると、体やこころのこと、
不調のこと、ツボの働きもわかるようになります。
ツボを知ることは、すこやかな暮らしの手助けになります。
だからぜひ、知ってほしい。そして、習慣にしてほしい。
何しろ、いちばん手軽な養生ですから。

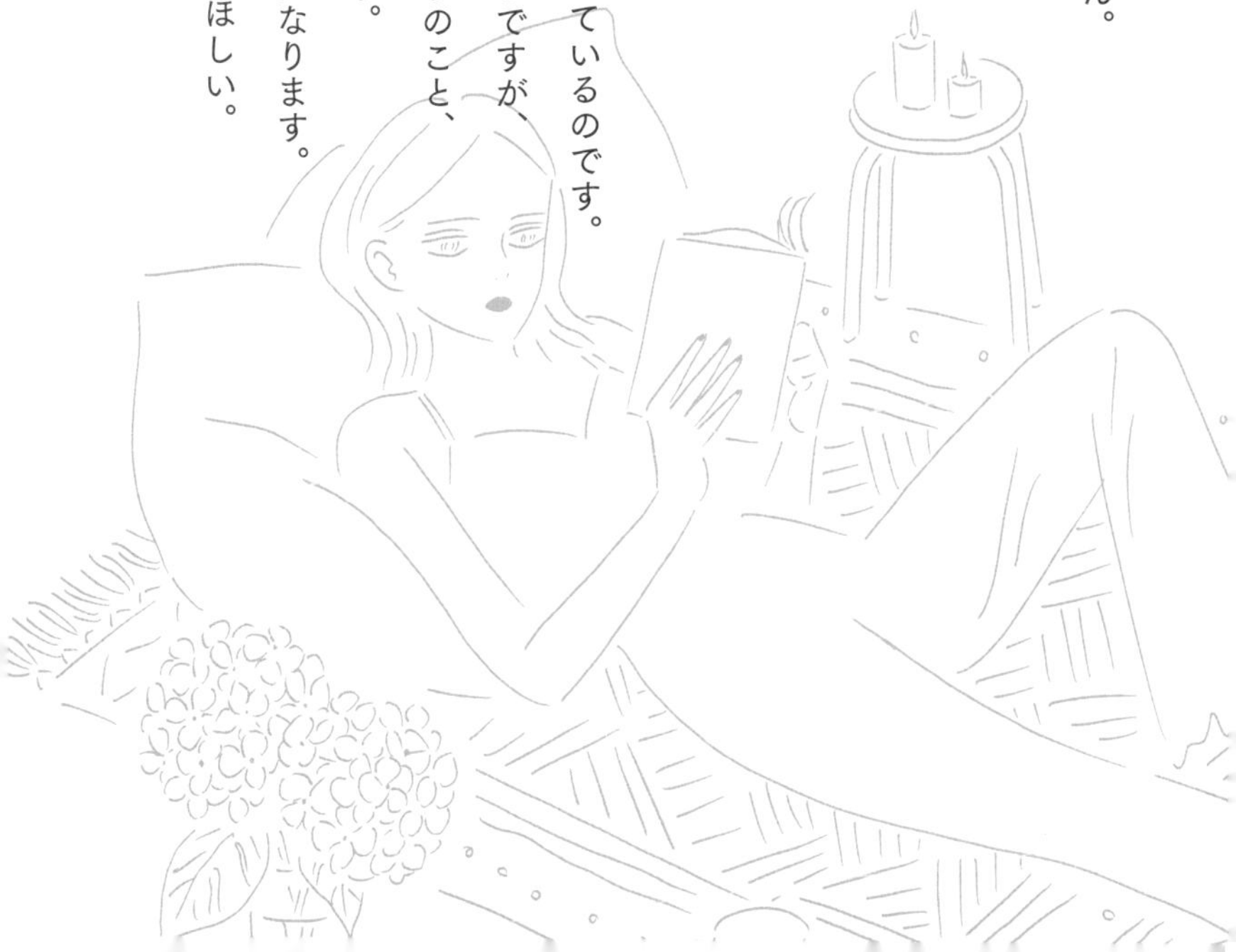

季節とうまく付き合うことを知りましょう

夜更かししたり、食べ過ぎたり、頑張り過ぎたり。
そういった生活の乱れが、体の負担になることは想像がつきますよね。
でも、体が影響を受けるのは生活の乱れだけではありません。
暑さ、寒さ、乾燥、湿気……。このような自然環境も、
体のストレスとなり、痛みや不調を招く要因になります。
暑くなるとだるくなる。台風が近づくと頭痛がする。
そんな経験がある人も多いのではないでしょうか。
中医学には、「人間は自然の一部」という考え方があります。

人間は、自然の恵みを受けて生かされているもの。だから、
自然とバランスを取りながら生きていくことが大事という教えです。
気候にうまく合わせられれば、元気に過ごすことができるけれど、
合わせられないと、体が疲れて不調が生じてしまうのです。
でも、人間の体にはもともと、気候に合わせる機能が備わっています。
例えば、暑ければ汗をかいて熱を逃がし、
寒ければ熱を生み逃がさないようにする。
そうやって、体自身が気候に合わせる調整をしているのですが、
暮らしの中で、その働きを助けてあげることも大事なことです。
夏は余分な熱を冷ますものを食べる。
冬は温かいものを口にする。
ツボもまた、季節に合わせた取り入れ方を知っておくと便利です。
体、こころ、自然。そのつながりを知り、季節とうまく付き合う。
すると、季節の不調も改善されていきます。

CONTENTS

02 はじめに
04 体からのサインを素直に受け止めましょう
06 ツボ押しは知ったその日からできる養生です
08 季節とうまく付き合うことを知りましょう
16 〝なんとなく不調〟はなぜ起こる？
18 互いに助け合う気・血・水
20 気血水をつくり出し巡らせる五臓
22 すべてはつながって影響し合っている
24 五臓と季節や不調の関わりがわかる五行色体表
26 人の体やこころにも季節があります
28 体やこころの不調にどうしてツボが効くの？
30 ツボに触れる習慣が自分を知るきっかけに
32 ツボ押しは「心地いい」と感じればそれで正解です
34 部位や好みで使い分けましょうおすすめの刺激の仕方
36 体質チェックをしてみましょう
40 Part 1 よくある不調に効くツボ
42 よくある不調1 肩こり
46 よくある不調2 首こり
48 よくある不調3 腰痛

52 よくある不調4 頭痛
56 よくある不調5 疲れ・だるさ
60 よくある不調6 便秘
66 よくある不調7 冷え
70 よくある不調8 目の疲れ
72 よくある不調9 生理痛
76 よくある不調10 不眠
78 よくある不調11 肌トラブル

80 Part 2 季節の不調に効くツボ

82 春 春は肝の季節

86 春の不調1 春のイライラは頭皮マッサージで落ち着きます
88 春の不調2 ほてったり、ソワソワしたら、手首と胸のツボに頼りましょう
90 春の不調3 気持ちが高ぶって眠れない夜はかかととお腹に手を当てる
92 春の不調4 春は誰でもため息。脚をさすれば気持ちがラクに
94 春の不調5 手を軽くもんでみてください。こころのざわつき、すっと収まります
96 春の不調6 上り過ぎた熱が春の頭痛を招きます。手元のツボで気を巡らせる
98 春の不調7 イライラが続けば目も充血。頭をほぐせば目もすっきり

100 春の不調8 耳鳴りがしたら耳へと続く道の気の流れをよくしましょう
102 春の不調9 爪の割れは血が足りないサイン。血の巡りを促すツボが助けに
104 春の不調10 つらいこむら返りは脚の裏側のツボをもみほぐす
106 春の不調11 花粉症は症状ごとにツボを使い分けると効果的

夏

夏は心の季節

110 夏
114 夏の不調1 熱中症予防のツボは手首と足裏に。熱のこもりを防ぎます
116 夏の不調2 だるさの原因は余分な水分。脚と腹部のツボで水はけのいい体に
118 夏の不調3 汗がダラダラは元気不足です。胃腸の疲れからケアしましょう
120 夏の不調4 背中、足首、腰のツボを隠して冷房病から体を守りましょう
122 夏の不調5 夏の食欲不振に効くのは胃腸に働くツボと軽い発汗です
124 夏の不調6 暑くてイライラしたら末端を刺激して余分な熱を逃がしましょう
126 夏の不調7 汗をかくほどに口がカラカラ。唾液の分泌を促し、うるおい補給を
128 夏の不調8 動悸や息切れは手首周りをもみながら呼吸をととのえる

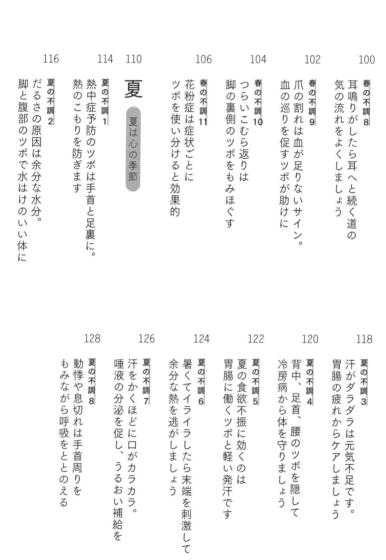

夏の不調9
夏冷えが招く下痢や腹痛。
お腹とひざ下を温めましょう 130

夏の不調10
こもった熱を取りつつ
バリア機能を高めれば汗疹が緩和 132

夏の不調11
手元のツボで気持ちをととのえると
夏の寝苦しさはやわらぎます 134

秋
秋は肺の季節 136

秋の不調1
乾燥トラブルに効く
ツボは内くるぶし付近に集中 140

秋の不調2
秋バテでだるい。そんなときは
お腹のツボで気力、活力アップ 142

秋の不調3
腕、のど、耳下のツボで
空咳やイガイガがラクになります 144

秋の不調4
乾燥性の便秘には腸の刺激と
水分調節のツボでアプローチ 146

秋の不調5
ゾクっと悪寒…。かぜの気配を感じたら
背中のツボを温めましょう 148

秋の不調6
秋はこころも乾燥。頭や胸、手には
こころをうるおすツボがあります 150

秋の不調7
寝汗は水の不足から。手足をさすって
うるおいをコントロール 152

冬
冬は腎の季節 154

冬の不調1
水かきをもむと指先がポカポカ。
末端の冷え改善におすすめです 158

冬の不調2
憂うつ、不安、恐怖感…。
胸と背中を温めるだけでも安らぎます 160

冬の不調3
冷えからくる腰痛には
お尻の上部と足首を温めるのが効果的 162

冬の不調4
つい食べ過ぎて胃腸疲れに。
消化を助けるツボの力を借りましょう 164

冬の不調5
冬は髪のトラブルも増えがち。
タイプに合わせてツボを使い分ける 166

冬の不調6
頻尿が続くなら膀胱や水分代謝に
関わるツボを温めましょう 168

冬の不調7
もの忘れが多いのも冬のせい。
頭部の巡りをよくしましょう 170

冬の不調8
ジーという耳鳴り。
改善のカギは足元にあります 172

長夏 174

長夏は脾の季節

長夏の不調1
手足が重だるい…。
脚にある湿気取りのツボの出番です 178

長夏の不調2
ずーんと重い頭痛には
水の流れを促すツボが必須です 180

長夏の不調3
水中にいるかのようにゆらゆら。
めまいがしたらすねと耳の裏を刺激 182

長夏の不調4
関節は湿気がたまりやすい箇所。
湿気を飛ばすと、ひざ痛も引きます 184

長夏の不調5
吐き気は、腕を押して落ち着かせる。
胃に働く足のツボも効く 186

長夏の不調6
下痢・軟便、食あたり。
覚えておきたいのは胃腸に効く3つのツボ 188

190 長夏の不調7
湿疹に困ったら腕のツボで熱を取り
肩のツボで水の通りを改善

192 長夏の不調8
むくんだら脚をもみましょう。
水に関わるツボが力を発揮します

194 長夏の不調9
ずっと眠いのは胃腸の弱りが原因。
眠気覚ましには指先のツボが効く

196 長夏の不調10
暴飲暴食は悪夢を招きます。
湿気と胃の熱を取りましょう

198 効能別　おすすめ食材

199 いざというときに頼れるツボ
腹痛／乗り物酔い／二日酔い／
歯痛／ワキ汗を止めたい／
空腹感を抑えたい／眠気／寝違え／
しゃっくり

209 全身に張り巡らされた14の経絡

210 14の経絡と本書に登場するツボ

212 全身ツボMAP
顔・頭部／頭部側面・後頭部・頭頂部／胸・お腹
背中・腰・お尻／手のひら・腕／手の甲・腕／
脚（前側）／脚（裏側）／足側面（内側）・足の甲・足裏

221 不調別索引

222 おわりに

注意事項

●本書で紹介している養生法を実践するにあたり不安や疑問がある場合は、かかりつけ医や専門家へ相談してください。●持病がある方、妊娠中・授乳中の方、病気や怪我の治療中の方、食物アレルギーのある方は事前に医師に相談してください。●効果には個人差があり、すべての人に効果があるとは限りません。●体に合わない場合はただちに中断してください。●中医学（中国伝統医学）は中国の伝統医学で、東洋医学のひとつ。「漢方」とは中医学を基に、日本で独自に発展したものです。

〝なんとなく不調〟はなぜ起こる？

病院に行くほどでもないけれど、たびたび起こる痛みや不調。中医学では、このような〝なんとなく〟感じる痛みや不調を「未病《みびょう》」と呼びます。未病とは字のごとく、「未だ病ではない」ことですが、そう聞くと「じゃあ大丈夫」と軽くみてしまうかもしれません。でも、そうは思わないでほしいのです。なぜなら、未病は、「病ではなくとも、病に向かっている状態」「病の前段階」だから。

では、どうして痛みや不調が起きてしまうのでしょうか。

中医学では、不調の原因を考える際にベースとする理論があり、それが、「気《き》・血《けつ》・水《すい》」というものです。元気の気でもある「気」は、生命のエネルギーのことで体を動かす原動力です。「血」とは、体の栄養を補ったり、精神状態を安定させるもの。「水」は、血液以外の正常な体液のこと。人の体はこの3要素で構成されていて、3つが正常にバランスよく体内を巡ることで健康な体が維持できると考えられています。しかし、このうちのどれかひとつでも不足したり、滞ったり、多過ぎてもバランスが崩れて、痛みや不調が起こってしまいます。

例えば、「気」が不足すると疲れやすくなりますし、温める力も弱まり冷え性にもなりがちです。「血」の不足は貧血やめまいなどを招き、栄養がすみずみまで届かないことで、皮膚、髪、爪などにもトラブルが。「水」が足りなくなれば体は乾燥しますし、停滞すれば肌のたるみやむくみを引き起こしてしまいます。

このように気血水の状態によって現れる不調は異なっていて、なおかつ人によっても違います。それが、いわゆる「体質」の違いにもなるのです。「自分は太りやすい体質」「かぜをひきやすい体質」など、みなさんも体質を意識したことはあるかもしれません。中医学では、気血水をもとにした「体質」を、不調を解く手がかりとして重要視しています。P36〜39では、この「体質」を詳しく紹介しているので、自分がどのタイプなのかをチェックしてみてください。

前述のように不調は気血水の過不足や滞りによって生じるもの。ならば、その過不足や巡りを調整していけば、改善に向かうというわけです。そして、気血水の状態に合わせた養生を取り入れていけば、効率もいいのです。

互いに助け合う
気・血・水

前のページで触れたように、中医学には気血水《きけつすい》という独自の理論があります。よく、「どれがいちばん大事ですか？」と聞かれますが、「どれも同じように大事」です。というのも、この３つは連携していて、どれかの異常はすべての異常につながってしまうからです。例えば、「気」に異常が生じれば、「血」や「水」は「気」の働きを助けようとします。それで立て直せればいいですが、助けても助けても調子が戻らなければ、「血」や「水」も疲れて弱ってしまう。いわば、共倒れしてしまうわけです。すると、次々と不調が増え、悪化してしまいます。だから、早く、そして、連鎖が広がる前に歯止めをかけなくてはなりません。そこで、必要なのが外側からの助け。つまり養生です。

「気」の働きを助けるツボを刺激したり、効果的な食材を摂るなど外側から手を貸し「気」の状態をととのえる。「気」が回復すれば「血」や「水」も、自分の仕事に専念できます。そうすれば、気血水のバランスも次第に立ち直っていくわけです。ただし、連鎖が広がってから養生しても改善に時間がかかります。だからこそ、早く手助けをすることが大事です。

気・血・水の働き

気《き》

生命のエネルギー

元気や活気、やる気の「気」であり、目には見えないですが人が生きるための原動力。臓器や器官を動かす、血液の巡りをよくする、代謝を促すなどの役目を担います。

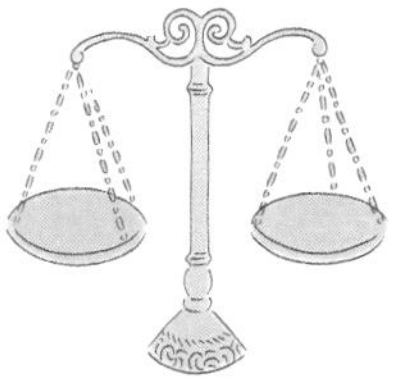

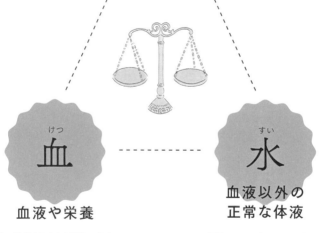

血《けつ》

血液や栄養

体に栄養を与えたり精神の安定にも深く関わっています。血が充実していれば体の各部位に栄養やうるおいが届くので、肌や髪の艶もよくなります。メンタルを安定させる働きもあります。

水《すい》

血液以外の正常な体液

胃液やリンパ液、汗や唾液など血以外の正常な体液のこと。体をうるおして乾燥を防ぐ、水分のバランスを調整する、熱や興奮を抑制する作用などがあります。津液《しんえき》とも呼ばれます。

気《き》血《けつ》水《すい》をつくり出し
巡らせる五臓

気血水と並んで、覚えておきたいのが「五臓《ごぞう》」の働きです。五臓とは、「肝・心・脾・肺・腎」のこと。少しややこしいのですが、中医学でいう五臓とは、肝臓など西洋医学の臓器名を意味するものではありません。体を動かす機能や働き全般のことを指し、それを5つに分類したものです。

5つの臓にはそれぞれ役割があります。「肝」は血の貯蔵や気の循環を担い、「心」は血を全身に送り出します。消化吸収に関わる「脾」は、取り入れた栄養を気血水に変換。「肺」は外気から気をつくり出し、「腎」は体内の水の調整をします。このことからもわかるように気血水をつくったり、貯めたり、巡らせたりしているのが、五臓なのです。

五臓も単独で活動するのではなく、左の図のように、働きを促したり、抑制したりする関係性のもと、バランスを取り合っています。気血水と同様、バランスが取れていれば健康ですが、どれかひとつでも調子を崩すと連鎖的に調子を崩してしまいます。そして、五臓が乱れると気血水のバランスも乱れ、不調が起こってしまうのです。だから、日頃から五臓の働きやバランスを意識することが重要です。

五臓の働き

← 働きを促す

←----- 働きを抑制する

血の貯蔵や調節ほか気を巡らせる働きも

活動時には必要とされる器官に血を送り、睡眠時は血を貯蔵して浄化。気を巡らせたり、自律神経をととのえる働きも担う。

生殖、発育、老化に関わる生命の源

生命力の源であり、生殖や成長発育、ホルモン分泌などをつかさどる。体内の水分コントロールもする。

血液を全身に送り精神もととのえる

生命活動の中心。全身に血を巡らせるポンプのような働きをする。精神活動や思考能力を安定させる。

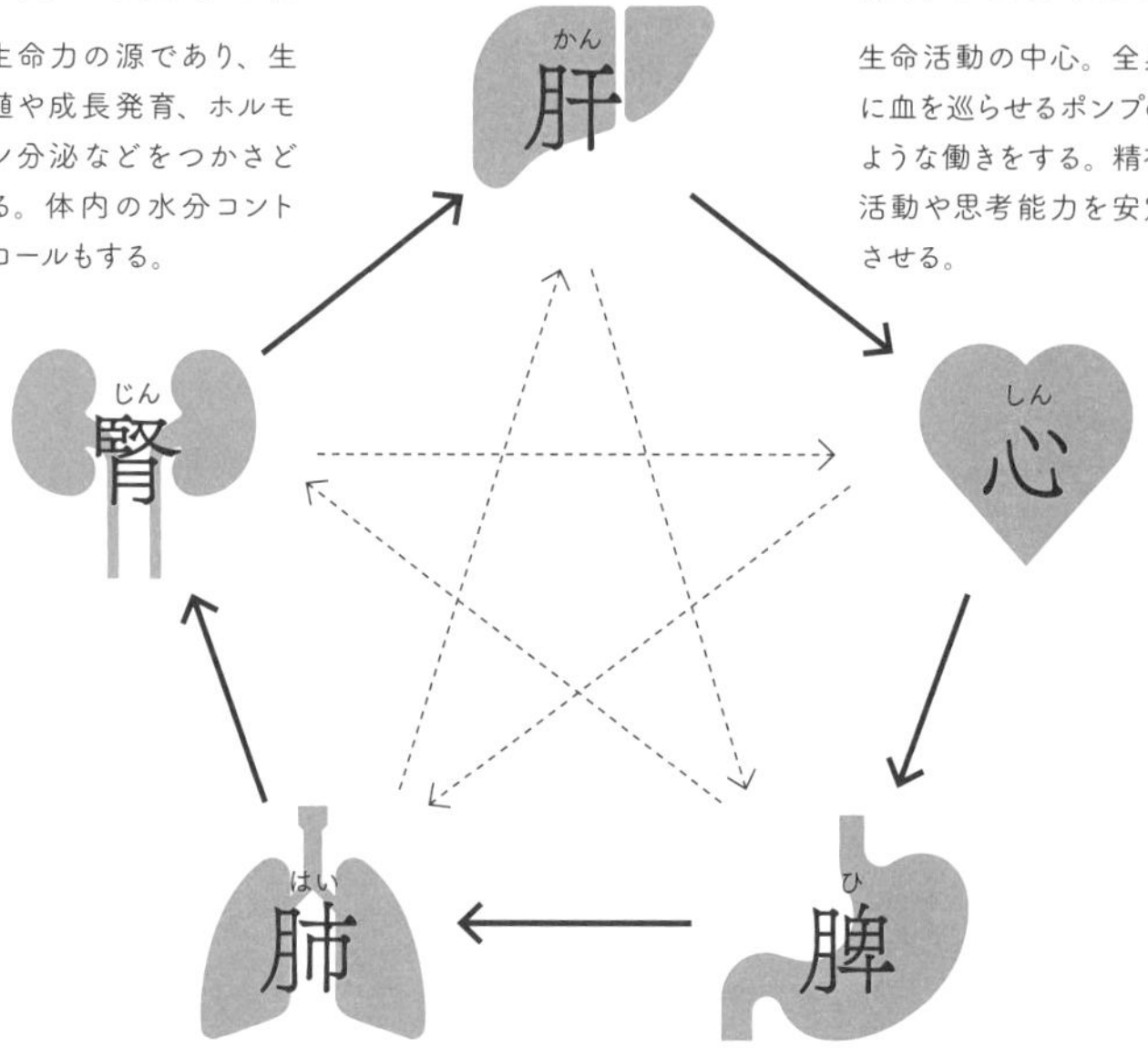

呼吸を行い気や水を巡らせる

呼吸を通して気をつくり出し全身に巡らせる。水や気を巡らせ、バリア機能や皮膚のうるおいを高める働きも。

消化吸収をして気血水を生み出す

飲食物の栄養を消化吸収し、気血水に変えて全身へ運搬。血液が血管から漏れないようにしたり、筋肉を養う働きも。

すべてはつながって影響し合っている

中医学では、物事を単独で捉えるのではなく、すべてがつながり合い、それぞれが影響しながら成り立っていると考えています。

前のページでお伝えした「気《き》・血《けつ》・水《すい》」や「五臓《ごぞう》」も個々に活動するのではなく、互いに影響し合って体を支えています。だから、不調が起こったときも、異常のある箇所だけに焦点を当てるのではなく、関連するほかの要素や臓腑、臓器、器官にも目を向けながら対処することを大事にしています。

そして、人と自然も切り離しては考えることができません。「人間は自然の一部」であって、移り変わる季節や気候の変化に大きな影響を受けながら生きているというのが、中医学の基本。季節が移り変われば、体は変化する気候に順応することでバランスを保とうとするわけですが、順応が追いつかなかったり、うまくいかなかったりすると、気血水にも影響し不調が起こってしまうのです。

中医学には、自然界の変化に伴い体のどこが影響を受けやすく、体やこころはどんな状態になりやすいかなどの関係性をまとめた「五行色体表《ごぎょうしきたいひょう》」というものがあり、これは不調の原因や対策を探るうえで欠かせないものです。

さて、P25に掲載した五行色体表を見ると、「五臓」それぞれに、関わりの深い季節があることがわかります。同じ縦軸に並ぶものはつながりが深いとみてください。すると、「肝《かん》」は春、「心《しん》」は夏、「脾《ひ》」は長夏《ちょうか》、「肺《はい》」は秋、「腎《じん》」は冬と関連づけられています。そして、各臓は対応する季節の影響を受けやすく、弱りやすくもなると考えられています。

さらに、「肝」と「春」が属する縦軸を見ると、同じ軸に目や爪があります。これは肝が弱ると同じ属性の目や爪にも症状が現れやすくなることを意味します。また、体はこころともつながり合うので、春は「怒」の感情が現れやすくなる、あるいはその感情が過度になると「肝」に負担をかけることがわかります。

このように、自然と人間の体、こころ、すべてはつながっている。一点をみるのではなく、全体を俯瞰してバランスを考えることがすこぶる大事。この教えを「整体観《せいたいかん》」というのですが、中医学独特の考え方であり大きな特徴です。

五臓と季節や不調の関わりがわかる 五行色体表

左表はP23でも触れた「五行色体表《ごぎょうしきたいひょう》」の一部。いちばん上の横軸に「木《もく》・火《か》・土《ど》・金《こん》・水《すい》」が並びますが、まず自然界のすべてのものは、この5つに分類されると考えられています。そして、ここに人体を当てはめたのが横軸2行目。木は肝《かん》、火は心《しん》、土は脾《ひ》、金は肺《はい》、水は腎《じん》が該当。以降、縦軸に並ぶものが同じグループで、性質が似ていたり、良くも悪くも連動性が深い部位や事柄が連なります。中医学では、この特性や知識を生かして治療をしていきます。

五行……自然界のあらゆるものは、この5つに分類されると考えられています。
五臓……五行を人体に当てはめたもの。生理機能をもとに5つに分類しています。
五腑……消化や排泄に関連。五臓とは、互いを抑制したり、補い合う関係性。
五竅……五臓が弱ったときに、病気や不調などが現れやすい感覚器です。
五主……五臓に栄養を送る役割をする一方、五臓が弱ると不調が出やすくなります。
五液……五臓が弱っているときに表に現れやすい体液。
五華……五臓が弱ると栄養が不足し、不調が現れやすくなる部位。
五悪……五臓に悪影響を及ぼす外気。「熱邪」など「邪」をつけて表現されることも。
五季……季節を五行に当てはめたもの。対応する五臓が活発になりますが、働き過ぎにより不調も出やすい傾向に。
五志……五臓が弱っているときに現れる感情。あるいは、負担をかける感情。
五色……五臓が弱っていると、肌や顔がこれらの色になりがちです。
五味……五臓が弱っているときに欲する。あるいはその改善に効果的な味。

五行《ごぎょう》	木《もく》	火《か》	土《ど》	金《こん》	水《すい》
五臓《ごぞう》	肝《かん》	心《しん》	脾《ひ》	肺《はい》	腎《じん》
五腑《ごふ》	胆	小腸	胃	大腸	膀胱
五竅《ぎきょう》	目	舌	口	鼻	耳
五主《ごしゅ》	筋	血管	肌肉《きにく》	皮膚	骨
五液《ごえき》	涙	汗	涎《よだれ》	鼻水	唾《つば》
五華《ごか》	爪	顔	唇	体毛	髪
五悪《ごあく》	風	熱	湿	燥	寒
五季《ごき》	春	夏	長夏《ちょうか》	秋	冬
五志《ごし》	怒	喜	思（思考）	悲	恐
五色《ごしき》	青	赤	黄	白	黒
五味《ごみ》	酸	苦	甘	辛	鹹《かん》（塩辛い）

人の体やこころにも季節があります

P22でも、「人間は自然の一部」であることをお伝えしましたが、忘れてはいけないのが、人間は「自然の恵みを受けて生かされている」ということ。どんなに頑張っても壮大な自然を操ることはできませんよね。だから、大事なのは「自然の流れに合わせながら生きる」ということです。夏に通気性のいい服を着たり、体の熱を適度に冷ます食材を食べる。冬は厚着をしたり、温かいものを口にする。これも、気候に順応するための知恵。私たちはこういった知恵を無意識に取り入れることで、ラクに暮らせる工夫をしているのです。

しかし、その一方で、気候に抗う生活もしがちです。例えば、寒い季節に冷えたビールを飲んだり、アイスを食べたり。真夏に冷房をよく効かせ、本来とは真逆の環境で一日中過ごす。こんな生活に心当たりはないでしょうか？

Ｐ９でもお伝えしましたが、私たちの体には自然環境に順応する機能が、本来備わっています。暑ければ汗で熱を発散し、寒ければ毛穴をキュッと締めて、熱を逃がさないように体自身も頑張っているのですが、前述のような、気候に抗う生活を続けると、体内の調整機能の働きが狂ってしまうのです。すると、暑くても汗をかけず熱中症になったり、寒いときに自らを温める力が弱くなってしまいます。これも不調に拍車をかける要因です。とはいえ、現代の私たちの暮らしは、自然に合わせることが難しい部分も多く、無理をすればそれもまた体やこころのストレスとなり、不調の原因に。だからこそ、ツボをはじめとした養生を取り入れ、体をいたわりながら、暮らしていくことが必要です。

もちろん個人差はありますが、冬に冷たいものを一度飲んだからといって、必ず不調になるわけではありません。大事なのは、我慢することではなく、体を酷使しないこと。痛みや違和感というサインを無視しないことです。不調には必ず原因がありますから、違和感が現れたら「冷たいものを飲み過ぎたかな」。そんなふうに、一度立ち止まってみてほしいのです。まずは「体やこころにも季節がある」ということを意識してみてください。すると、おのずと体をいたわれるようになってくるし、体を大事にする意識も湧いてくると思います。

体やこころの不調にどうしてツボが効くの？

「ツボ」にどんなイメージをもっていますか？　「体にいい」という印象はあるものの、実際のところ一体…？　そんな人も多いのではないでしょうか。

２０００年以上の歴史をもつ中医学において、「ツボ」は不調の原因を探るポイントであり、臓腑や器官を元気にする治療点としての役割も担ってきました。目には見えませんから、スピリチュアルなもの？　迷信では？　そう捉えられてしまうこともあります。でも、ツボは先人たちが長い時間をかけて見つけ出してきた「痛みや不調に効く」場所。何度も検証を重ね、確立されたものです。

それに、実際にツボを刺激して、ラクになった経験のある人は少なくないはずです。なぜなら、私たちは日常的にツボをよく刺激しているから。頭が痛くて、こめかみをグリグリしたことはありませんか？　目が疲れると目頭を押したくなりますよね。それは、そこを押すとラクになることを知っているから。そここそ、ツボがある場所なのです。ただし、よく効くツボは患部にあるとは限りません。Ｐ40からは不調別にツボを紹介していきますが、「肩こり」なのに腕のツボを押したり、「腰痛」なのに足のツボを刺激することも。不思議ですよね？ なぜ、患部から離れたツボを刺激するのか。その理由のひとつが「経絡《けいらく》」の存在です。体には「経絡」という目には見えない〝気《き》の通り道〟が張り巡らされていて、その上に点在しているのがツボです。ツボは「気の出入り口」とか、「気血水《きけつすい》が停滞しやすい場所」。そんなふうにも、考えられているのです。

Ｐ２１０を見ていただくと、「経絡」がどんなものかを、イメージしていただけると思います。まるで路線図のようですが、「経絡」は線路、そこに点在するツボは「駅」にもよく例えられます。線路で異変が起こると、同じ線路上のほかに異常がないか疑いますよね。異変の理由がわからない場合、その路線をたどっていくと原因を見つけられることもあります。経絡とツボの関係もそれと似ていて、患部をピンポイントで考えるのではなく、経絡をベースに効くツボを探ったり、治療していきます。さらに本書では、気血水や五臓《ごぞう》のバランス、季節性なども考えながら、不調ごとに効果的なツボを紹介していきます。

ツボができること2

ツボに触れる習慣が自分を知るきっかけに

痛みや不調というサインをほったらかしにしない。食事や生活習慣に気をつけたり、体をいたわったりして「未病」を病気にさせない。ここまでお伝えしてきたことは、中医学も含めた、東洋医学特有の考え方です。

というのも、西洋医学は「病気」に対して処置をする医学だからです。病院では、レントゲンや血液検査などで、病気を見つけ出します。そして、その病気を薬の処方や手術などで治していきますよね。対して東洋医学は、体全体のバランスをととのえ、病気になりにくい体をつくっていくものです。だから、小さな不調のうちに、あるいは不調が現れないように日常的に自分自身が対策を行っていくことを重要視しています。

そういったことからも、自分で自分の体を知ること、気づくことが大事です。どこかに違和感がないか、いつもと違っていないか。もちろん小さな変化を大げさに考え過ぎたり、神経質になる必要はありませんが、ちょっとした異変も何か原因があってのこと。少し寝不足だった、スマホを見過ぎた、お菓子を食べ過ぎた、体を冷やしてしまった……。じゃあ少し早く寝よう、お菓子を控えよう、お風呂で温まろう。「気づいて、見直す」。それも養生なのです。

このようにちょっとした変化を日常的に感じ取ることができると、ラクに自分の体を守っていくことができます。そして、ツボ押しはそのサポートにもなります。なぜなら、「ツボ」に触れることは自分の体に触れることだから。ツボを押すことで、カサついている、張っている、冷えている、むくんでいる。毎日触れていれば、昨日より押しにくい、痛い、硬いなどにも気づけるようになりますよね。「なぜだろう」と考え、自分の生活や食べたもの、気候にも目を向けてみる。そのうえで、効くツボ、効く食材、そういった「養生」の知恵を増やしていく。その意識が根づいてくると、体とうまく付き合えるようになります。

西洋医学の治療は、お医者さんしかできません。でも、ツボ押しをはじめとする東洋医学の処置は自分自身でもできます。そして、病院の検査ではわからない未病に気づけるのも自分自身。自分のためにぜひツボ押しを習慣化しましょう。

ツボ養生のコツ

ツボ押しは「心地いい」と感じればそれで正解です

いざツボ押しをしようとすると、位置ばかり気にしてしまう。ここで合っているかな、あと1㎜右かな、見本と微妙にずれているような……。そんなふうに考えていたら疲れてしまうし、面倒ですぐ嫌になってしまいます。

ツボの位置に迷ったら、そのあたり一帯を押したり、もんだりしてください。そうすれば、目的のツボも刺激できています。「押すよりも、トントンたたくほうが心地いい」。だったらたたいてOK。「押す」にこだわることはないし、小さなツボをピンポイントに押さなくても大丈夫。たたいても、さすっても、温めてもいい。そのときの体が心地よく感じる方法で刺激するのがいちばんです。「ツボって難しそう」「位置がわからないし」といった先入観は捨てましょう。

〝だいたい〟でいいので、気軽に実践。それが「ツボ押し養生」です。

コツ
1

だいたいの位置を刺激すれば大丈夫

手足の形や、骨の長さは、人それぞれ。だから、見本とピタリと同じ場所にツボがあるとは限りません。“だいたいこのあたり”で、押してみましょう。大きくズレることはありませんが、「見本より少し右が心地いい」ならば、そこがあなたのツボです。

コツ
2

“痛い＝効く”じゃない。心地よい強さでいたわる

ツボは力いっぱい押す必要はありません。また、「痛いほど効く」も間違い。気持ちいいと思う程度に刺激すれば、それで十分です。場所によっても刺激の感じ方は違うので、それぞれのツボで自分の心地よい加減を探してください。

コツ
3

自分がすっきりしたと思う回数で十分

回数や頻度にも特にルールはありません。自分がすっきりしたと思う回数を押せばOK。物足りないなと思うときは、もう少し押してみてください。また、「毎日やらなきゃ」という義務感はストレスになるので、不要。気楽に気軽に実践しましょう。

コツ
4

刺激の仕方も自由。体や気持ちが求める方法でOK

ツボは押すだけが正解ではありません。P34でも紹介しますが、もんでも、さすっても温めてもOK。心地よく感じる方法で実践しましょう。ただ、部位や症状によってはより効果的な方法もあるので各ページの「方法」を参考にしてください。

部位や好みで使い分けましょう

おすすめの刺激の仕方

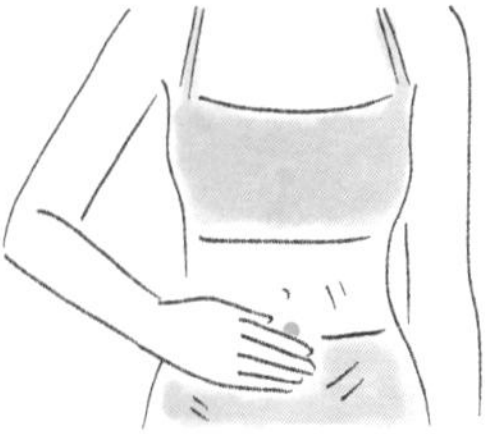

さする

患部が痛いときや、もんだり押したりする元気がないときは、やさしくさすってください。背中のツボは、誰かにさすってもらうのがおすすめです。

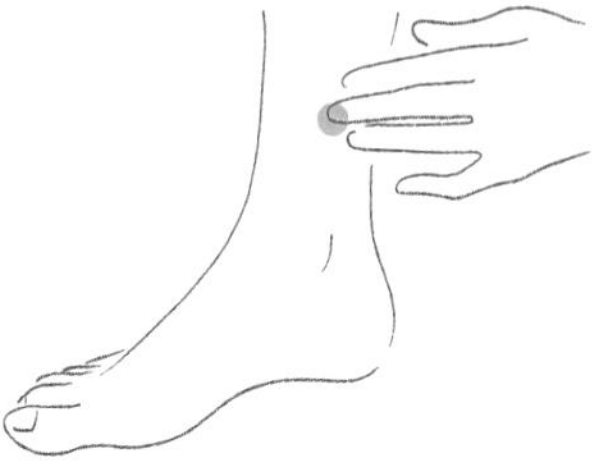

押す

基本は指の腹で、痛気持ちいい強さで押すのがおすすめ。ただし、圧をかけ過ぎないよう注意。手や顔など小さい部位は、指先を使うこの方法が向いています。

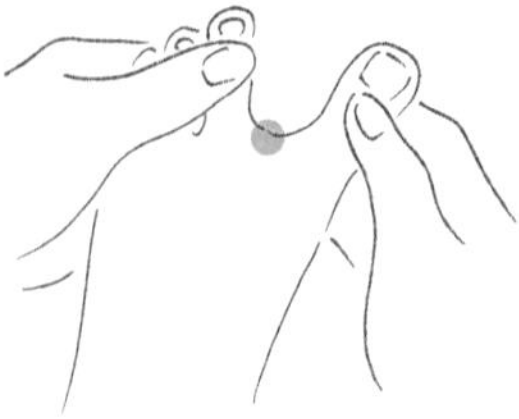

伸ばす

筋肉がこっていたり、ストレスで気持ちが縮こまっているときは特に、この方法がおすすめです。ツボのある場所をぐーっと伸ばして刺激すると心身がすっきり。

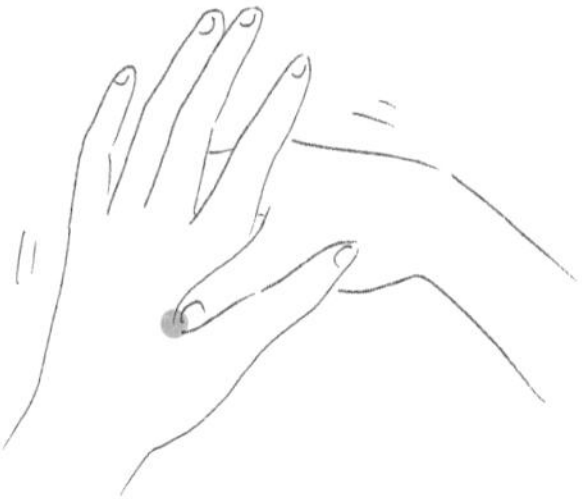

もむ

押して、そのままもんでいく方法。目的のツボがある一帯をもんでいくと、近くにあるほかのツボも刺激できます。腕や脚などは、特に心地よく感じます。

ツボを探す目安は覚えておきましょう

ツボの多くは骨のキワにあり、少しくぼんだり、盛り上がっていることも目安になります。押すとズーンとひびくことも。また、「指幅○本分」と指を使って距離を示すことも多いのですが、その場合、次のようなことを目安に自分の指を使って測ります。

指幅1本分

「指幅1本分」の表示の場合は、親指の第一関節の指幅が目安。

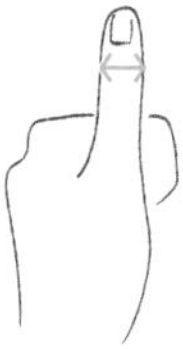

指幅2本分

「指幅2本分」の表示の場合は、人差し指と中指を並べたときの第一関節のラインの幅が目安。

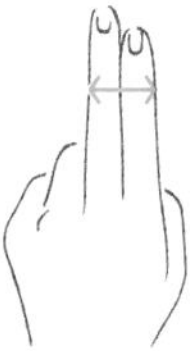

指幅3本分

「指幅3本分」の表示の場合は、人差し指〜薬指を並べたときの第一関節のラインの幅が目安。

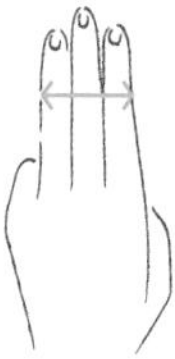

指幅4本分

「指幅4本分」の表示の場合は、人差し指から小指までを並べたときの第二関節のやや下のラインの幅が目安。

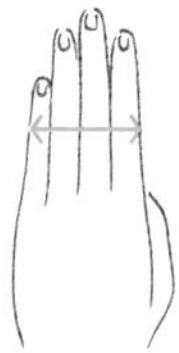

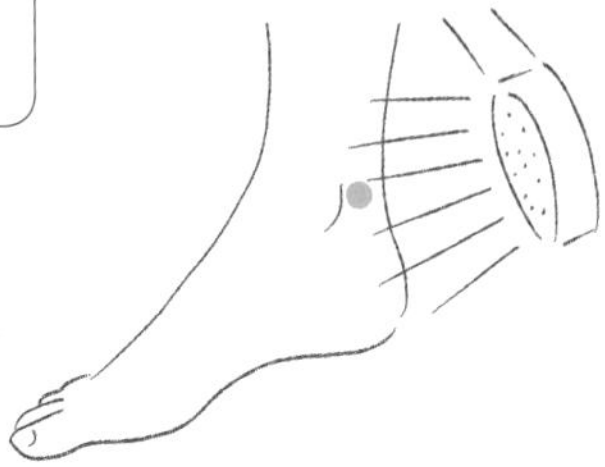

温める

冷えが招く不調には温めが効果的。手のひらを添えるだけでも心地いいですが、温水シャワーやカイロ、ドライヤー、お風呂に浸かる、お灸など方法も多数。

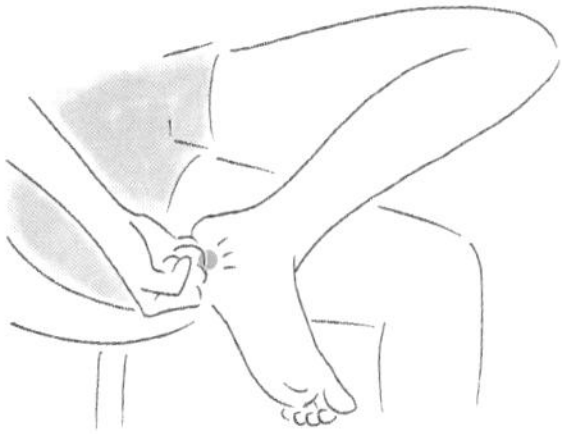

たたく

皮膚が厚いかかと、指では押しにくい腰やお尻などは、こぶしでトントンたたくと刺激しやすいです。頭部は指先でリズミカルにたたく(タッピング)のも心地いい。

体質チェックをしてみましょう

Check!

気虚《ききょ》タイプ

気が足りない

- 朝起きられない
- 疲れやすい
- だるさがとれない
- すぐ息切れする
- 集中力が続かない
- 下痢や軟便が多い
- 冷え性
- 汗をかきやすい
- 食後に眠くなる
- よくかぜをひく
- 舌は淡いピンク色で、ぼてっと腫れぼったい
- 舌の縁に歯形がついている

「気《き》」が足りないタイプ。元気の気、活気の気が不足しているためエネルギー不足に。体を温める力が弱いので、冷えが生じやすいのも特徴です。十分な睡眠を取ること、無理のない範囲で体を動かすことが大事。

Check!

気滞《きたい》タイプ

気の巡りが悪い

- 怒りっぽくいつもイライラ
- 情緒が不安定
- 下痢と便秘を繰り返す
- 腹部が張る
- のどや胸につかえ感がある
- 寝つきが悪く、睡眠途中で目が覚める
- ストレスで体調が悪くなる
- 食欲にムラがある
- ゲップやおなら、ため息が多い
- 生理前に体調が悪くなる
- 舌の両端が赤い
- 舌苔が白っぽい。または黄色

「気」の巡りが悪く、停滞しているタイプ。気は停滞すると熱をもっていくので、ほてったり、イライラしたりもします。ストレスをためすぎないことが大事。ストレッチやハーブティーなどで体をゆるめ、リラックスしましょう。

該当するものにチェックをしましょう。3つ以上当てはまったところが、あなたの体質です。複数のタイプをもちあわせる場合もあります。また、季節や生活習慣でも変わっていきます。

血虚《けっきょ》タイプ

血が足りない

Check!

- 顔色が悪く、青白い
- めまいや立ちくらみがする
- 考えがまとまりにくい
- 目がかすんだり、疲れやすい
- シワが多く実年齢より老けて見られる
- 情緒が安定しない
- 髪がパサつき、抜け毛も多い
- 眠りが浅い
- 爪が割れやすい
- 肌がカサつく
- 舌は淡いピンク色
- 舌を出すと、舌が震える

「血《けつ》」が足りないため、細部に栄養が届いていません。そのため、肌や髪のパサつき、生理の不調などもみられます。血は睡眠によって養われるので、まずはしっかり眠りましょう。目の酷使も血不足の原因になるので注意。

瘀血《おけつ》タイプ

血の巡りが悪い

Check!

- 刺すような頭痛がよくある
- 肩こりがつらい
- 顔色がくすんでいる
- 目の下にクマができやすい
- シミやそばかす、あざができやすい
- ごつごつしたニキビ痕がある
- 手足が冷える
- マッサージでラクになる
- 生理痛がひどかったり、レバー状のかたまりが出る
- 唇、歯ぐき、舌が暗い紫色
- 舌の表面に斑点がある
- 舌裏に静脈が2本浮き出ている

「血」の巡りが悪いタイプ。血は不足すると巡りも悪くなるので、血虚の人は、このタイプにも該当する場合が多いです。血の流れが悪いと体に老廃物がたまりがち。すると冷え、むくみ、肌の不調も起こりやすくなります。

うるおいが足りない

陰《いん》虚《きょ》タイプ

Check!

- のどが渇きやすい
- 寝汗をよくかく
- 動悸やめまいがする
- かすみ目
- 微熱っぽい
- ほてりやのぼせを感じる
- 頬が赤くなりやすい
- 手のひらや足裏が熱い
- 便秘、または便がコロコロ
- やせ型
- 舌は赤く、薄くて小さい
- 舌表面が乾いていて舌苔も少ない

陰とはうるおいのことで、陰虚とは「水」が不足している状態。肌や体内が乾燥するだけでなく、体内の熱を冷ますことができず、のぼせ、ほてりなども起こりやすくなります。日常生活で汗をかき過ぎないことも大事。

不要な水が停滞

痰《たん》湿《しつ》タイプ

Check!

- 全身が重だるい
- 手足がむくみやすい
- 肥満、または水太り
- めまいや吐き気がする
- 雨の日は体調が悪い
- 下痢や軟便が多い
- 胃がムカムカしやすい
- 甘いもの、脂っこいものが好き
- 胸のつかえ感がある
- 痰がよく出る
- 舌は大きく、ぼてっとしている
- 舌苔が厚い

水分代謝が悪く「水」が体内にたまっているタイプ。水太り、むくみ、だるさなどがよくある症状。湿気の多い雨の日に体調を崩しやすい傾向も。軽い運動で汗をかいて、余分な水分を排出すると体がすっきりします。

陽《よう》虚《きょ》タイプ

温める力が不足

Check!

- 寒がり
- 寒いと体調が悪くなる
- 下半身が冷えやすい
- お腹や腰周りが冷たい
- 夏でも冷えを感じる
- 夏でも温かいものを欲する
- むくみがち
- 動悸、息切れしやすい
- トイレが近い
- 明け方に下痢をしやすい
- 顔色が青白い
- 舌や、舌苔が白っぽい

体を温める力が不足しているタイプ。いくら外から温めても、なかなか温まらずいつも冷え冷え。体を適度に動かす、冷やす服装は避ける、シャワーで済まさずお風呂に浸って温まるといったことが大切です。

陽《よう》盛《せい》タイプ

余分な熱がこもった

Check!

- 暑がり
- 汗をかきやすい
- 口臭や体臭が気になる
- 便やおならが臭い
- 食欲旺盛で油っこいものが好き
- いつも顔や目が赤い
- 呼吸が荒い
- 口がよく渇き、冷たいものを欲する
- 赤いニキビが出るなど、皮膚トラブルが多い
- 興奮しやすく、声が大きい
- 舌が赤い
- 舌苔が黄色っぽい

体内の熱が過剰になっているタイプ。暑がりの人が多いです。熱という点では陰虚タイプとも似ていますが、うるおいは不足していません。せかせかすると、余計に熱が生まれるので、頑張り過ぎないようにしましょう。

Part 1

よくある不調に効くツボ

肩こり、腰痛、頭痛……。ここでは多くの人が慢性的に悩む不調をピックアップし、効くツボを紹介します。同じ不調であっても人によって原因が違うこともあるので、チェックリストを使いながら、自分のタイプに合った効果的なツボを知り、効率よく改善していきましょう。

肩こり

悪い姿勢や過度なストレス、冷えなどで肩周りの筋肉が硬直したりするとこりが生じがち。また、目の酷使や生理などで血《けつ》が不足することも肩こりの原因になります。まずは、こっている場所別にアプローチしましょう。さらに、タイプ別に効果的なツボを刺激。自分が当てはまる項目が多いタイプのツボで、こりをやわらげます。

STEP 1 こっている場所のツボを刺激

↓

STEP 2 さらに体質別のツボへ

TYPE A 血行不良タイプ

- □ 慢性的に肩こり
- □ マッサージに行くとラクになる
- □ 目が疲れている
- □ 生理前にこりが強くなる
- □ 刺すような痛みがある

▶ P44

TYPE B 冷えタイプ

- □ 首から後頭部がこわばる
- □ 急な肩こりが起こる
- □ ゾクゾク寒気がする
- □ 首すじや頭にも痛みを伴う
- □ 入浴で温めるとラクになる

▶ P44

TYPE C ストレスタイプ

- □ 後頭部から肩、背中にかけてパンパンに張って痛い
- □ のどがつかえる感じがする
- □ 仕事などでストレスが多い
- □ イライラするとこりがひどくなる
- □ 寝つきが悪い

▶ P45

肩のラインがこっている

首のつけ根と肩先をつなぐ肩のライン。ここがこったとき、自然と手を当てている場所にあるのが、肩の不調によく効くツボ「肩井」です。肩井は気血《きけつ》が滞りやすいところ。そのため、症状もずばり現れてきます。刺激して滞りを流しましょう。

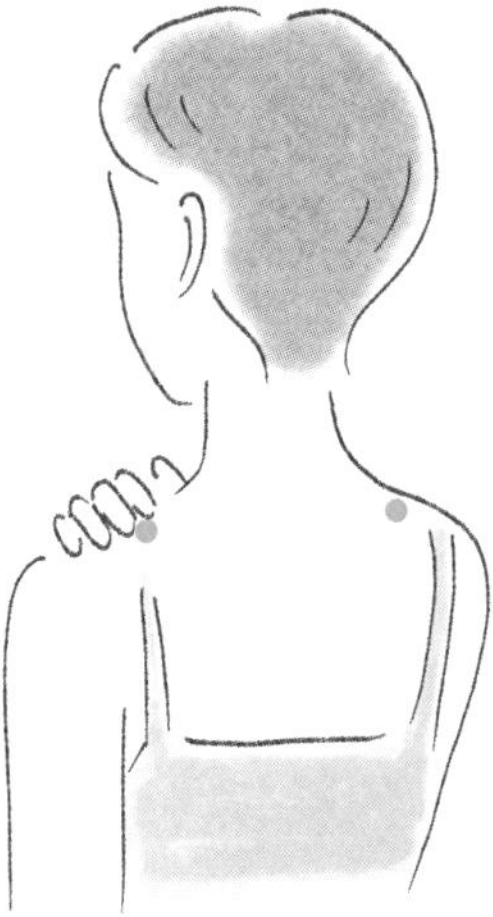

◀ 肩井《けんせい》を押す

位置 肩ラインの中間あたり。押すと、硬さとずんとした痛みを感じるところ。

方法 反対の手を肩にのせ、人差し指や中指の腹を添える。真下に向かって痛気持ちいいと感じる程度に、押してキープ。

首のつけ根がこっている

スマホをのぞき込むような姿勢が続くと、首のつけ根周辺に張りや痛みが生じてきます。手元にある「後渓」は、筋肉のこわばりを緩和するツボ。肩へつながる小腸の経絡《けいらく》（P210）にあるので、ここを刺激することで、肩周りの気血の流れをよくします。

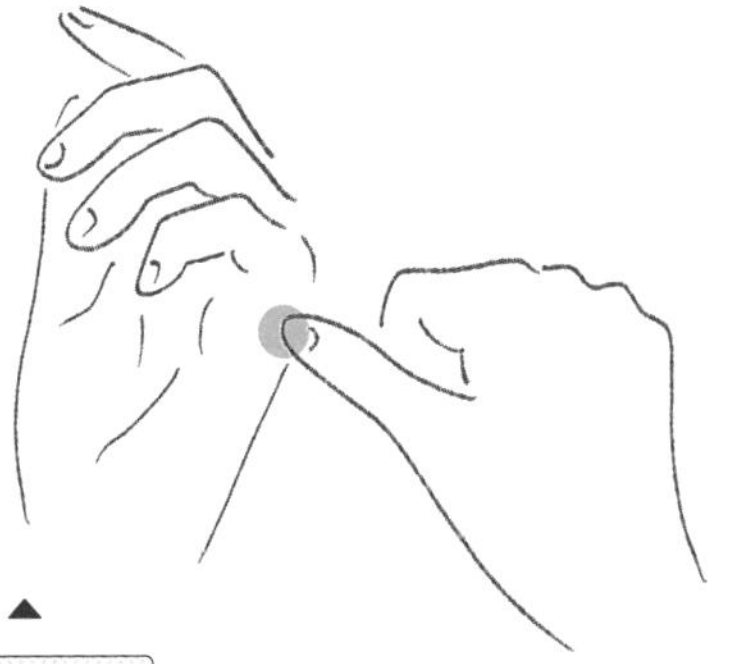

▲ 後渓《こうけい》を押す

位置 手の小指側の側面。小指のつけ根を少し手首方向へたどるとボコッとへこむところ。

方法 反対の手の親指の腹を添え、痛気持ちいい強さで押したり、さすったりして刺激。

TYPE Ⓐ 血行不良タイプ

パソコンやスマホ作業などによる目の酷使は血《けつ》を消耗してしまいます。また、生理も血の不足の要因。血が減れば血液の流れも悪くなり、結果、肩こりに。「三陰交」は、血と深く関わる「肝《かん》」の働きも助けるツボ。血流の改善にも働きます。

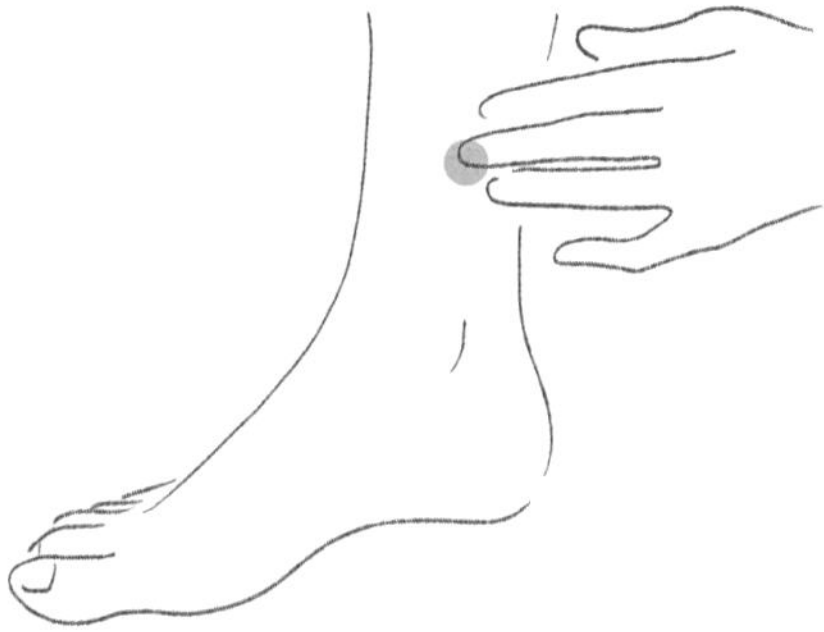

三陰交《さんいんこう》を押す

位置　内くるぶしの上から、指幅4本分程度上がったところ。

方法　人差し指や中指、あるいは親指の腹を当て、痛気持ちいい強さで押す。押しやすい指でOK。指を軽くゆすっても心地いい。

TYPE Ⓑ 冷えタイプ

冷たい風に当たったり、寒い日に外出すると急に肩がこり固まることがあります。こういった寒さや冷えからくる肩こりに効果的なのは「風門」。風の門でもあるここは、冷風が入りやすいところ。温めることで、風の侵入を遮り冷えを防ぎましょう。

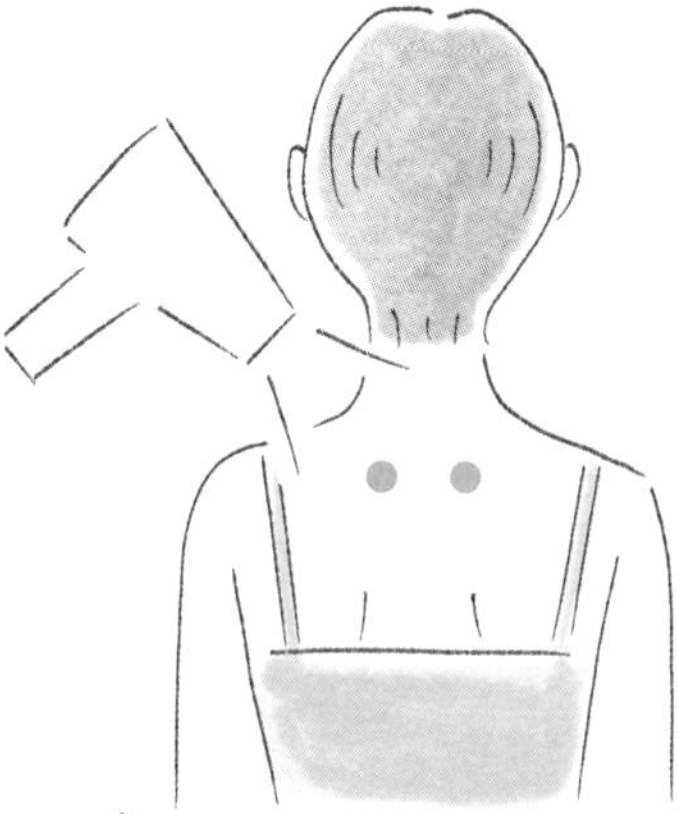

風門《ふうもん》を温める

位置　首を前に倒したとき飛び出る骨の下（大椎《だいつい》）から背骨の山を2つ下に移動。そこから親指幅1本半分程度外側の左右。

方法　手が届きにくいのでドライヤーで温めるのがおすすめ。近づけすぎると火傷の原因になるので注意。

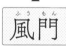

TYPE ©

ストレスタイプ

仕事などで過度なストレスがかかったり、気の抜けない状態が続くと、筋肉がこわばってしまいます。すると、血管が収縮し血行不良に。このタイプの肩こりには気持ちのリラックスが有効。ストレス緩和に働く「太衝」が助けになります。

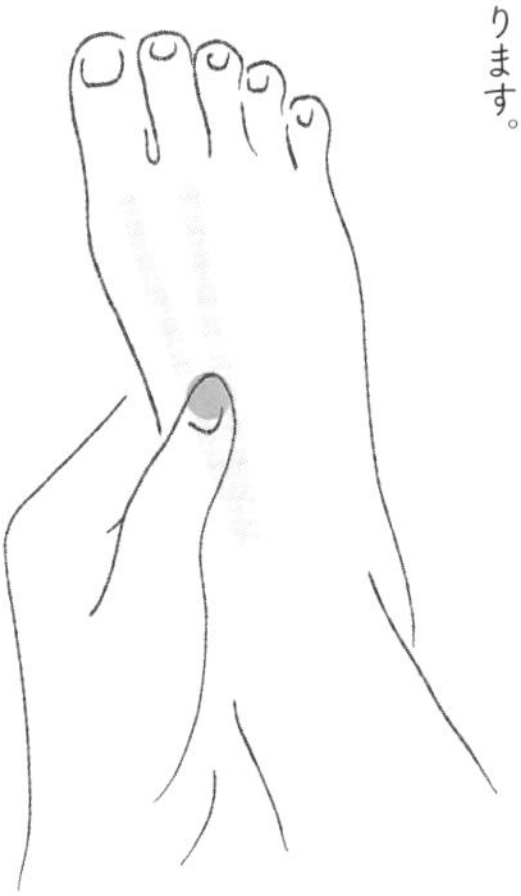

太衝《たいしょう》をさする

位置 足の甲にあり、第1趾と第2趾の骨が交わる少し前。ややくぼんだところ。

方法 イスや床に座る。親指以外の指で足裏を支えながら、親指の腹をツボに当てる。肩や腕の力を抜き、ゆったりした気持ちでさする。

プラスの養生

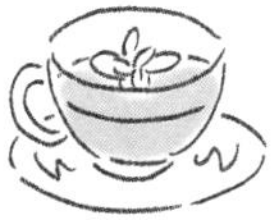

ストレス・緊張タイプ

気《き》を巡らせるミントティーでひと休み

ストレスがたまると、気が停滞。その気が熱を帯び、痛みを悪化させてしまいます。すっきりした香りには、気を巡らせる効果があるので、ミントなどのハーブティーをお供にひと休みしましょう。

冷えタイプ

バスタブで首周りを温める

冷えタイプの人は、冷たくなった肩周りを温めることも大事です。お風呂に入った際は、少しお湯をつけたタオルを浴槽のふちに置き、そこに後頭部を預けるのもおすすめ。じんわり温まり血流も促進。

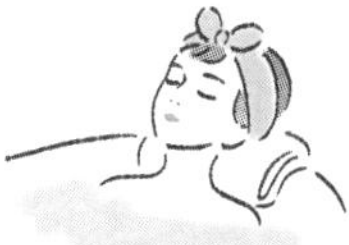

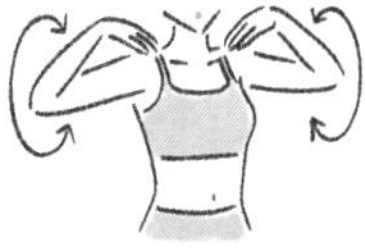

血行不良タイプ

肩を回して血流を促す

肩を回すと、肩周りの筋肉がほぐれ血流がよくなります。両手の指先を肩にのせ、ひじで大きな円を描くようにして、前へ5回、後へ5回くらい。肩が軽く温まるくらいまで続けましょう。

首こり

パソコンやスマホを見る際に前かがみになっていませんか？首を前に突き出したようなその姿勢は首の筋肉に負担をかけ、首周りの張り感や痛みを招いてしまいます。また、首は自律神経とも深く関わるので、こりがひどいとメンタルやあらゆる不調に影響。ツボを意識しながら早めにケアをしましょう。

SELECT

こっている場所のツボを刺激

首の上部がこる

頭と首の境目がずんと痛い、だるい。そんなときは、後頭部にある3つのツボ、「完骨」「風池」「天柱」を刺激。痛むところにダイレクトにアプローチし、どんとのしかかるような不快感を払いましょう。頭がすっと軽くなり、すっきりします。

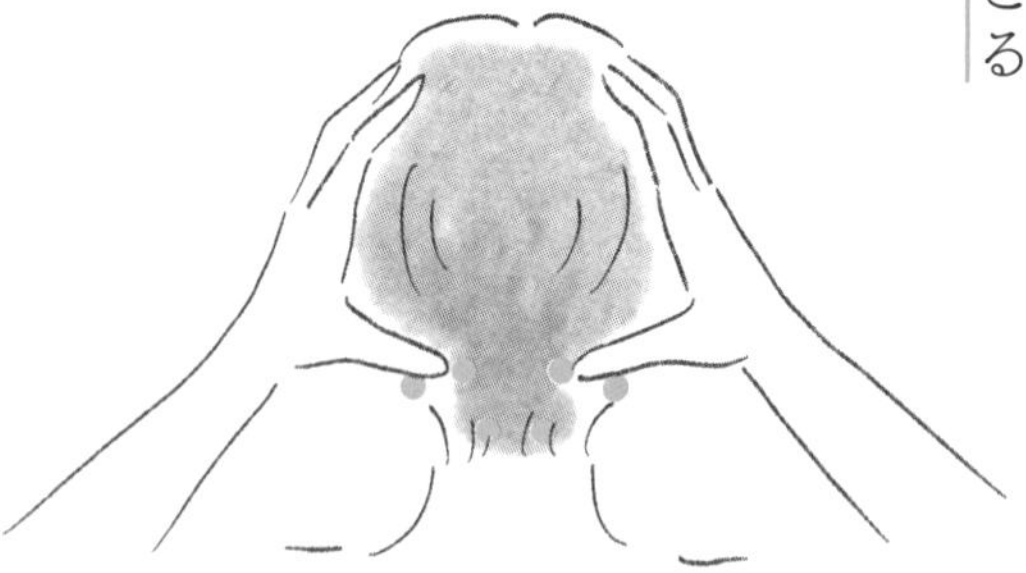

▲

完骨《かんこつ》 天柱《てんちゅう》 風池《ふうち》 を押す

位置
完骨／耳のうしろの少し飛び出した骨の下端のくぼみ。
風池／耳のうしろの出っ張った骨と髪の生え際を結んだ中間あたり。少しへこんだところ。
天柱／風池から指2本分程度下がるとぶつかるところ。首の骨の両端。

方法
両手を頭に添え親指でツボを軽く押す。首を少し前後に傾けながら、ずーんとひびく気持ちよい場所を見つけてぐーっと押す。

首の横側がこる

耳の下から鎖骨へと伸びる太い筋肉（胸《きょう》鎖《さ》乳《にゅう》突筋《とつきん》）がこると、二重あごにもなりやすくなります。腕の「手三里」は首側面に続く大腸の経絡《けいらく》上（P210）にあるツボ。気血《きけつ》がたまりやすいここを刺激することで経絡全体の流れを改善し、首にもアプローチ。

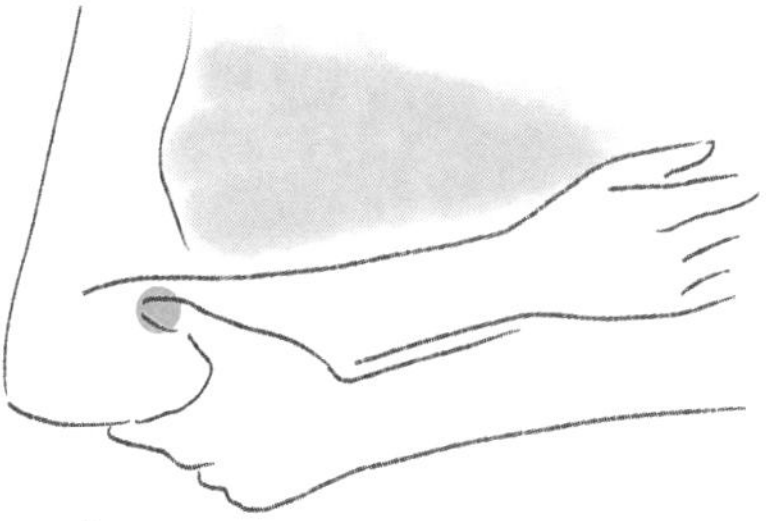

手三里《てさんり》を押す

位置 ひじを曲げてできるシワの外側先端から、指幅3本分程度指寄りのところ。

方法 腕を外側からつかむようにして、親指をツボに当てる。指の腹で痛気持ちいい強さで押す。

首のつけ根がこる

首のつけ根部分は、うつむき姿勢が続くとこりやすい場所。後頭部の首の下部にある「百労」をほぐし、首周辺の血流をよくしましょう。ここのこりをほうっておくと、肩こりはもちろん、目や頭の痛みなどにもつながってしまうので、こまめにケアを。

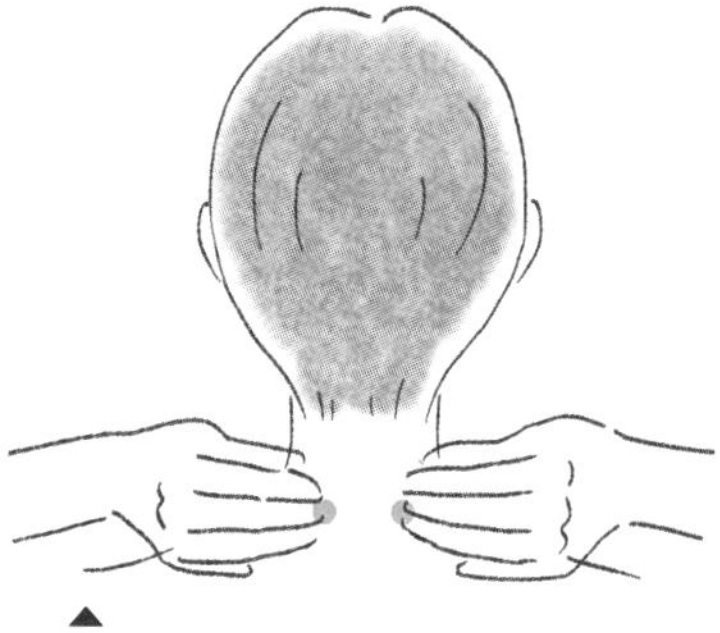

百労《ひゃくろう》を押す

位置 首を前に倒したときに飛び出る骨の下（大椎《だいつい》）より指幅3本分上のところで、首の骨の両端。

方法 左右のツボに中指の腹を添え、ぐーっと押す。首を前に傾けると刺激しやすい。

よくある不調 3

腰痛

腰痛は肩こりと並んで多いお悩みです。重労働、姿勢の悪さ、筋力の低下、また冷えが誘発するケースも。まずは腰痛全般に効く3つの基本のツボを刺激。さらに、痛みを感じる部位に対応するツボでケアしましょう。「冷える季節になると痛む」という人はP162も要チェック。

STEP 1 基本の3ツボを刺激

↓

STEP 2 さらにタイプ別のツボへ

TYPE A
背中下部の両端が痛む
▶ P50

TYPE B
背中下部が重だるい
▶ P51

TYPE C
腰の側面の痛みや坐骨神経痛に
▶ P51

痛みをやわらげる
基本の3ツボ

ウエストラインに並ぶ「腎兪」「命門」「志室」は腰痛治療に常用するツボ。ここ一帯は、腰が痛いときに無意識でトントンたたいたり、さすったりする場所ですが、ツボを意識して刺激してみましょう。ここをケアするだけでも、痛みがだいぶやわらいでラクになります。

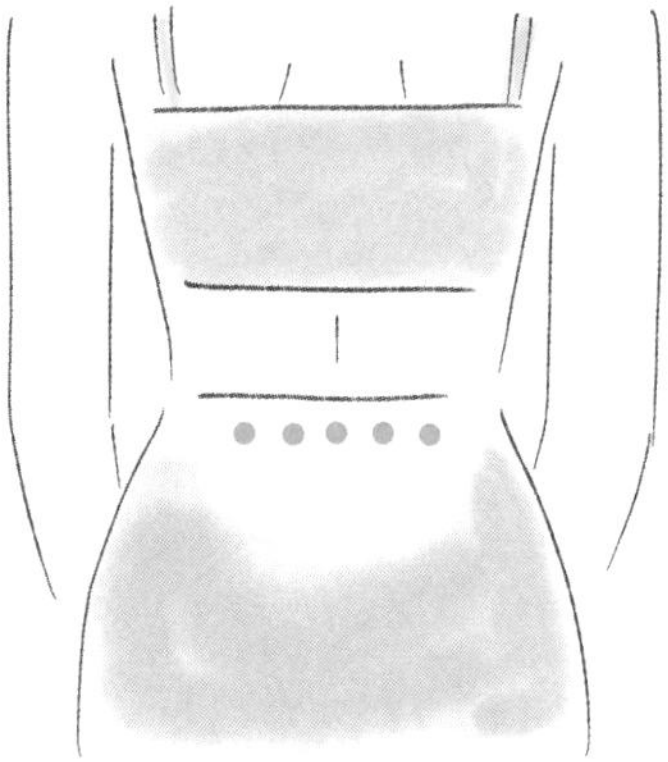

基本のツボ
腎兪《じんゆ》 命門《めいもん》 志室《ししつ》をもむ

位置
腎兪／命門より指幅２本分程度外側の左右。
命門／背中にあり、おへそのちょうど裏側。
志室／命門より指幅４本分程度外側の左右。

方法
背中のツボをピンポイントで押すのは難しいので、ここ一帯をもんだり、さすったり、トントンたたく。カイロを貼るのも有効。

プラスの養生

ぎっくり腰には腰腿点《ようたいてん》が効く

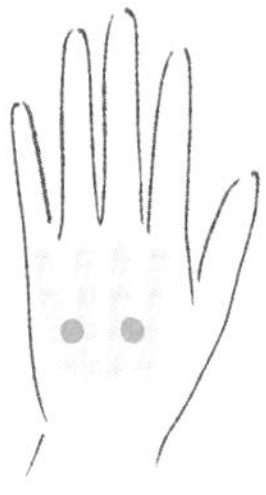

手の甲にある、「腰腿点」はぎっくり腰など急性の痛みに効くツボ。人差し指と中指の間、薬指と小指の間を、それぞれ手首方向にたどっていき、骨同士が交わる少し手前にあります。いざというときは、痛気持ちよくひびく方を強めにぐーっと押しましょう。

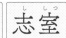

TYPE Ⓐ

背中下部の両端が痛む

腰痛でもっとも多いのが、背中下部の両端が痛むケースです。重い荷物を繰り返し持ったり、腰を曲げる姿勢をとり続けていると、痛みやだるさが生じてきます。「崑崙」「委中」は、腰痛緩和の名ツボ。腰になくとも腰に働き、痛みをやわらげます。

崑崙《こんろん》を押す

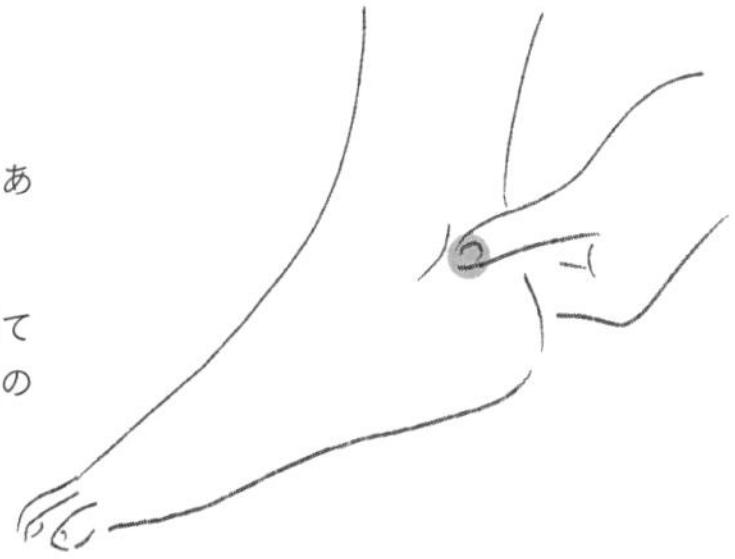

位置　外くるぶしとアキレス腱の間にあるくぼみ。

方法　床に座りツボに親指の腹を当て痛気持ちいい強さで押す。指の腹でさすってもいい。

委中《いちゅう》を押す

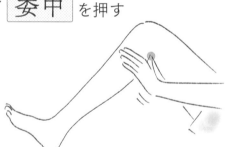

位置　ひざの裏側の真ん中。少しくぼんだところ。

方法　床に座りひざを曲げ、親指もしくは人差し指や中指などでぐっと押し上げるイメージ。

プラスの養生

デスクワークの合間に腰のストレッチ

特に、腰の側面の痛みや坐骨神経痛は、座りっぱなしでいると生じやすくなります。デスクワークが多い人はときどき立ってツボを押すことはもちろん、軽く腰を回したり、ぐーっとひねったりする動きも取り入れましょう。

TYPE Ⓑ

背中下部が重だるいとき

背中下部の慢性的な腰の重だるさには、足元の「照海」。腰は「腎《じん》の府《ふ》」（府とは居場所の意味）とも呼ばれるほど、腎と深い関係です。その腎の経絡（P210）の先端近くにある照海を刺激することで、経絡全体の流れをスムーズにし、腰周りの痛みの緩和につなげます。

▼ 照海《しょうかい》を押す

位置 内くるぶしのすぐ下。へこんだところ。

方法 かかと側から足をつかみツボに親指を当て痛気持ちいい強さで押す。

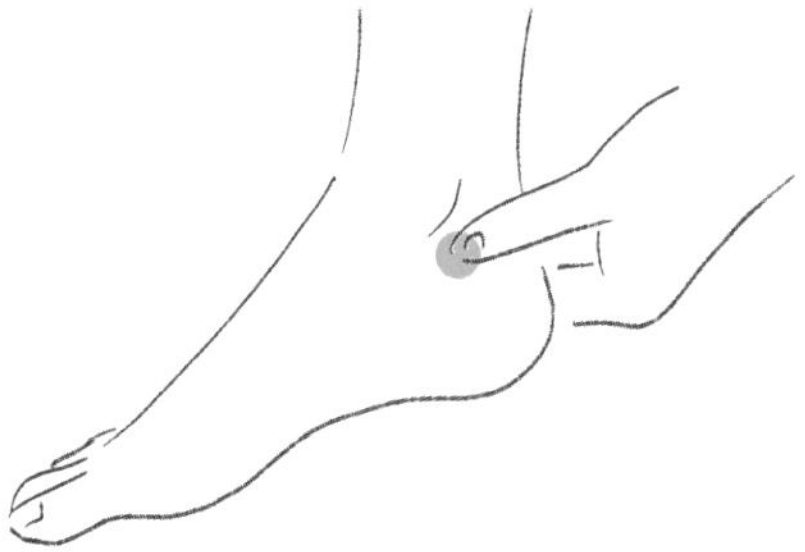

TYPE Ⓒ

腰の側面の痛みや坐骨神経痛に

「環跳」は、腰から足にかけて伸びる坐骨神経が走るツボ。腰の側面の痛みや坐骨神経痛による下肢にかけての鈍い痛みにも効果てきめんです。痛気持ちいい程度に指圧すると脚や腰がラクになります。

▼ 環跳《かんちょう》をたたく

位置 立ち姿勢になったとき、お尻のくぼみができるところ。

方法 こぶしでトントンとたたくと刺激しやすい。テニスボールを床に置き、その上にツボを当てて刺激するのも効果的。

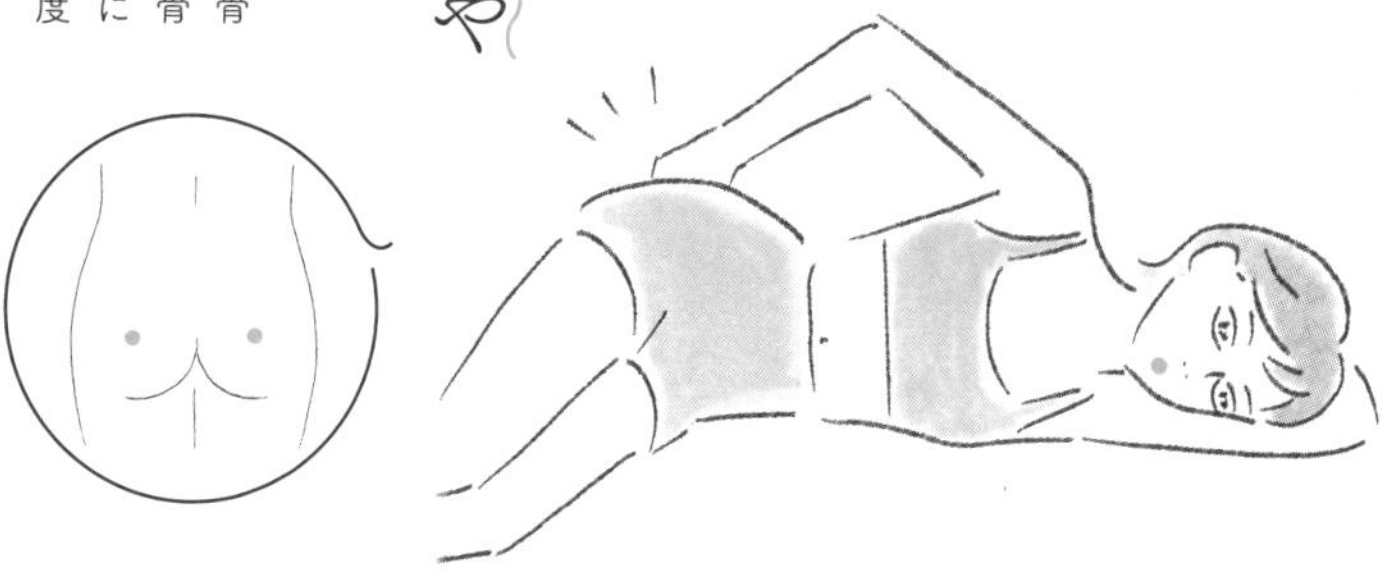

頭痛

突然起こったり、一日中ダラダラ痛みが続いたり…。頭が痛いと、仕事などにも集中できません。そんなとき、鎮痛剤に頼る人は多いですが、ツボを押してみるのも有効です。痛みがある場所によってよく効くツボも違うので、使い分けて効率的にケアしましょう。

SELECT

痛い場所のツボを刺激

側頭部が痛い

こめかみから側頭部あたりがズキンズキンと脈打つように痛む。頭の片側に起こりがちなことから、片頭痛と呼ばれますが、両側に起こることもあります。このケースはこめかみ近くのツボ「太陽」をやさしく押すと、ラクになります。

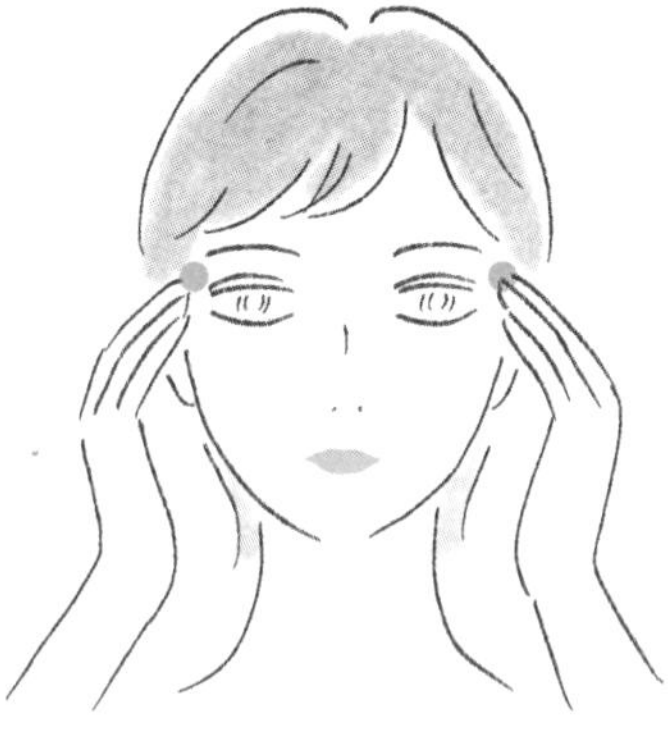

▲

太陽《たいよう》を押す

位置 目尻と眉尻の中間から小指幅1本分程度外側。小さいくぼみ。

方法 中指の腹で軽く押す。後頭部方向へ軽く引っ張るように押すのもおすすめ。

後頭部が痛い

目の疲労や強いストレスが続くと、気《き》や血《けつ》の巡りが悪くなってしまいます。すると、後頭部に締めつけられるような痛みが起こりがち。後頭部にある「風池」は患部に直接働くだけでなく、目の疲れにも働きかけ、つらい痛みを緩和します。

▼風池《ふうち》を押す

位置 耳のうしろの出っ張った骨と髪の生え際を結んだ中間あたり。少しへこんだところ。

方法 両手を頭に添え、親指でツボを押す。首を少し後ろに反らして、痛気持ちいい強さでぐーっと押す。

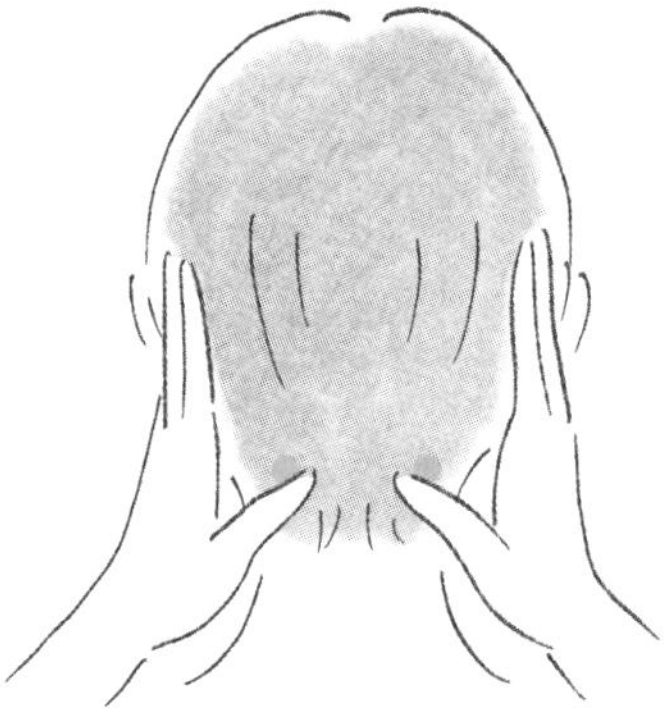

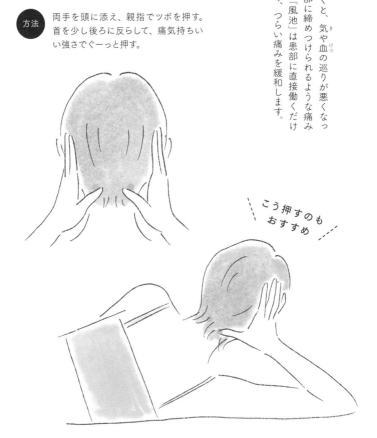

横になり、ひじ枕をついたら親指をツボに。頭を預けるようにすると、心地いい刺激に。

頭頂部が痛い

頭のてっぺんまで痛い。そんなときは、「百会」のツボを刺激しましょう。百会は、全身のさまざまな不調改善に働く万能ツボ。頭も痛いけど、目や肩も痛い。なんとなく頭が痛いけど、どこが痛いかよくわからない。そんなときは、まずはここを刺激。

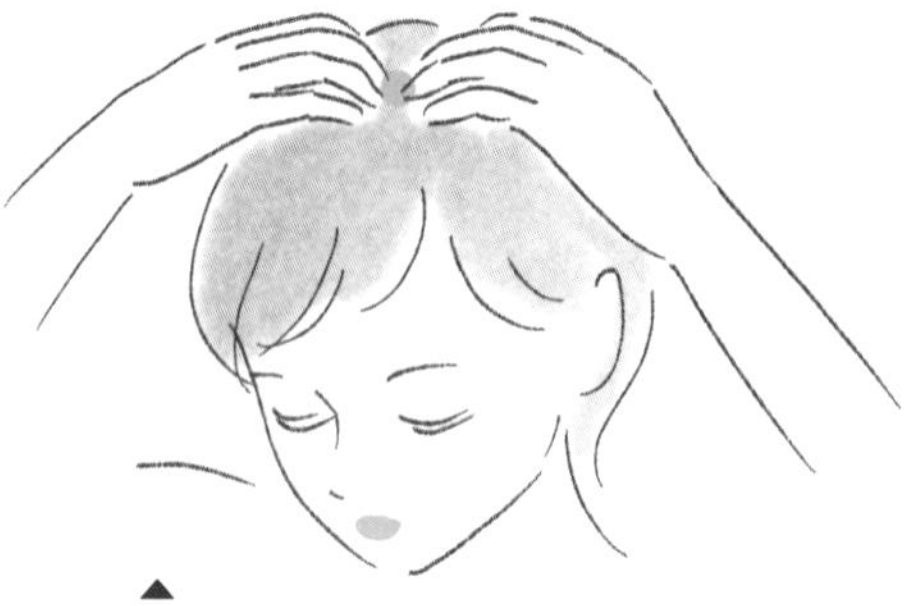

▲

百会《ひゃくえ》を軽くたたく

位置 頭のてっぺん。押すとずーんとひびくところ。

方法 指先でトントンと軽くたたいたり、軽く押して刺激。少し首を前に傾けると刺激しやすい。

前頭部が痛い

目の疲れや、鼻炎や鼻づまり、キーンと冷たい風を顔に受けたときなどに前頭部が痛くなることがあります。そんなときは、眉間の「印堂」を押してみましょう。縮こまっていた前頭部の筋肉がゆるみ、痛みがすーっと緩和されていきます。

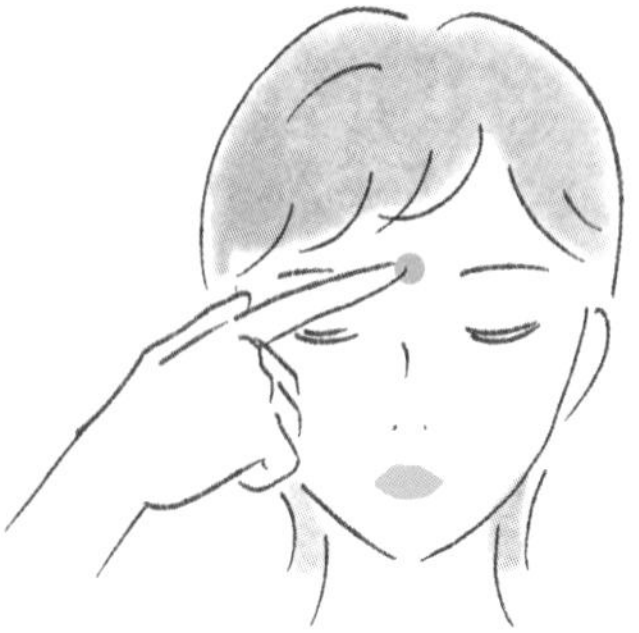

▲

印堂《いんどう》を押す

位置 左右の眉間の真ん中にあるツボ。押すと、わずかにくぼむところ。

方法 人差し指の腹をツボに当て、ぐーっと長押し。眉間のシワをほぐすように、指で軽く円を描くのも◎。

more!

肩こりや緊張からくる痛みには

肩こりや、強い緊張感などで体がこわばると頭に気《き》が上り、停滞。その気が熱を帯びることで、痛みが誘発されてしまいます。こういったケースの頭痛には、「合谷」がおすすめ。肩こりやストレスに効き、さらに、頭に停滞した余分な熱も取り除きます。

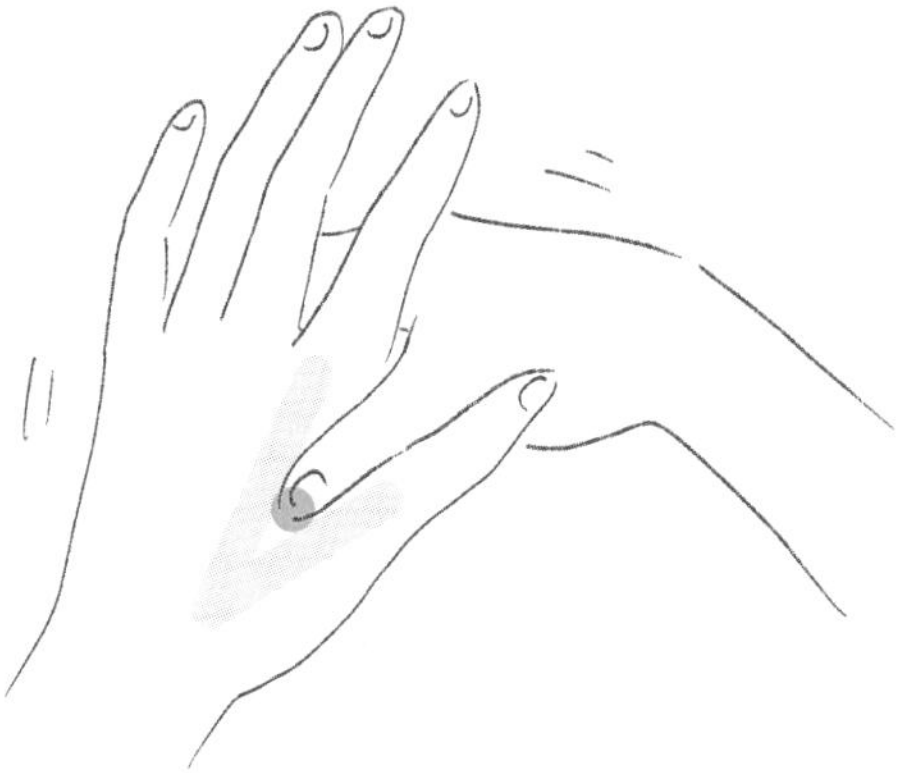

合谷《ごうこく》をもむ

位置 親指と人差し指の骨が交わる少し手前のくぼみで、人差し指側の骨のキワ。押すとひびくところ。

方法 人差し指の骨のキワに親指を軽くもぐりこませるイメージで押す。軽く親指をゆすって、痛気持ちいい強さでもみほぐすのおすすめ。

プラスの養生

しないことリストをつくる

ストレスがたまる人はあれこれ頑張り過ぎる傾向にあります。そこであえて「やらないこと」をリスト化し、体やこころを休ませるのがおすすめ。「無理をしない」「疲れをためない」「夜中は仕事しない」などと書き出して、クリアにしていきましょう。

疲れ・だるさ

中医学で考える疲れやだるさの原因は「エネルギー不足(気虚)」「血《けつ》が足りない(血虚)」「腎《じん》が弱っている(腎虚)」の3パターン。まずは、普段の不調から自分のタイプを見つけましょう。多くチェックが入ったタイプのツボは重点的に。ひとつでも該当したら、そのタイプのツボもケアしましょう。

SELECT 体質別のツボを刺激

TYPE A 元気不足タイプ

- □ 息切れしやすい
- □ かぜをひきやすい
- □ 慢性的な疲労感がある
- □ 食欲がない
- □ 下痢や軟便が多い

▶ P57

TYPE B 血《けつ》不足タイプ

- □ よく動悸が起こる
- □ 情緒が安定しない
- □ よく眠れない
- □ 貧血、めまいがする
- □ 生理不順、経血量が少ない
- □ 爪が薄い、割れやすい

▶ P58

TYPE C 腎《じん》精《せい》不足タイプ

- □ 腰痛がある
- □ 冷えやすい
- □ 忘れっぽい
- □ 耳鳴りがする
- □ むくみやすい
- □ 尿が出にくい、または頻尿、尿漏れがある

▶ P59

TYPE Ⓐ

元気不足タイプ

「気《き》」とはエネルギーのこと。このタイプは、胃腸が弱ることで栄養を十分に摂れず、エネルギーがつくり出せていない場合が多いです。そんなとき頼れるのが胃腸の働きを助ける「足三里」。全身の気が集まるツボ「気海」も押してエネルギーを巡らせましょう。

足三里《あしさんり》をさする ▶

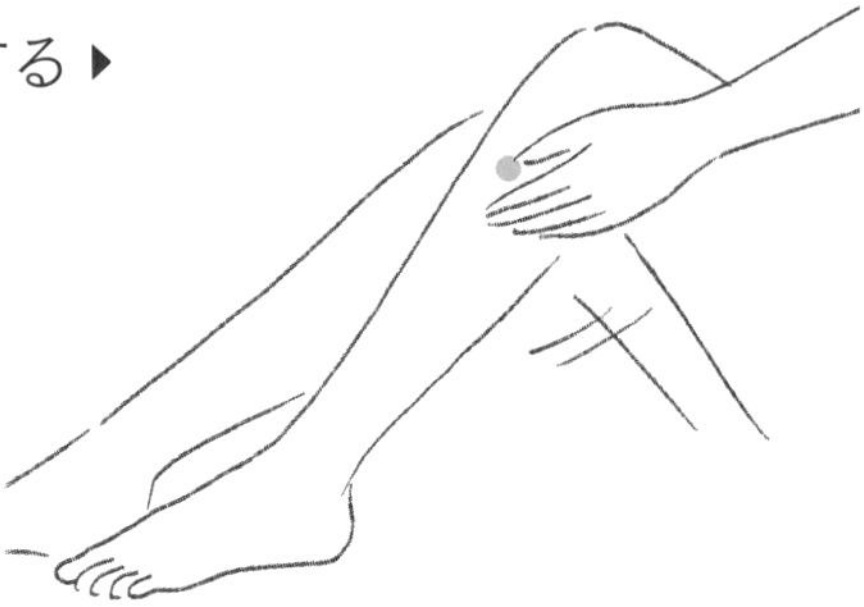

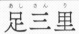

位置 ひざの外側、お皿の下のくぼみから指幅4本分程度下にある。

方法 指全体でさすったり、指の腹で押したりする。心地よく感じる程度に刺激する。

◀ 気海《きかい》をさする

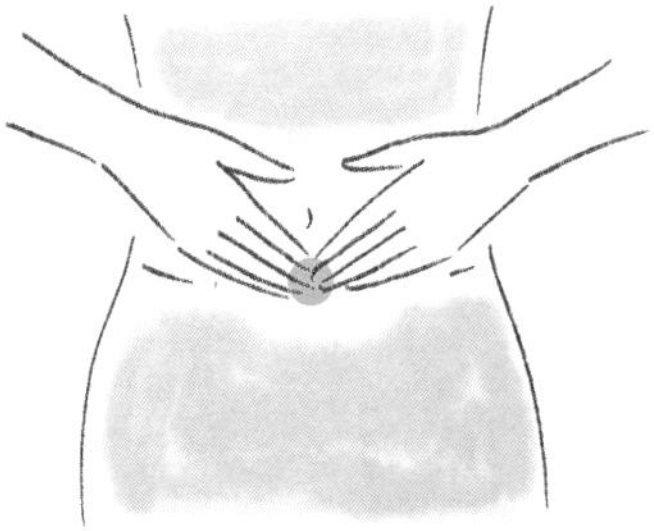

位置 おへそより親指幅1本半分程度下にある。

方法 指の腹全体で、ツボをやさしくさする。ツボに両手を重ねて温めるのも◎。

プラスの養生

甘くほくほくしたものでエネルギー補給

このタイプの人に摂ってほしいのは、甘くほくほくした食べもの。大豆、じゃがいも、とうもろこし、かぼちゃ、くりなどはエネルギー源になります。消化がいいように、ポタージュなどにするのもおすすめです。

TYPE Ⓑ

血不足タイプ

血《けつ》は全身に栄養を運ぶ役目があるため、不足すると臓器の働きが弱まり、エネルギーがつくれず疲れてしまいます。「血海」は字のとおり血が集まるツボ。生理不順改善の常用でもある「三陰交」も血に関係。ふたつのツボで血の巡りをケア。

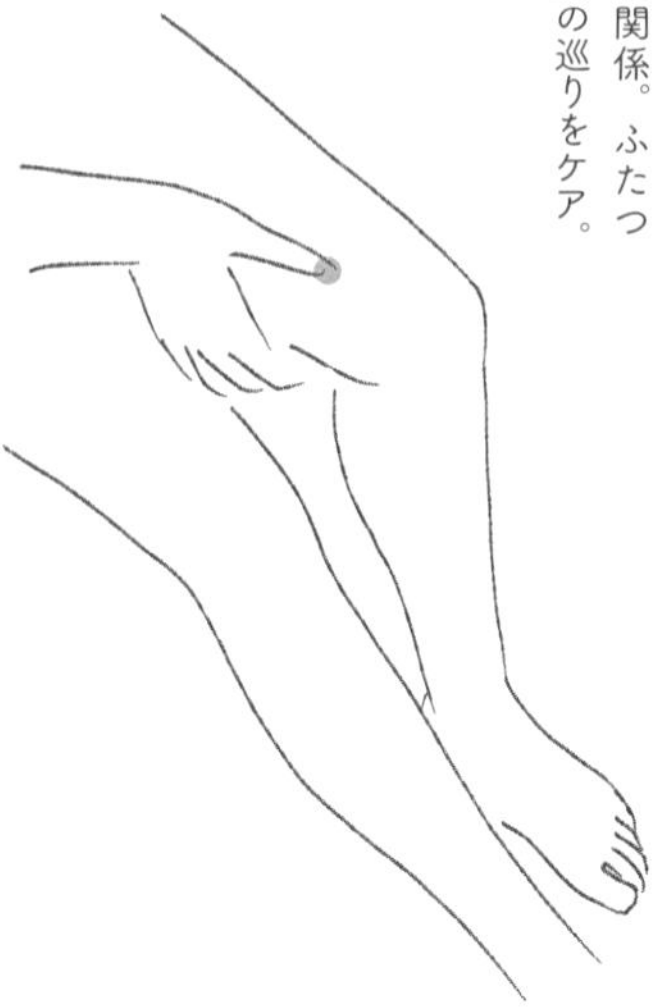

◀ 血海《けっかい》を押す

位置 ひざの内側、お皿の上から指幅3本分程度上がったところ。

方法 イスや床に座り親指の腹をツボに当てる。痛気持ちいい強さで押したり、さする。

三陰交《さんいんこう》を押す ▶

位置 内くるぶしの上から指幅4本分程度上がったところ。

方法 押しやすい指の腹をツボに当て、ぐーっと押す。押しながら、指を動かして、もみほぐすのも◎。

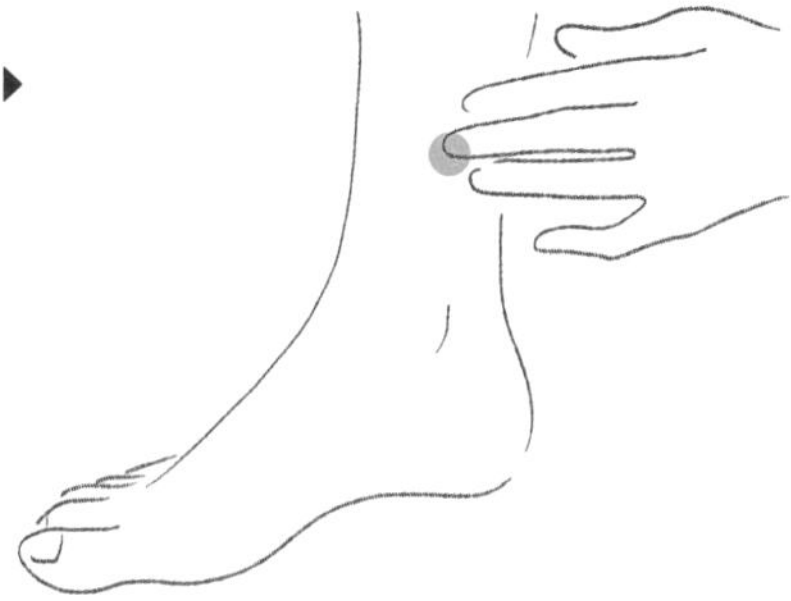

プラスの養生

赤い食べもので血を補いましょう

血が不足している血虚タイプは、血を補う食べものを積極的に摂りましょう。ぶどう、ブルーベリー、いちご、クコの実、ナツメなど赤い食べものがそれに該当します。クコの実、ナツメなどはお茶に入れるのもおすすめです。

TYPE Ⓒ 腎精不足タイプ

生命活動の根本を担う「腎《じん》」の弱りは老化にも関係。そのため、このタイプには「加齢とともに疲れやすくなった」と自覚する人も多いはず。「腎」のケアをおろそかにすれば老化も進み、より疲れやすくなってしまうので、腎の経絡《けいらく》上（P210）にある「湧泉」「太渓」を押すことを習慣にしましょう。

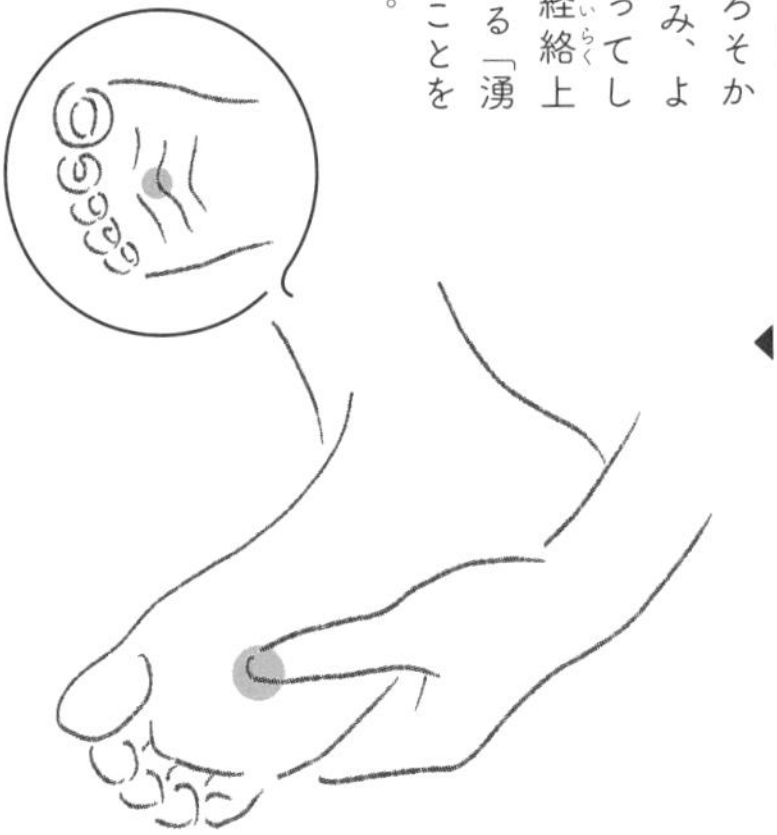

湧泉《ゆうせん》を押す

位置 足の裏。足の指をギュッと内側に曲げたときにいちばんへこむ場所。

方法 イスや床に座り足を反対の脚の太ももの上にのせる。親指をツボに添え、押したりもみほぐす。

太渓《たいけい》を押す

位置 内くるぶしと、アキレス腱の間のくぼみにある。

方法 床やイスに座り反対の脚の太ももの上に足をのせる。ツボに親指の腹を当ててぐーっと押す。指の腹でさすってもいい。

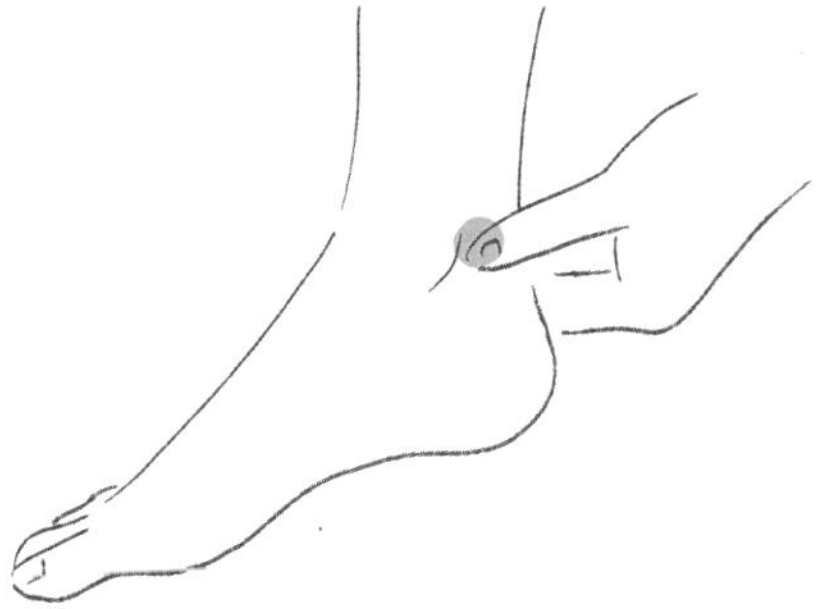

プラスの養生

腎を元気にする黒いものを食べましょう

腎の働きを高めてくれるのは黒い食べもの。黒豆、黒ごま、ひじき、きくらげ、海苔。ほかにも、えびやうなぎ、ナッツ類もおすすめです。腎は、生命の源である「精」をつかさどる臓なので、これらは、いわゆる「精をつける」食べものです。

便秘

便秘を引き起こす原因はさまざま。体に熱がたまってしまっても、エネルギーやうるおい、血《けつ》が不足しても招いてしまいます。便秘の解消には腸を刺激するだけでなく、根本的な原因にアプローチをすることも大事。左のチェック表で自分の便秘の原因を見つけ、アプローチしましょう。

STEP 1 基本のツボを刺激

↓

STEP 2 さらに体質別のツボへ

熱タイプ TYPE A

- □ 暴飲暴食をするとひどくなる
- □ 暑がり、赤ら顔
- □ 便が硬く、便秘の期間が長い
- □ 口が渇く
- □ 口臭が気になる

▶P62

ストレスタイプ TYPE B

- □ 旅行などで環境が変わると出ない
- □ スムーズに便が出ない
- □ お腹が張る
- □ イライラしやすい
- □ ゲップやガスが多い

▶P63

陽気不足タイプ TYPE C

- □ 冷えると症状が悪化する
- □ 下痢をすることも多い
- □ 排便後に疲労感がある
- □ 息切れ、倦怠感がある
- □ 冷えやすい

▶P64

血《けつ》不足タイプ TYPE D

- □ 生理中にひどくなる
- □ うさぎのふんのようなコロコロ便
- □ 肌や髪に艶がない
- □ 動悸、めまいがする
- □ 髪が細くなった、抜け毛が多い

▶P65

基本のツボを刺激

どのタイプの便秘も、まずは腸に効くツボで出しやすい環境をととのえることが大事です。お腹にある「天枢」は腸の機能を高めるツボ。背中にある「大腸兪」は字のとおり、大腸に働くツボ。これらを刺激することで腸を目覚めさせ、便通を促します。

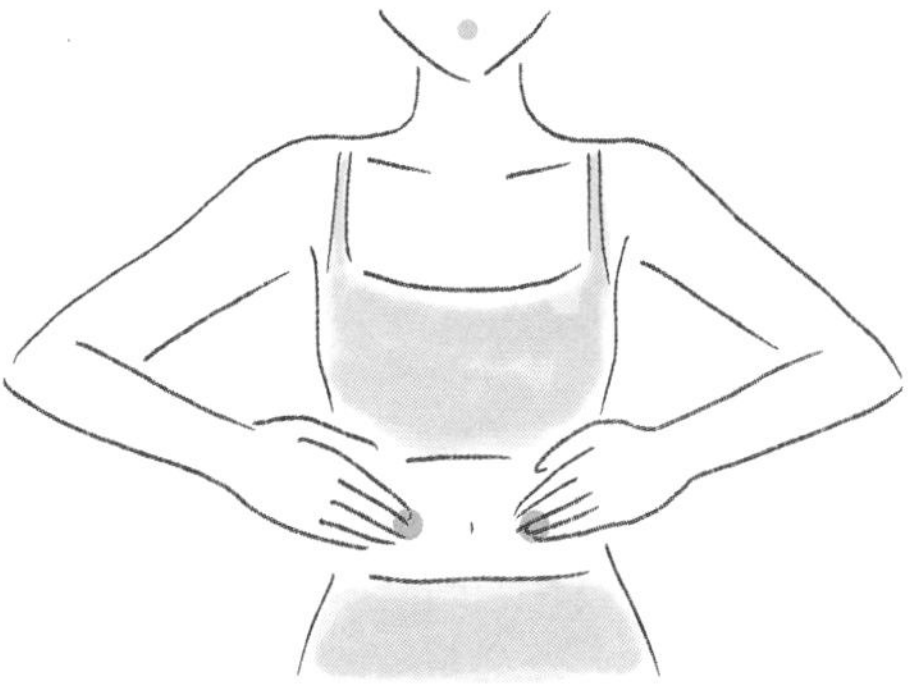

基本のツボ 天枢《てんすう》を押す

位置 おへそから指幅３本分程度外側。左右にある。

方法 人差し指や中指の腹をツボに当てる。やや下に向け、ぐーっと押す。

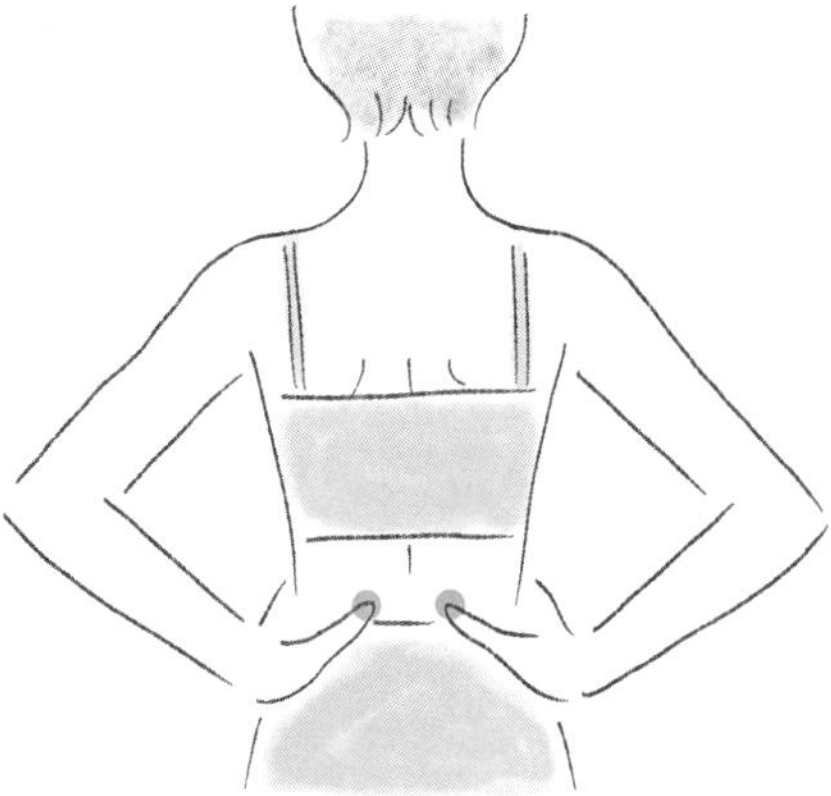

基本のツボ 大腸兪《だいちょうゆ》を押す

位置 骨盤の高さにある。体の中心から、親指幅1本半分程度外側。左右にある。

方法 両手で腰をつかみ、親指の腹をツボに当てる。親指でぐーっと押したりもんだりする。

こう刺激するのもおすすめ

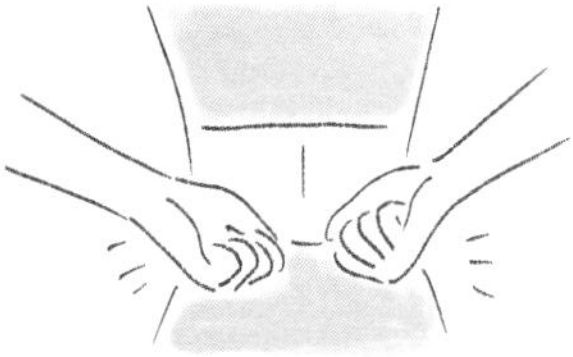

こぶしでトントンとたたくのも、心地いい。骨に軽く刺激を与えると、骨が強くなるといわれています。

TYPE Ⓐ

熱タイプ

余分な熱がこもった腸は水分が蒸発し乾燥状態に。すると便も乾き、出にくくなってしまいます。大腸の経絡《けいらく》上(P210)にある「合谷」「曲池」は、ともに余分な熱を冷ますツボ。熱を取ればうるおいが奪われず、便が出やすくなります。

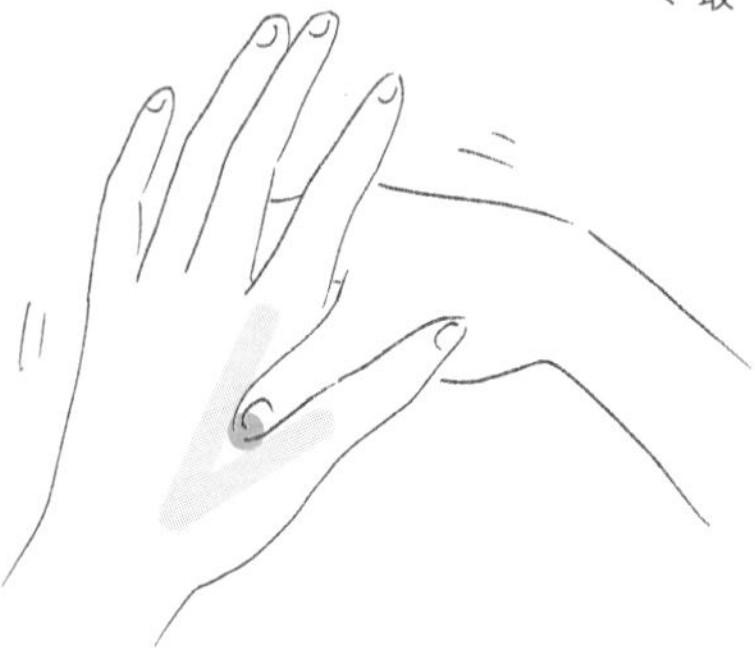

◀ 合谷《ごうこく》を押す

位置 親指と人差し指の骨が交わる少し手前のくぼみで、人差し指側の骨のキワ。

方法 人差し指の骨のキワに親指を軽くもぐりこませるイメージで押す。軽く親指をゆすって、痛気持ちよい強さでもみほぐすのもおすすめ。

曲池《きょくち》を押す ▶

位置 ひじを深く曲げたときにできるシワの外側先端。押すとくぼむところ。

方法 腕を外側からつかむようにして、親指をツボに当てると押しやすい。指の腹で痛気持ちいい強さで押す。

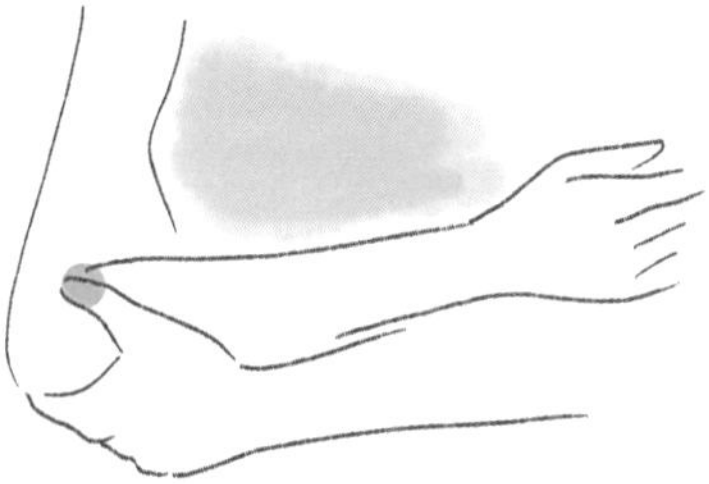

プラスの養生

食べものでも便秘にアプローチ

熱タイプの人は、余分な熱を冷まし、なおかつうるおいを足してくれる食べものを意識して取り入れましょう。きゅうり、トマト、アロエ、バナナ、こんにゃくやごぼうもおすすめです。食べ過ぎると体を冷やし過ぎてしまうので、ほどほどに。

TYPE B

ストレスタイプ

過剰なストレスがかかると体内の気《き》が円滑に流れず停滞。すると腸の動きが低下して、便が出にくくなります。「日月」や「行間」は緊張をほぐし、気持ちを落ち着かせてくれるツボ。たまった気を追い出すように伸ばすのがおすすめです。

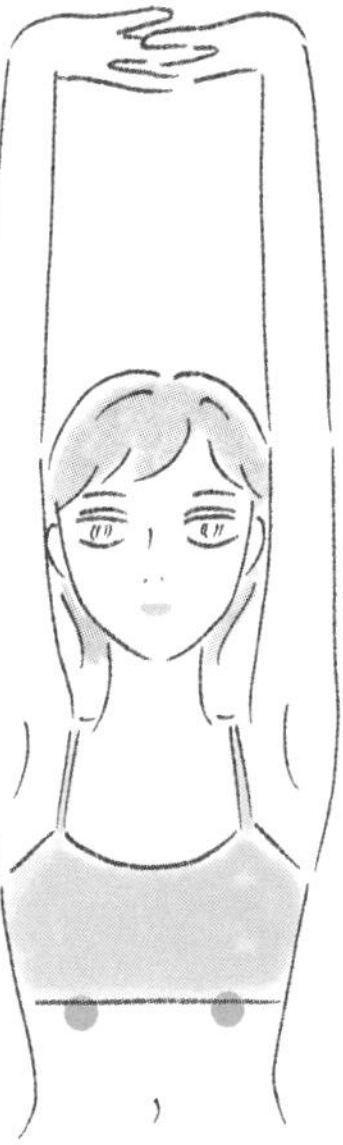

◀ 日《じつ》月《げつ》を伸ばす

位置 乳首から真下に下ろした線と、第7肋骨(P214参照)が交わったところのすぐ下。ややくぼんでいる。

方法 ぐーっと腕を上に伸ばし、ストレッチ。ツボがある部分を伸ばして刺激する。

行《こう》間《かん》を伸ばす ▶

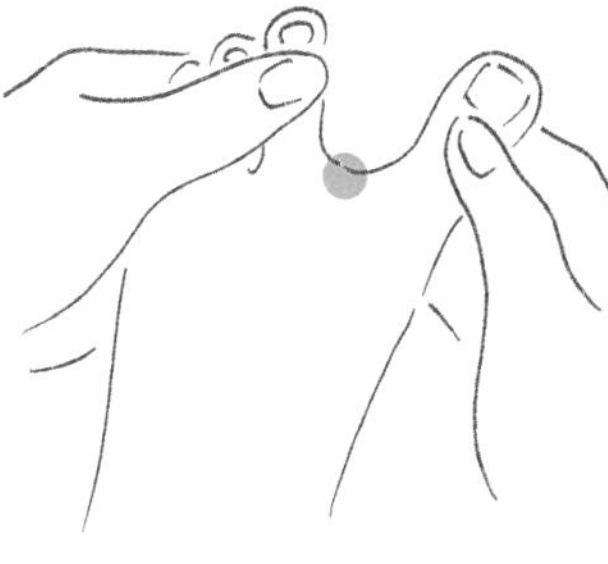

位置 足の第1趾と第2趾の間で、指のつけ根。

方法 第1趾と第2趾を持ち、横に軽く広げる。伸ばすことで、ツボを刺激する。

プラスの養生

ヨガなど軽い運動でストレス発散

ストレスタイプの人は、ストレスを発散できることを習慣にしましょう。ヨガなどの軽い運動も向いています。ただし、無理をしてハードな運動をするのはNG。自分が気持ちよく、すっきりしたと思える程度が大事です。

TYPE Ⓒ

陽気不足タイプ

体を温める力が不足しているために、腸の動きが悪くなり便が出なくなっているタイプ。体の温めに関わるのは「腎《じん》」です。そこで、腎の経《けい》絡《らく》(P210)でもっともパワーをもつツボ「太渓」を刺激。「関元」は元気が集まるツボ。ここも温めましょう。

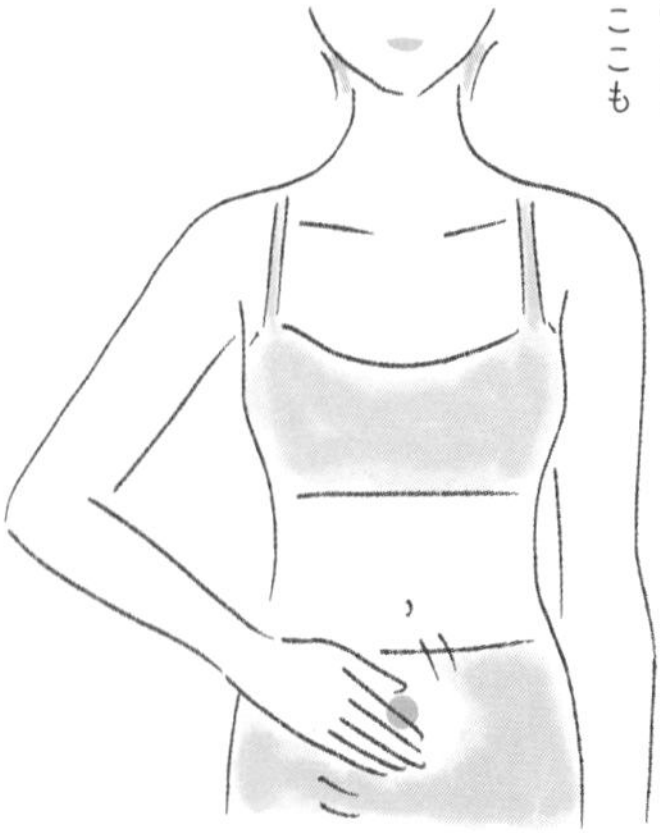

◀ 関元《かんげん》を温める

位置 おへそより指幅4本分程度下がったところにある。

方法 ツボに手を添える。手を重ねてじんわり温めるのもおすすめ。手が冷えている場合は、こすって温めてから添える。

太渓《たいけい》を温める ▶

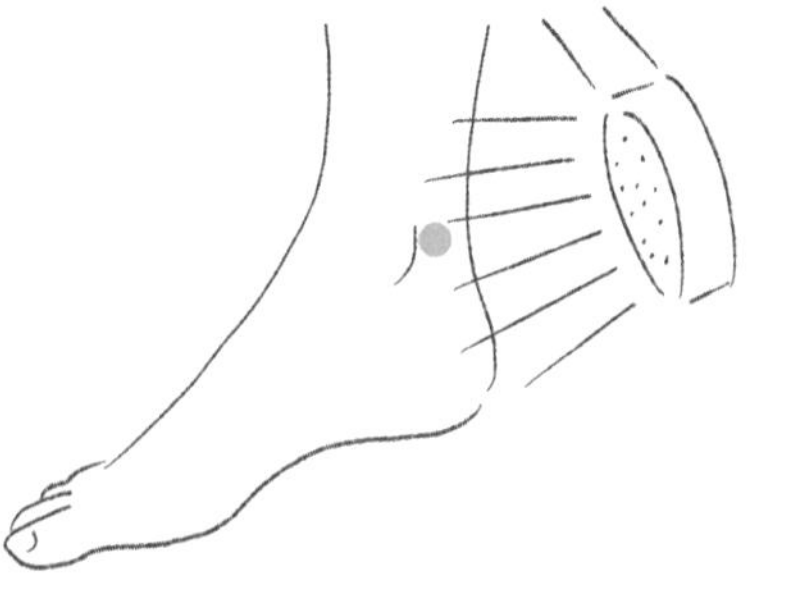

位置 内くるぶしと、アキレス腱の間のくぼみにある。

方法 少し熱めのシャワーでじんわりと温める。普段から靴下でしっかり守り、冷やさないようにすることも大事。

プラスの養生

日光浴で背中を温め陽気をチャージ

陽気を得るには、自然界でもっともパワーをもつ太陽光を背中に浴びることが得策。というのも、もともと4足歩行だった人間は、背中に陽気の集まる経絡(督脈《とくみゃく》／P210)が通っているから。1日15分、週3回程度温めましょう。

TYPE D

血不足タイプ

生理はもちろんのこと、日々の考えごとや目の酷使なども血《けつ》を消耗させてしまいます。血は腸にうるおいも運ぶので、減ってしまうと、腸が乾き便秘に。このタイプに必要なのは血を補うツボ。「血海」と「三陰交」がその働きを助けます。

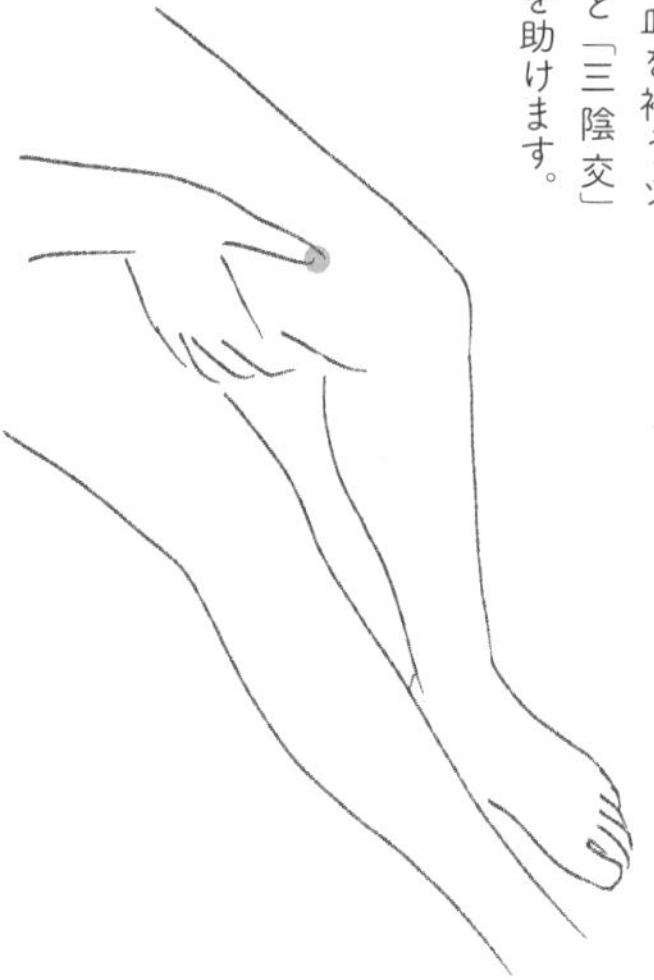

血海《けっかい》を押す

位置 ひざの内側、お皿の上から指幅３本分程度上がったところ。

方法 床かイスに座りながら、ツボに親指の腹を当てる。押したり、指を小刻みに動かし、もみほぐすのも◎。

三陰交《さんいんこう》を押す

位置 内くるぶしの上から指幅４本分程度上がったところ。

方法 指の腹で、ぐーっと押したり、さすったりしていたわる。押す指は、親指でも人差し指でも押しやすい指でOK。

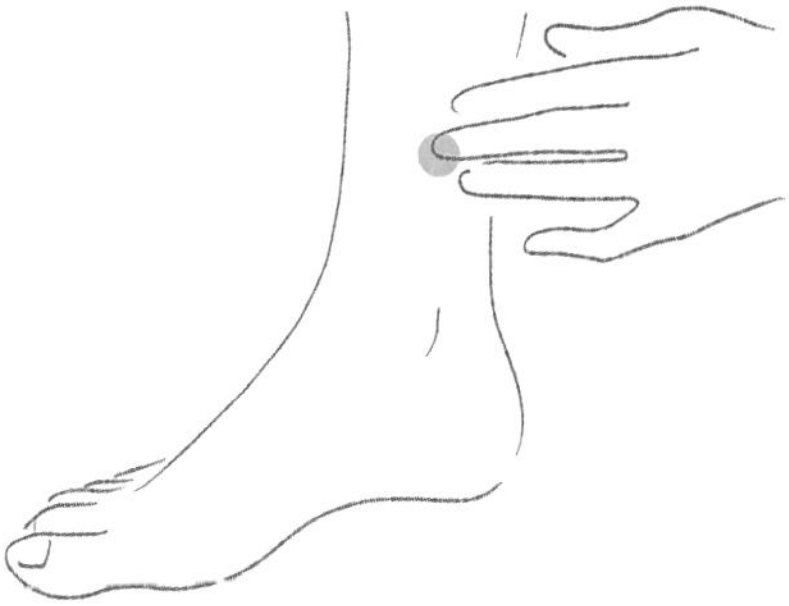

プラスの養生

良質な睡眠で血をきれいにする

中医学では､「血は就寝中に一度肝に戻り、きれいになりまた全身に返る」と考えられています。そのため、睡眠をとらないときれいな血が足らなくなり不調が起こってしまいます。血不足タイプの人は特に十分な睡眠をとることを心がけましょう。

よくある不調 7

冷え

多くの女性が悩む冷え。血行が悪い「血行不良」タイプが多くみられますが、体を温める力が足りないタイプや、気《き》や血《けつ》の不足が引き起こすケースも。左のリストでチェックが多いところがあなたのタイプですが、複合的に起こることもあるので、該当したところのツボはいっしょに刺激しましょう。

SELECT 体質別のツボを刺激

TYPE A 気《き》血《けつ》不足タイプ

- □ 手足が冷える
- □ 疲れやすい
- □ 食欲がない
- □ 立ちくらみがある
- □ 声が小さい

▶ P67

TYPE B 血行不良タイプ

- □ 末端が冷える
- □ 頭痛や肩こりがある
- □ 生理痛がある
- □ しびれや痛みを伴うことがある
- □ 婦人科疾患（子宮筋腫、子宮内膜症など）がある

▶ P68

TYPE C 陽《よう》気《き》不足タイプ

- □ 足の冷えが強い
- □ 腰が冷えている
- □ お風呂に入ってもすぐ冷える
- □ むくみがち
- □ 夏でも冷える

▶ P69

TYPE Ⓐ

気血不足タイプ

体を温める力はあるのに、燃料となる気や血が足りずなかなか温まらないタイプ。過度なダイエットをしている、食欲がないなど、食事の量が少ない人も当てはまりやすいです。「足三里」は、気を生み出す胃腸と関わりが深いツボ。血の巡りを助ける「血海」も温めましょう。

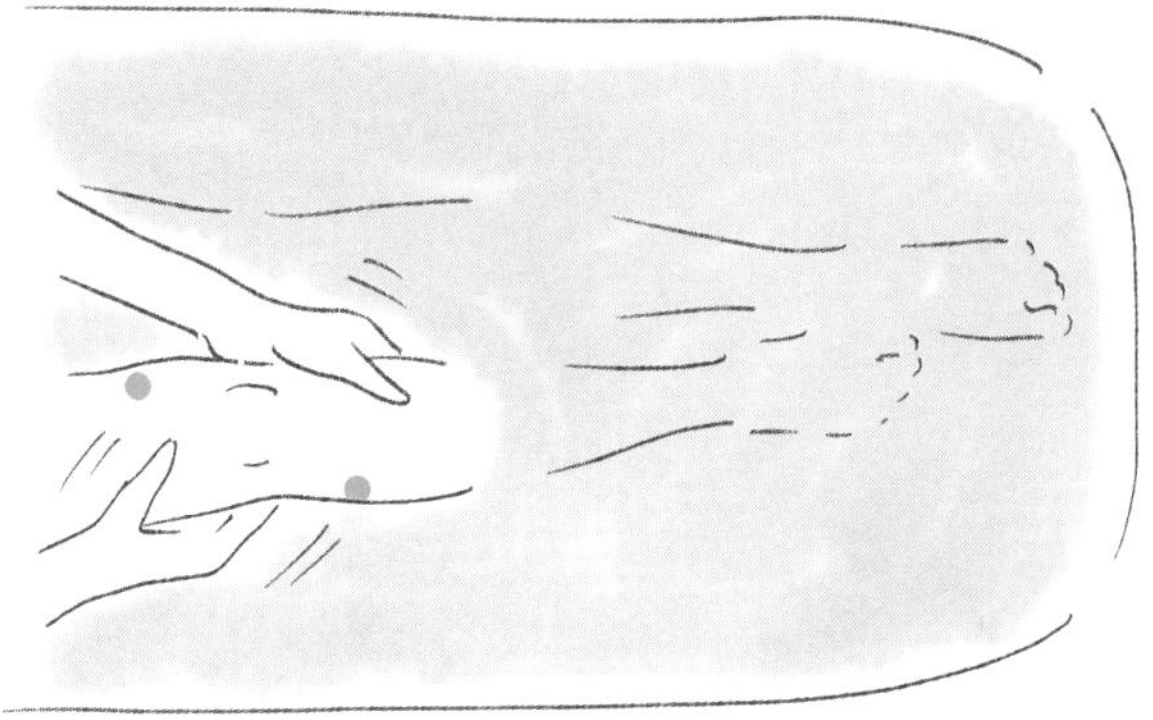

▲

血海《けっかい》 足三里《あしさんり》 を温める

位置 **血海**／ひざの内側、お皿の上を指幅3本分程度上がったところ。
足三里／ひざの外側、お皿の下のくぼみから指幅4本分程度下がったところ。

方法 入浴してツボを温める。ツボのある一帯を軽くマッサージする。

プラスの養生

あっさりした温かいものを食べましょう

中医学には「肥甘厚味《ひかんこうみ》」という言葉があり、これは、脂っぽいもの、甘いもの、味が濃いものを指します。「これらは胃に負担をかけるので、できるだけ避けましょう」というのが、中医学の教え。「あっさり温かく腹八分目」が理想です。

TYPE Ⓑ

血行不良タイプ

このタイプは、体のすみずみまで温かい血が行き渡らないため、手足の末端まで冷えてしまいます。まずは冷え治療の代表「三陰交」をよく温めましょう。血《けつ》のトラブル改善にもよく使われる「膈兪」をほぐすと、より巡りがよくなります。

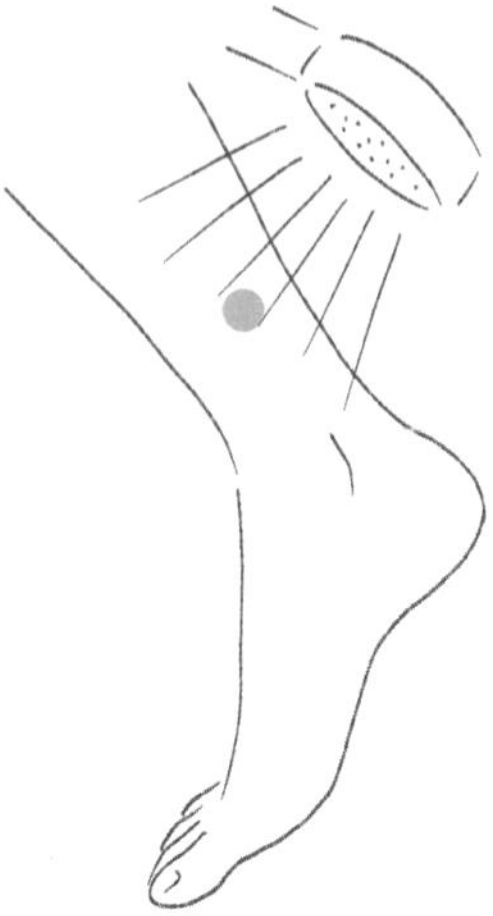

◀ 三陰交《さんいんこう》を温める

位置 くるぶしの上から指幅４本分程度上がったところ。

方法 少し熱めのシャワーでツボを温める。入浴中はツボをマッサージする。

膈兪《かくゆ》を押す ▶

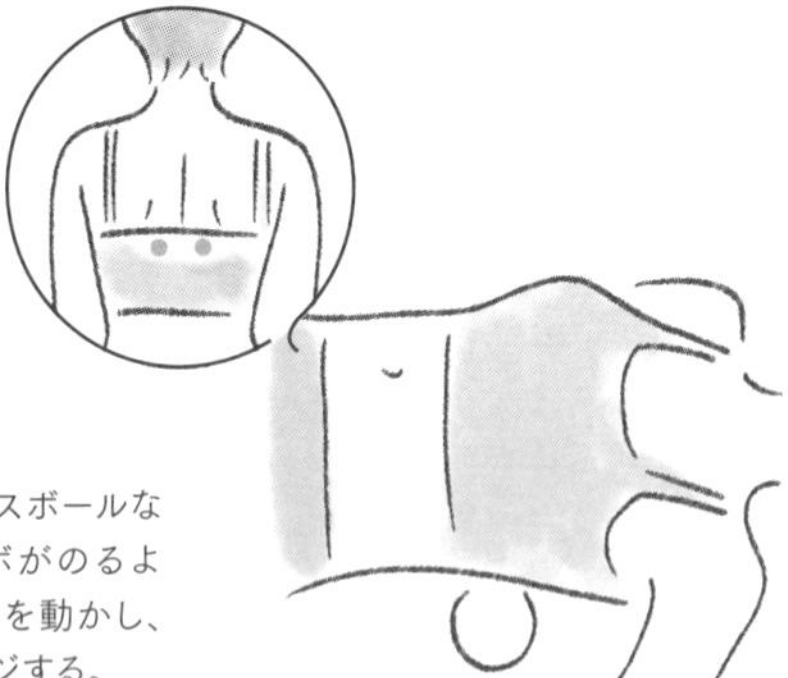

位置 肩甲肩の下角の高さで、体の中心から親指の幅１本半分程度外側の左右。

方法 手では押しにくいので、テニスボールなどを床に置き、その上にツボがのるようにあお向けになる。少し体を動かし、ボールでツボ周辺をマッサージする。

プラスの養生

軽い運動で血流を促しましょう

寒さで体が縮こまってしまうと余計に血の流れが悪くなってしまうので、散歩やヨガなど軽い運動で血流を促しましょう。ハードな運動は不要。自分が気持ちいいと思えること、続けられることで十分。続けることが、大事です。

TYPE Ⓒ 陽気不足タイプ

冷えが強く、お風呂で温まってもすぐ冷えてしまう。こういった人は、体を温める陽気（エネルギー）の源である「腎《じん》」が弱っている傾向にあります。まずは腎を元気にする「腎兪」を温めましょう。「関元」は、陽気が集まる場所。温めると症状がラクになります。

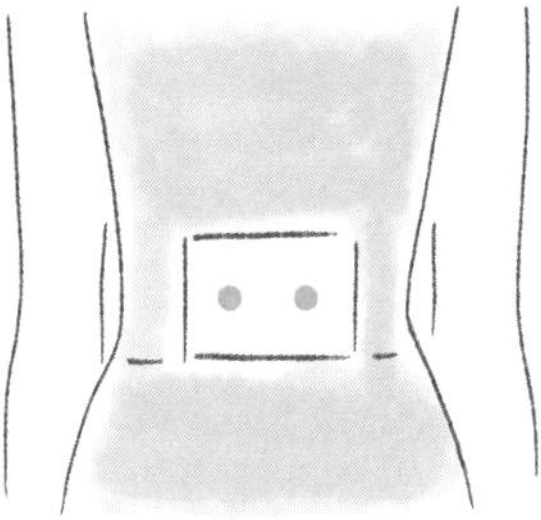

◀ 腎《じん》兪《ゆ》を温める

位置 高さはウエストのいちばんくびれた部分で、体の中心から親指の幅1本半分程度外側の左右。少し押すと心地いい刺激がある。

方法 手も冷えていることが多いタイプなので、手でさするよりもカイロが◎。お風呂で、じっくり温めることもおすすめ。

関《かん》元《げん》を温める ▶

位置 おへそより指幅４本分程度下がったところ。

方法 冷やさないようにカイロで温める。腹巻なども活用を。

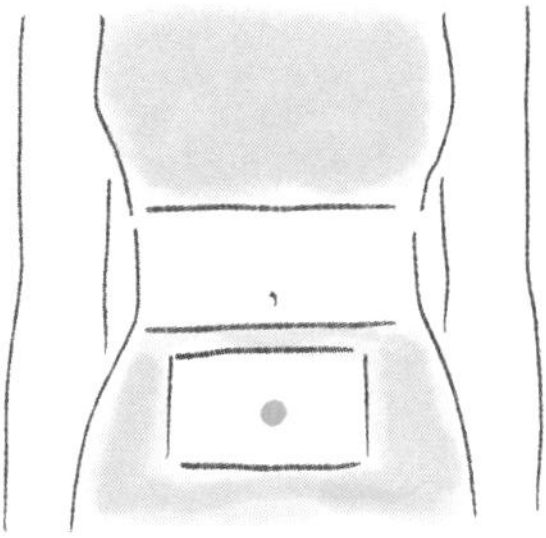

プラスの養生

ホットドリンクにシナモンをプラス

陽気不足の人は、体を温める食材を摂りましょう。独特な香りが特徴のシナモンもおすすめ。紅茶にシナモンスティックを添えたり、トーストにシナモンパウダーをひと振り。温まるうえに香りもいいのでリラックスできます。

よくある不調 8

目の疲れ

パソコン、スマートフォンを毎日使うのが当たり前の現代。私たちは目を酷使し続けています。目は「肝《かん》」と関わりが深いため、酷使すれば肝がダメージを受け、血《けつ》が不足。すると貧血、めまいなどのさまざまな不調を招いてしまいます。目の周りには、たくさんツボがありますが、一度にたくさん刺激できる手軽な方法で、こまめにケアしましょう。

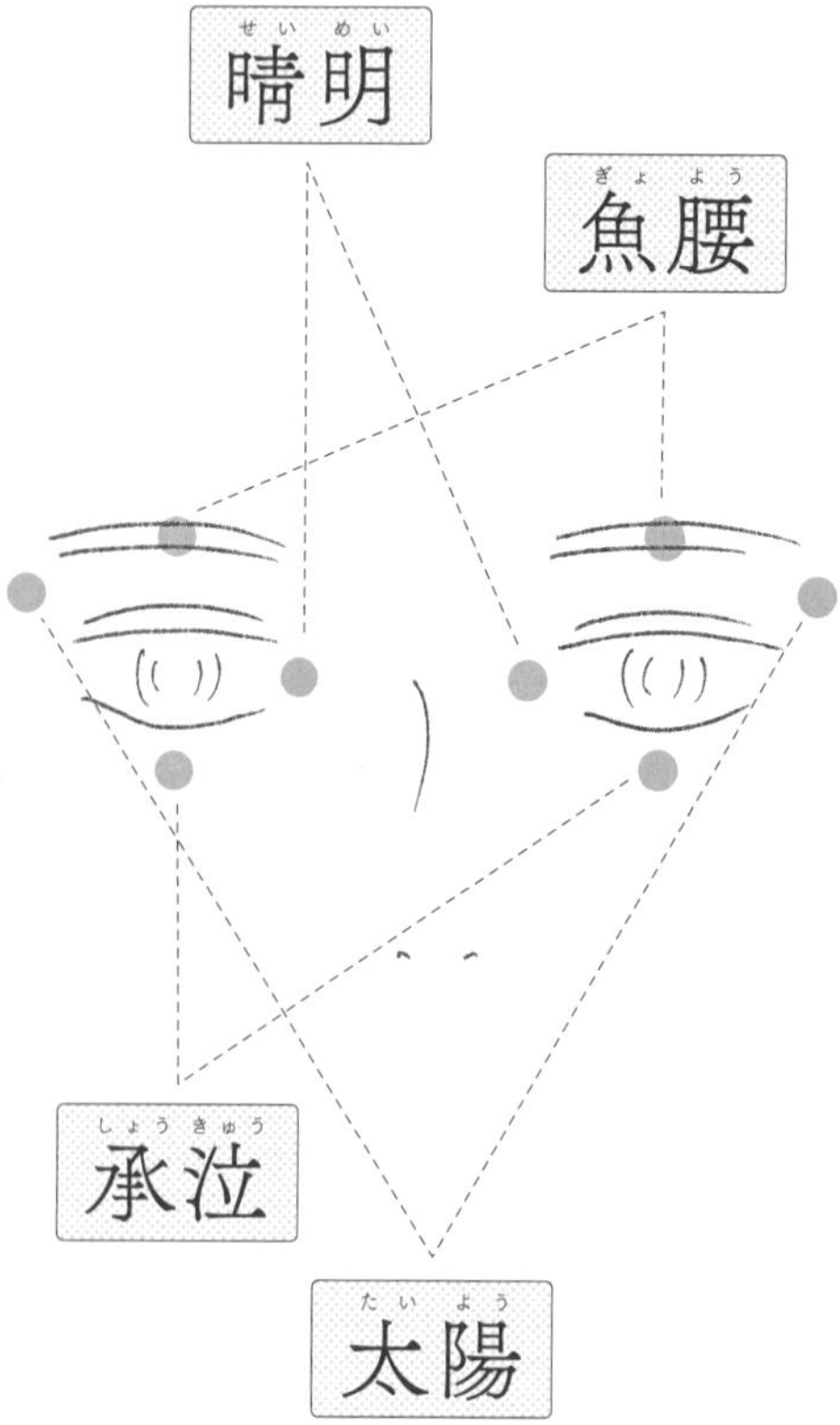

位置

晴明／目頭と鼻のつけ根の間のくぼみ。
魚腰／黒目の真上で、眉毛の上。
承泣／黒目の真下。目の周りの骨のふちの内側。
太陽／眉尻と目尻の中間から、小指幅1本分程度外側。小さいくぼみ。

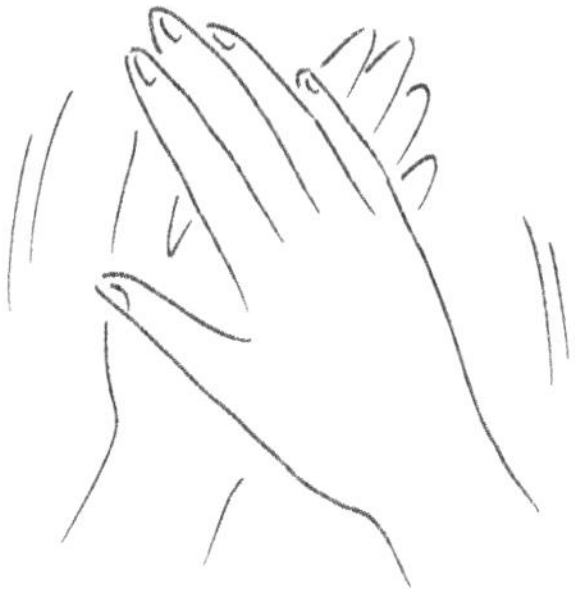
手のひらを
こすって温める

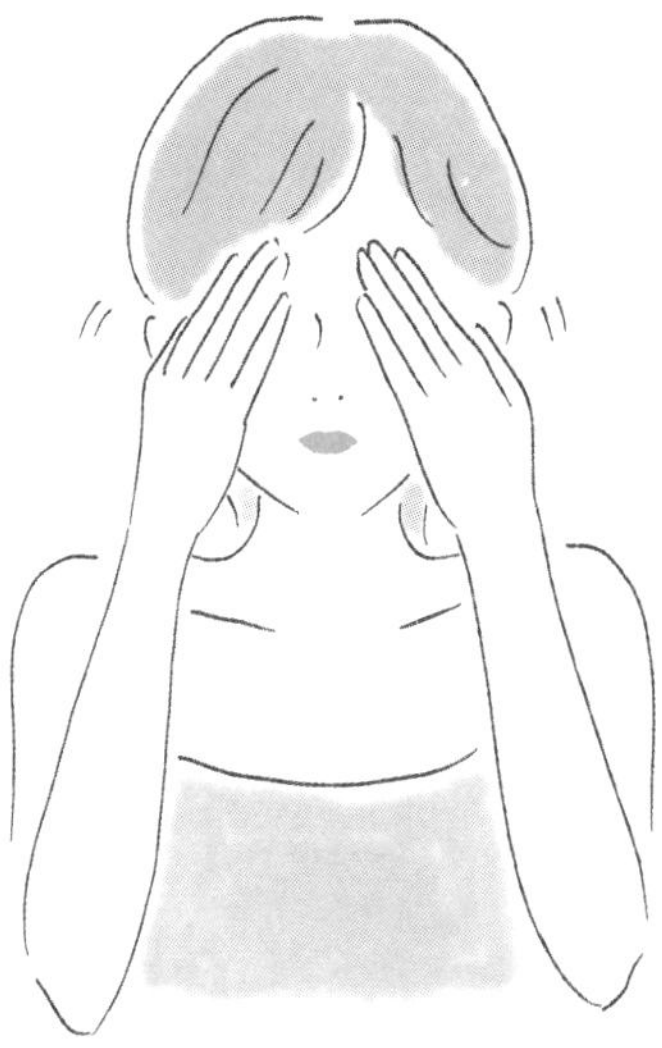
温めながら眼球を
ぐるっと一周

方法

両手の手のひら同士をよくこすって温めたら、その手で目を覆う。そのまま、眼球をぐるっと一周させると、目元がすっきり、視界良好に。よく洗った清潔な手で実践すること。

プラスの養生

ホットタオルで、首元を温める

首周りにも目の疲れに効くツボが並んでいます。ホットタオルで温めたり、入浴の際に重点的に温かいシャワーを当てて温めたりするのも効果的。じんわり、首周りの筋肉がやわらぐと、目元がすっきりしてきます。

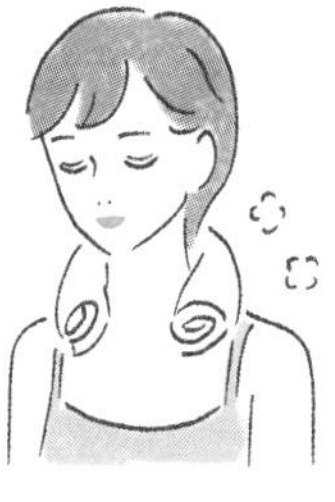

生理痛

毎月、だるくなったり、腹部や腰が痛くなる。「いつものことだから」と、我慢している人は少なくありません。でも、その痛みは、養生したり、生活習慣を見直すことで緩和できますから、まずはツボを試してみましょう。不調の原因には体質も影響しているので、最初に左の表で体質をチェック。症状緩和に必要なツボでいたわりましょう。

STEP 体質別のツボを刺激

TYPE A ストレスタイプ

- □ 生理前、生理中に下腹部の張り、痛みがある
- □ 胸の両脇の張り、痛みがある
- □ 情緒の変動によって、痛みが変化する
- □ 経血の色が暗い
- □ 経血にかたまりがある
- □ イライラしやすい

▶ P73

TYPE B 冷えタイプ

- □ 生理前・生理中の下腹部の冷え、痛みがある
- □ 冷えると痛みが強くなる
- □ 温めると痛みが緩和する
- □ 経血の色が暗い
- □ 経血にかたまりがある
- □ 経血がすっきりと出ない
- □ 手足が冷える
- □ むくみやすい

▶ P74

TYPE C 気血《きけつ》不足タイプ

- □ 生理の後半に痛みが強くなる
- □ 比較的弱い痛みが長く続く
- □ 生理の周期が長い
- □ 経血の色が薄い
- □ 経血の量が少ない
- □ 疲労感がある
- □ 貧血やめまいを起こす

▶ P75

TYPE Ⓐ

ストレスタイプ

ストレスを受けると気が滞り、血の巡りも悪化。それが生理痛を招いてしまいます。生理痛の特効ツボ「三陰交」とストレス解消に働く「太衝」、気の源「気海」で気血の巡りを促します。

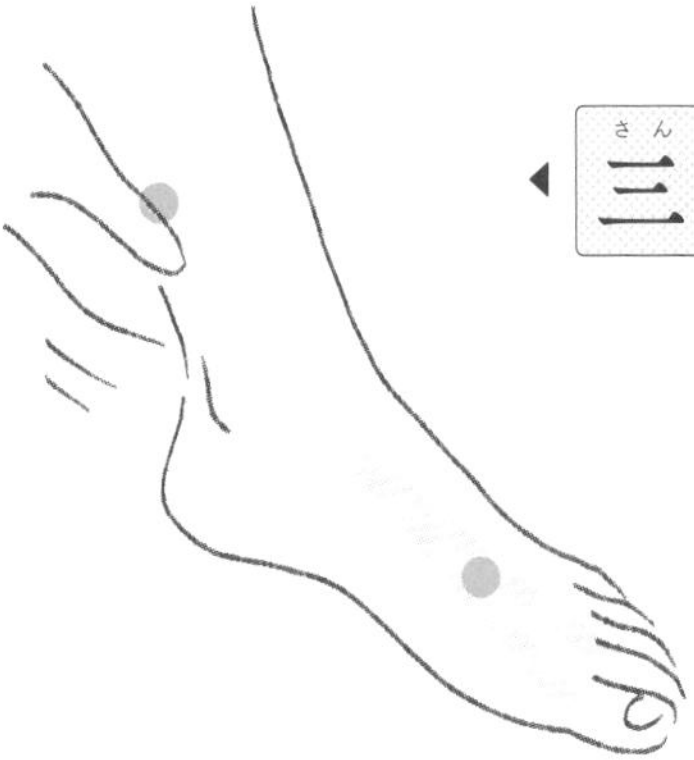

◀ 三陰交《さんいんこう》 太衝《たいしょう》 を押す

位置 **三陰交**／内くるぶしの上から指幅4本分程度上がったところ。**太衝**／足の甲にあり、第1趾と第2趾の骨が交わる少し前。ややくぼんだところ。

方法 それぞれ、指の腹で軽く押したり、さすったりする。

気海《きかい》をさする ▶

位置 おへそより親指幅1本半分程度下がったところ。

方法 指の腹全体で、やさしくさする。ツボに両手を重ねて温めても◎。

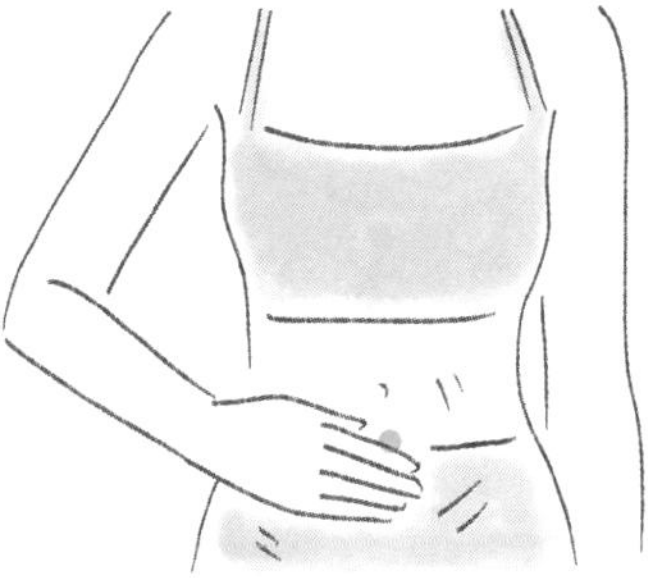

プラスの養生

水や紅茶にかんきつをひと絞り

ストレスで気が滞っているときは、水や紅茶にレモンやオレンジなどを絞ったり、輪切りを添えたりするのもおすすめです。爽やかな香りが気の巡りをよくしてくれるので、気持ちがほぐれてリラックスできます。

TYPE Ⓑ 冷えタイプ

夏の冷房や冬の寒さによって子宮が冷えたことで、血流が悪くなり生理痛に。まずは「関元」に手を当てて。ここを温めると、すぐ内部にある子宮をいたわることができます。血《けつ》の貯蔵庫である肝《かん》に働く「肝兪」、血の巡りを助ける「膈兪」も温めましょう。

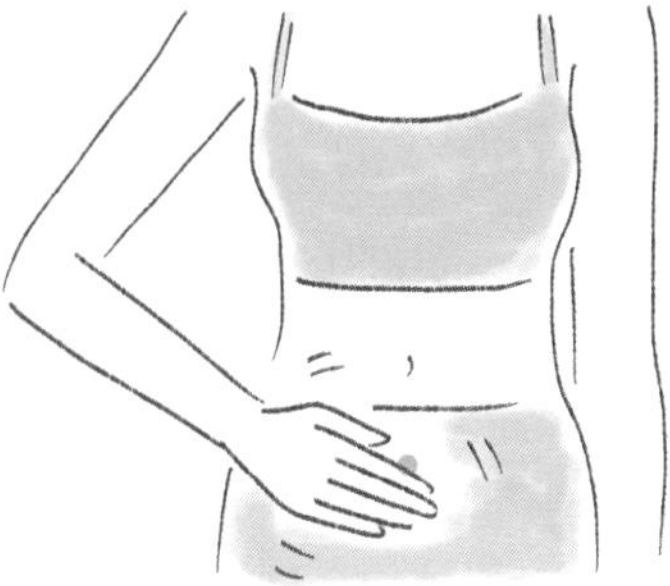

◀ 関元《かんげん》を温める

位置 おへそより指幅４本分程度下がったところ。

方法 ツボとさらにその内部にある子宮を温める意識で、手のひらでゆっくりさする。ツボに手を重ね、じっくり温めるのも◎。

膈兪《かくゆ》 肝兪《かんゆ》を温める ▶

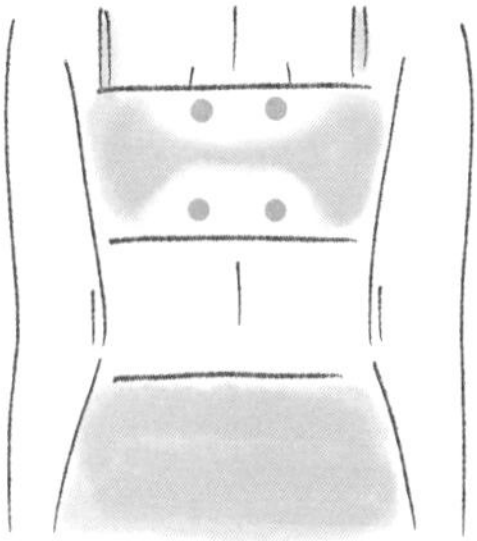

位置 **膈兪**／肩甲肩の下角の高さで、体の中心から親指の幅1本半分程度外側の左右。
肝兪／膈兪より肋骨２本分下の左右。

方法 カイロを貼って温めたり、誰かにさすってもらうのもおすすめ。

＋ プラスの養生

**夏でも
靴下はマスト
冷えから守る**

このタイプは、冷えが大敵。冷えると、痛みが強くなってしまいます。特に足首や首周りは冷やしたくないところ。夏でも靴下をはき、羽織るものや、ブランケットなどもうまく使って冷えを防ぎましょう。冷たいものの飲み過ぎもNGです。

TYPE Ⓒ 気血不足タイプ

慢性疾患や過度なダイエットで「食べられない」状態が続き「気《き》」がつくられないと「血」も不足。子宮に十分なエネルギーが行き渡らず、生理痛につながります。「足三里」で胃腸を助け、「血海」「気海」でそれぞれ血、気の不足を補いましょう。

血海《けっかい》 足三里《あしさんり》をさする▶

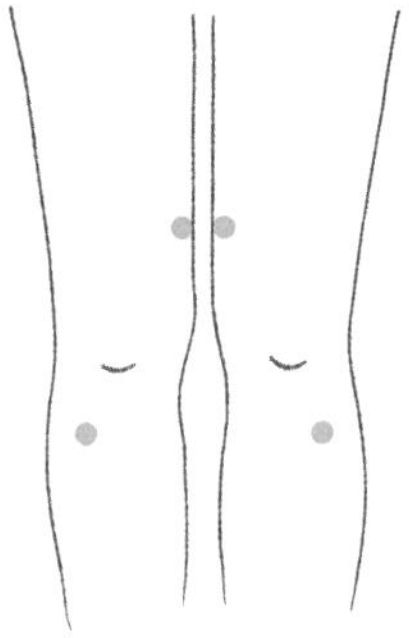

位置 **血海**／ひざの内側、お皿の上を指幅3本分程度上がったところ。
足三里／ひざの外側、お皿の下のくぼみから指幅4本分程度下がったところ。

方法 イスや床に座り、ツボに指の腹を添えてさする。やりやすい指でOK。

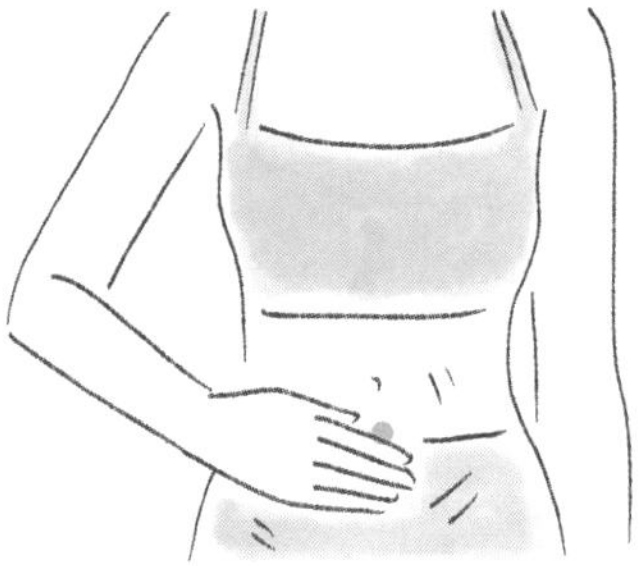

◀気海《きかい》をさする

位置 おへそより親指幅1本半分程度下がったところにある。

方法 指の腹全体で、ツボをやさしくさする。ツボに両手を重ねて温めても◎。

プラスの養生

脳や目を休ませ血の消耗を防ぐ

あれこれ考えたり、スマホを見続けたりして、脳や目が頑張ると、血が消耗されていきます。生理で血が不足状態なのに、これらの行動でさらに血を減らしてしまうと、痛みも増してしまいます。生理のときは目や脳は休ませましょう。

不眠

失眠《しつみん》を軽くたたく

位置 足の裏の、かかとの真ん中にある。

方法 かかとは皮膚が厚いので、こぶしでトントンと軽くたたく。ただし、目が冴えてしまわない程度の強さで行うこと。

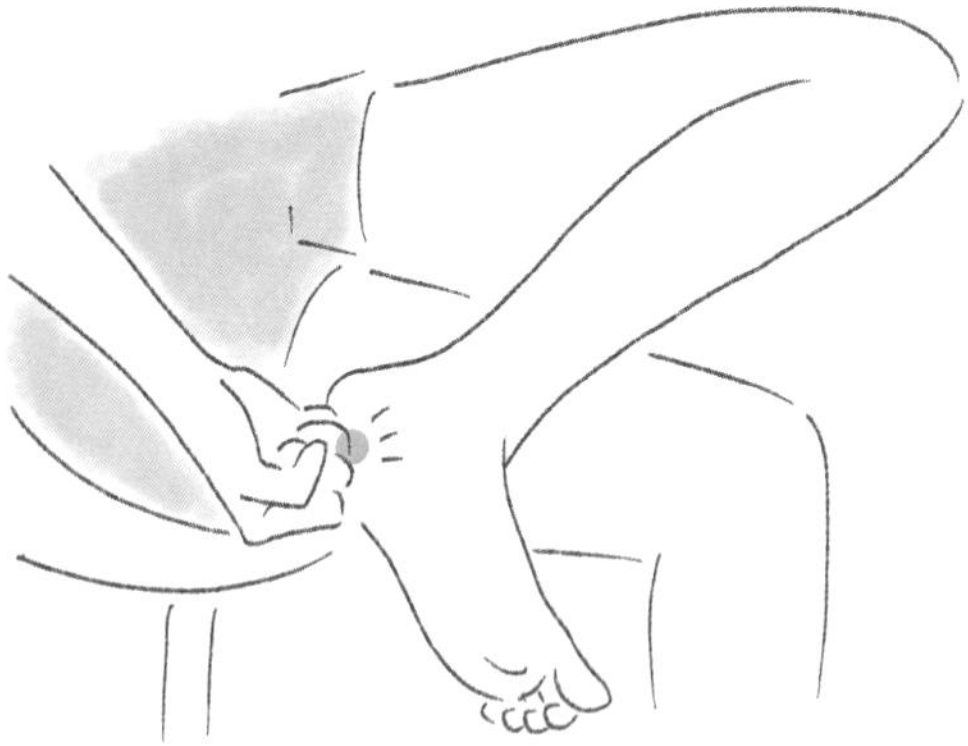

眠れないと、眠れないことに焦ったり、不安になり、さらに不眠に。そんなときは、リラックスしてふたつのツボを刺激。足裏の「失眠」は、不眠改善のツボ。耳裏の「安眠」は気持ちを安らかにととのえ、安眠へと導きます。春あるいは夏になると眠れないという人は、Ｐ90、Ｐ134もチェック。

こう刺激するのもおすすめ

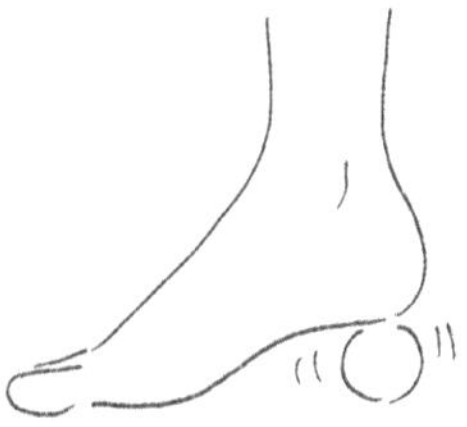

小さなボールの上にかかとをおき、転がしてツボを押しても◎。強く刺激すると目が冴えてしまうので注意。

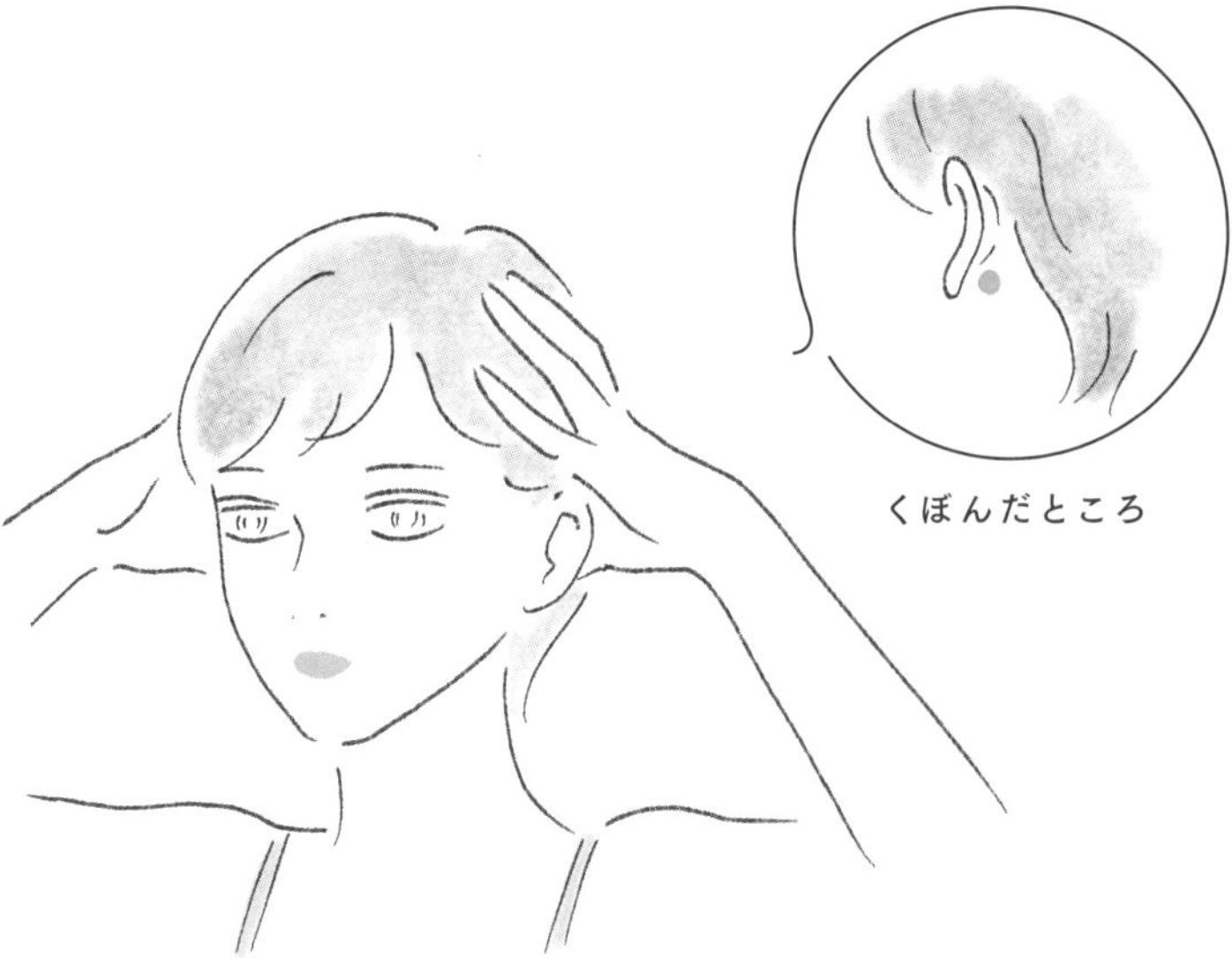

安《あん》眠《みん》を押す

位置 耳の後ろに出っ張る骨の下のくぼみから、1cm程度下。

方法 頭に手を添え、親指の腹をツボに当てて、ゆっくり力を加える。痛気持ちよさを感じ、深呼吸しながら押す。

プラスの養生

眠りの質を高める 4-7-8呼吸法

よい眠りを誘うテクニックのひとつとして、「4-7-8呼吸法」が有名です。まず、息を完全に吐き切ったら、4つ数えながら息を吸い、息を止めて7つ数える。8つ数えながら、ゆっくり息を吐きます。簡単にできるので、ぜひお試しを。

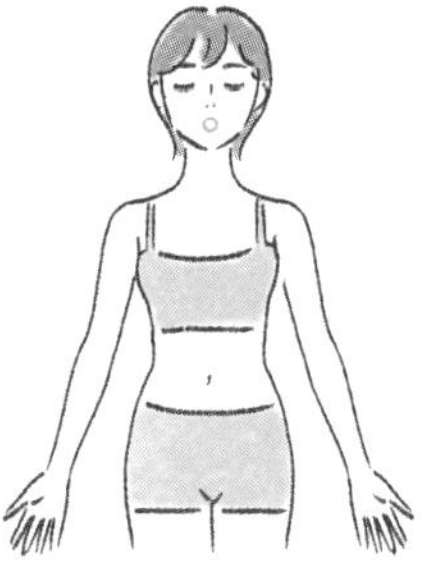

肌トラブル

毎日、ちゃんとスキンケアをしているのに肌が落ち着かない。そんな人は、体の中に原因があるのかもしれません。血《けつ》が滞ったり、胃腸の弱りなどから気《き》が不足すると、くすみやクマ、たるみなどが起こりがち。表面からのケアだけでなく、ツボで体内への働きかけもしていきましょう。

SELECT

悩みに対応したツボを刺激

くすみ、目の下のクマが気になる

血が滞ると、肌全体がくすんだり、皮膚が薄い目の下は、クマができやすくなります。目の下にある、「四白」は、血の流れをよくしてくれるツボです。顔全体の透明感を引き出し、化粧のりもよくしてくれます。

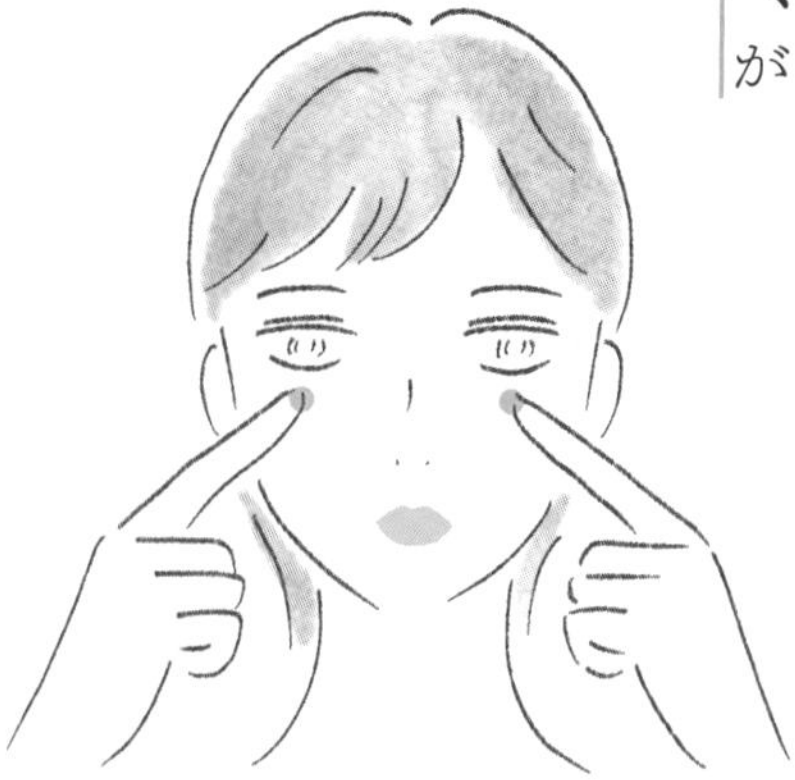

▲

四白《しはく》を押す

位置 黒目の真下を下がるとぶつかる、目の周りの骨のふちの下側。

方法 人差し指か中指の腹をツボに当て、軽くゆっくり押す。皮膚が薄くデリケートなところなので、強く押さないように注意。

頬のたるみやほうれい線が気になる

胃腸が弱って消化不良が起こると、「気」が生み出されにくくなります。すると筋肉の力が低下し、肌がたるみ、ほうれい線も深くなってしまいます。胃の経絡《けいらく》上（P210）にある「巨髎」と「地倉」で、たるみの根本に働きかけましょう。

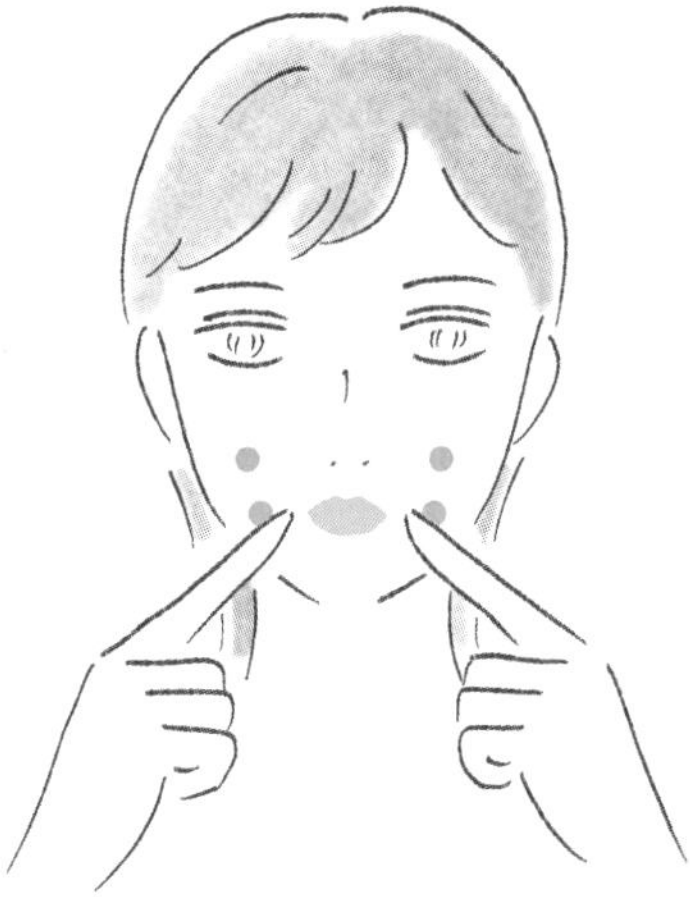

巨髎《こりょう》 地倉《ちそう》を押す

位置 **巨髎**／黒目から真下に下がった線と鼻の下から横に向かって引いた線が交わるところ。
地倉／口の両端（口角）から小指幅1本分程度外側。

方法 人差し指か中指の腹をツボに当て、軽くゆっくり押す。強く押さないように注意。

プラスの養生

良質な睡眠こそ美肌の基本です

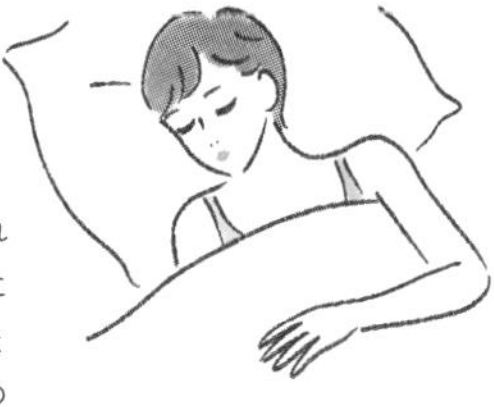

血《けつ》は睡眠中にきれいにされ肝《かん》に蓄えられます。睡眠の質が下がると、その機能にも支障をきたし血流も悪くなってしまいます。するとくすみやクマの原因に。日中の肌ダメージの回復のためにも、良質な睡眠は不可欠。よい眠りこそ美容の基本。

Part 2

季節の不調に効くツボ

特定の季節になると、現れる不調。それは、気候が影響しているかもしれません。というのも、P22でお伝えしたように人間は自然の一部だから。そのため気候と連動するように、季節特有の不調が生じるのです。ここでは、各季節に多い不調とそれに効くツボを紹介していきます。

春
SPRING

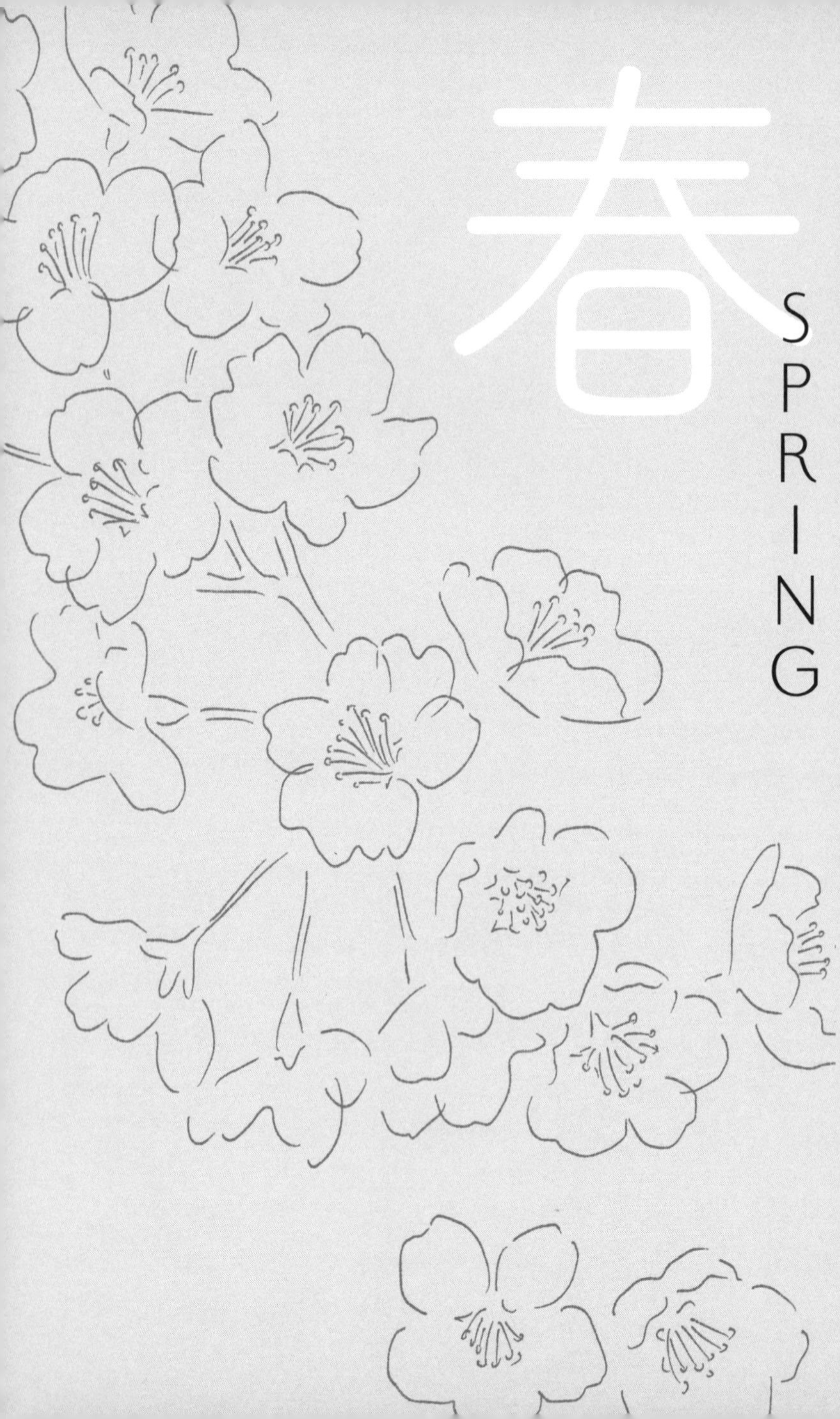

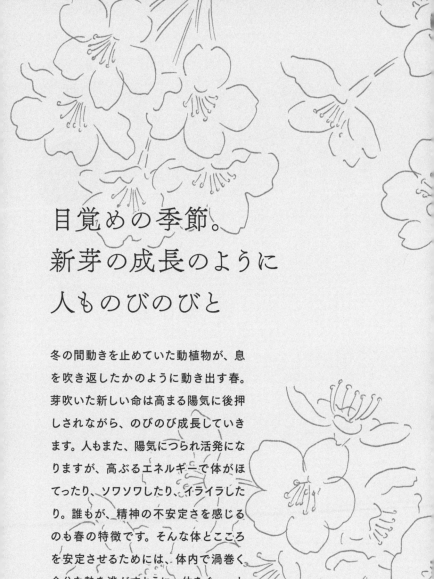

目覚めの季節。
新芽の成長のように
人ものびのびと

冬の間動きを止めていた動植物が、息を吹き返したかのように動き出す春。芽吹いた新しい命は高まる陽気に後押しされながら、のびのび成長していきます。人もまた、陽気につられ活発になりますが、高ぶるエネルギーで体がほてったり、ソワソワしたり、イライラしたり。誰もが、精神の不安定さを感じるのも春の特徴です。そんな体とこころを安定させるためには、体内で渦巻く余分な熱を逃がすように、体をぐーっと伸ばしましょう。何の妨げもないところを自由に伸びる草木のように、人ものびのび過ごすことがポイントです。

春は肝の季節

春を迎えた体は、冬にため込んだ老廃物を一気に外に出そうとします。ここでフル稼働するのが「肝《かん》」。肝は血《けつ》を蓄えるとともに解毒や代謝も担いますが、押し寄せてきた仕事に疲れてしまいます。すると、血の不足や気《き》の停滞が起こってしまうのです。また、肝はもともとストレスに弱いのですが、環境変化なども重なる春は精神的な負荷も増えがち。それが肝の働きである気の循環を邪魔してしまいます。

春の体調

肝が弱ると、影響を受けやすいのがまず「血」です。血の不足や滞りは、貧血、めまい、目の疲れ、爪の割れ、脚がつるなどのトラブルを招きます。さらに「気」の巡りが悪くなることで、詰まったり、張ったりする症状が各所でみられます。わき腹の張り、胸の張り、のどの詰まり。頭痛や目の充血もまた、気が詰まって起こるものです。

春のこころ

気の巡りが悪くなると、自律神経のバランスが乱れやすくなります。すると精神もバランスを崩しがち。イライラしたり、ソワソワしたり、落ち着かない。その情緒不安定な状態は、不眠なども招きます。また、弱った肝はよりストレスを受けやすくなるので、肝が疲弊すればするほど気の巡りは悪くなり、こころも乱れやすくなってしまうのです。

春のすこやかに過ごすコツ

肝は、新芽が成長するように、〝のびのび〟していたい臓腑。逆にいえば、のびのびするのを邪魔されることを嫌うため、締めつけるような服装や髪型、あるいは、気持ちを押さえ込む、我慢を強いられるようなことが苦手です。身なりも、気持ちもゆるく開放的になることが、肝に負担をかけないコツ。また、体をのびのびと伸ばすストレッチや深呼吸もおすすめです。

肝の働きを助けるツボ

「肝兪」はその名のとおり、肝を元気にするツボ。肝臓付近に位置し、肝臓や胆のうなどの機能の活性化に働くといわれています。「期門」は肝の経絡《けいらく》上（P210）のツボの中でも特に気が滞りやすいツボ。そのためストレスがたまると期門がある肋骨下付近が張ってくることがあります。その期門を刺激することは、気の滞りの改善に効果的。「太衝」もまた、気の巡りや肝機能をととのえる働きにすぐれます。

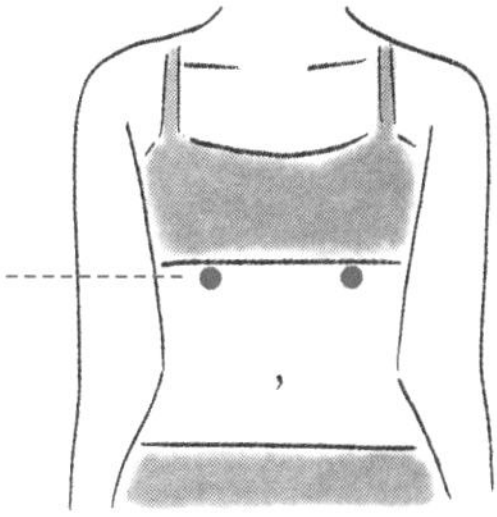

期門《きもん》

乳首から真下に下ろした線と第6肋骨（P214参照）が交わるところのすぐ下。※乳首から指幅4～5本分程度下がったところが目安。指の腹で軽く押す。

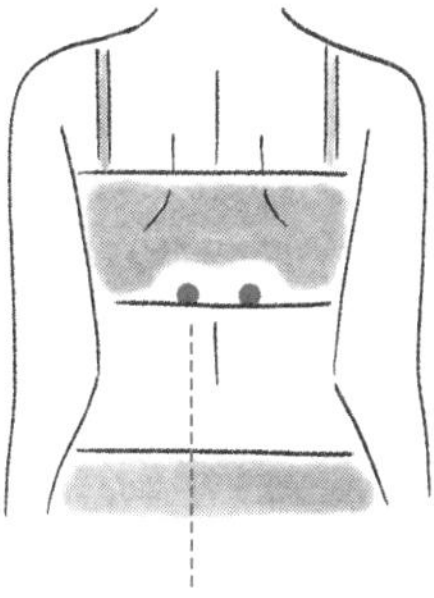

肝兪《かんゆ》

肩甲骨の下角から肋骨2本分下の高さで、体の中心から親指の幅1本半分程度外側の左右。押しにくいのでドライヤーやカイロで温める。

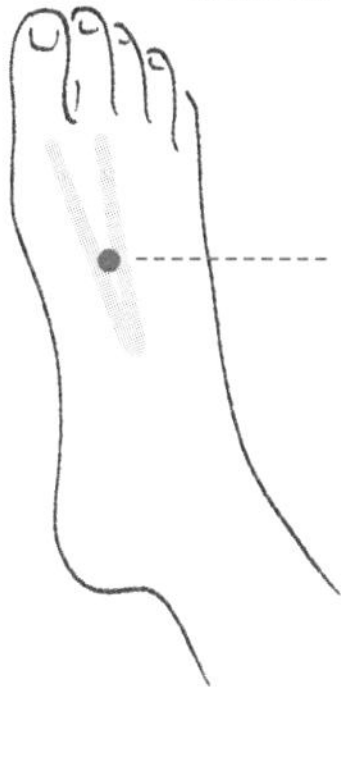

太衝《だいしょう》

足の甲にあり、第1趾と第2趾の骨が交わる少し前。ややくぼんだところ。指の腹で軽く押したりさすったりする。

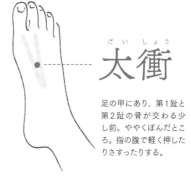

春のイライラは頭皮マッサージで落ち着きます

春を迎えると体のエネルギーが高まり、体内には余分な熱が増えます。さらに、感情をつかさどる肝《かん》の働きが鈍ることも重なると、ちょっとしたことでイライラしたり、カッとなってしまうのです。

そんなときは、頭のマッサージが効果的です。というのも、熱は上昇しやすい性質

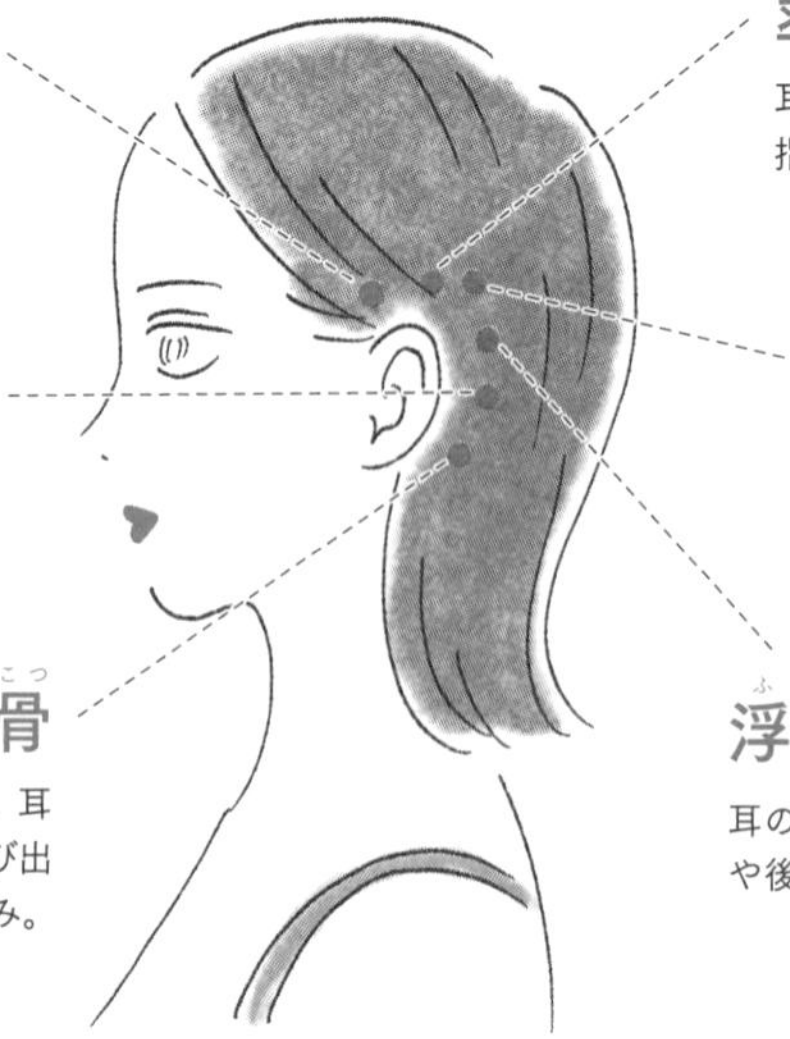

曲鬢《きょくびん》
耳の上部先端よりやや前。押すとわずかにくぼむ。

率谷《そっこく》
耳の上部先端より親指幅1本半程度上。

天衝《てんしょう》
率谷と同じ高さで、小指幅1本分程度後方。

頭竅陰《あたまきょういん》
浮白のやや下。出っ張った骨の下のくぼみ。

浮白《ふはく》
耳の上部先端からやや後方。

完骨《かんこつ》
頭竅陰のやや下。耳たぶ後方。少し飛び出した骨の下のくぼみ。

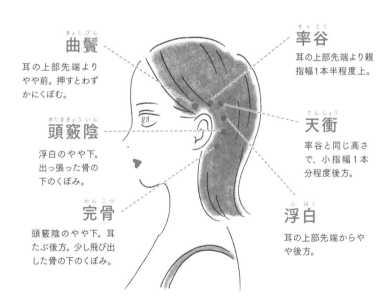

があるため、頭部にたまりやすいから。ツボを押しながらもみほぐすことで、頭部で行き詰まった熱を発散させましょう。

　このとき指を添えたいのは、側頭部に連なる「曲鬢」「率谷」「天衝」「浮白」「頭竅陰」「完骨」。これらは胆《たん》の経絡上（P210）のツボで、五行色体表《ごぎょうしきたいひょう》（P25）からもわかるように肝と胆は関係が深い臓腑。胆のツボを刺激することで、肝の働きを助けます。

プラスの養生

髪も服装もゆったりしましょう

肝は束縛されるのが苦手。そんな肝のご機嫌を損ねないためには、髪は結わずにおろし、服もゆったりとしたシルエットのものを選びましょう。締めつけがなくなると、自然と気持ちもゆるんできます。

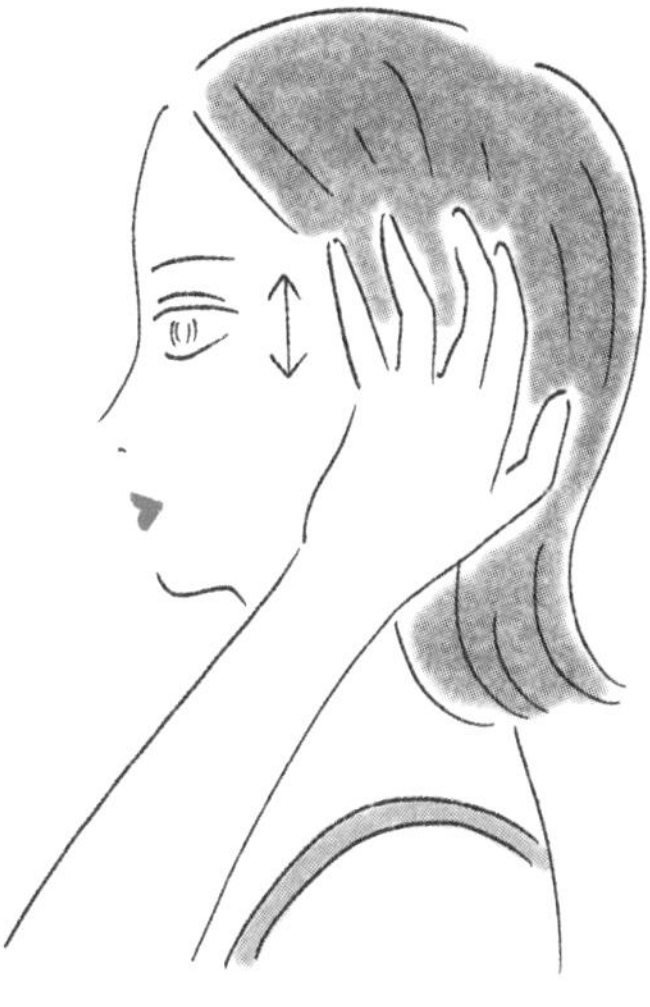

曲鬢《きょくびん》〜完骨《かんこつ》を押す

方法　指の腹を側頭部に当て、指を軽く上下に動かす。ツボを的確に押すのは難しいので、指の位置はおおよそでOK。

ほてったり、ソワソワしたら、手首と胸のツボに頼りましょう

顔がほてったり、特に理由もないのに、ソワソワして落ち着かない…。余分な熱が体に生じやすい春にはよく起こる不調です。

手首にある「神門」「通里」は不安定な精神を安定させるツボ。気持ちが高ぶっていると力強く押してしまいがちですが、やさしく押すことを心がけましょう。胸の近く

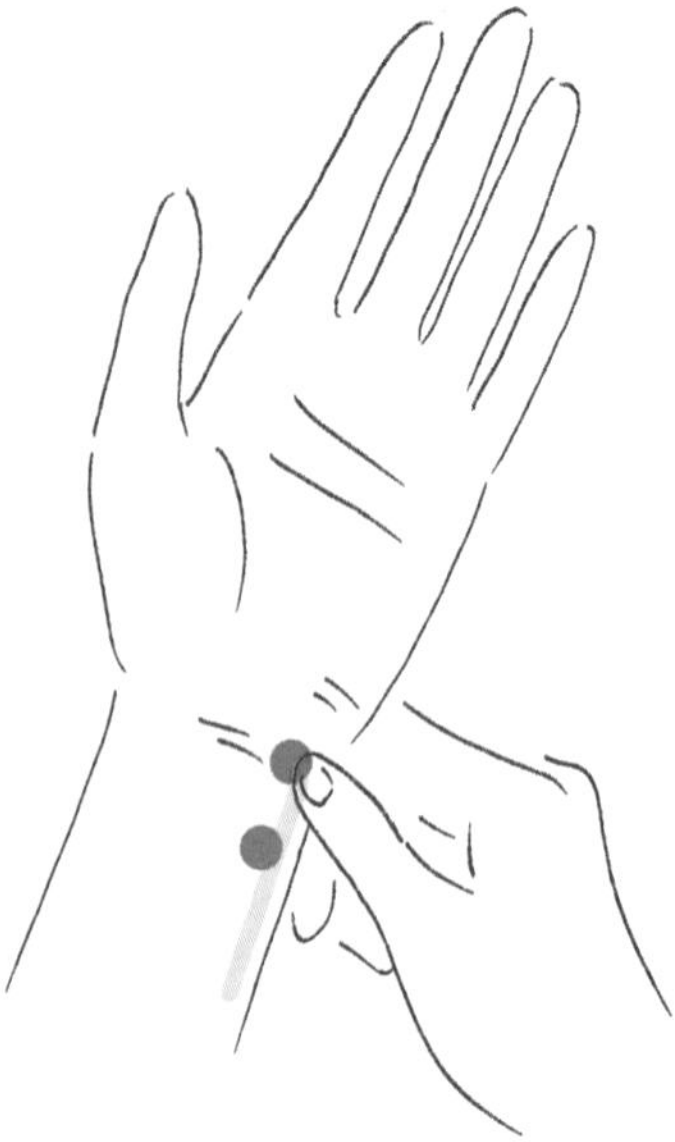

◀ 神門《しんもん》 通里《つうり》 を押す

位置 **神門**／手のひら側の手首のシワの上。小指側の腱の内側（親指寄り）のくぼみ。
通里／神門より親指幅1本分程度ひじ寄り。

方法 親指の腹で、軽く押したり、人差し指と中指の腹などでさするのもおすすめ。力を入れ過ぎないように注意。

にある「神蔵」「歩廊」もまた、メンタルケアに効きます。胸の内で渦巻く、モヤッとした気持ちを外に出すイメージでぐーっと胸を開き、ツボを伸ばしましょう。

縮こまっていた胸元がゆるむと、肩の力もすっと抜けていきます。新鮮な空気をたくさん吸えるようになるので、気《き》の巡りもスムーズに。すると自然と熱が冷め、感情も安定していきます。

プラスの養生

いちごは余分な熱を冷まします

春が旬のいちごは、余分な熱を冷まし、体をうるおしてくれます。ほてりを感じた春の日のデザートは、いちごがおすすめ。ただし食べ過ぎると体を冷やし過ぎてしまうので1回に食べるのは2～3粒を目安にしましょう。

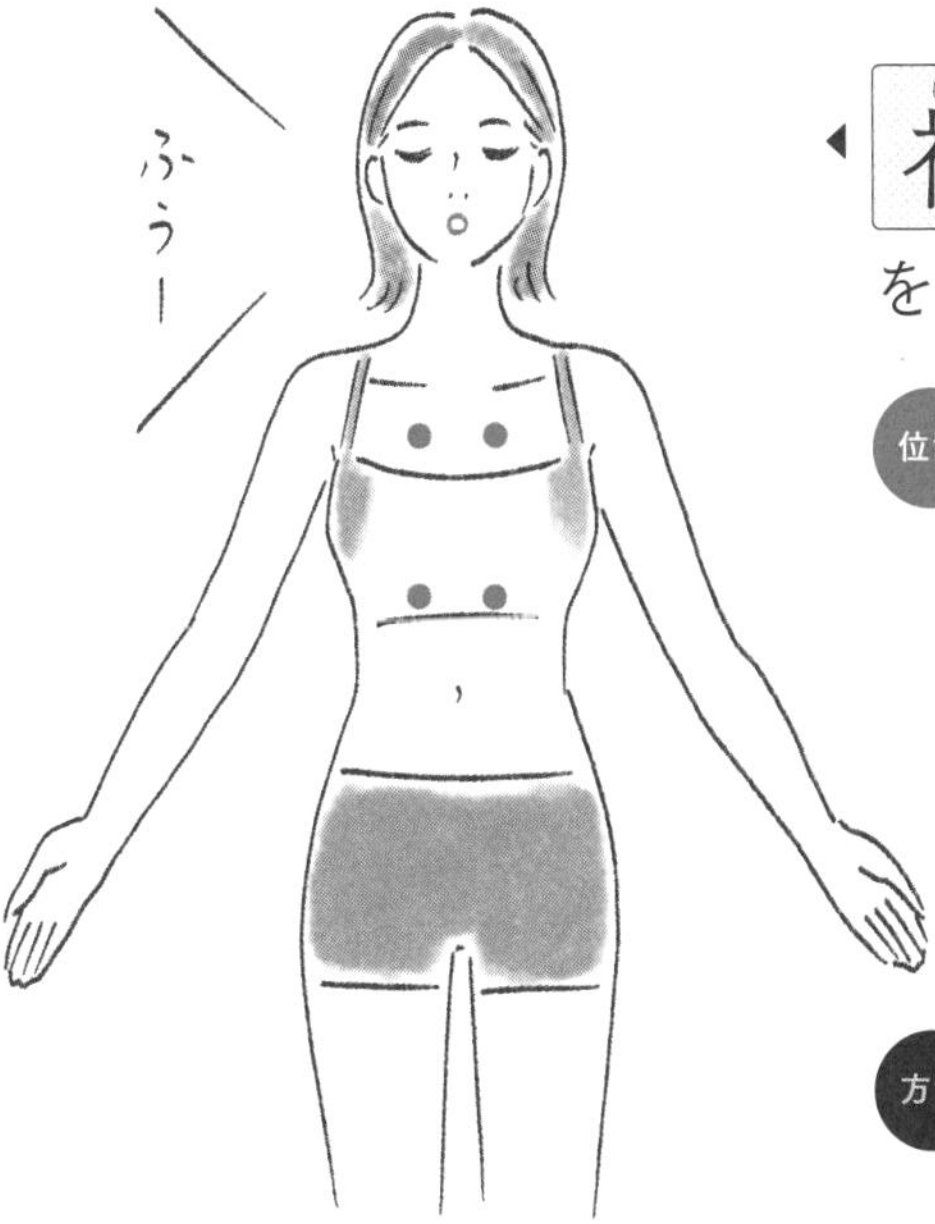

神蔵《しんぞう》 歩廊《ほろう》 を伸ばす

位置

神蔵／鎖骨と乳首の中間程度の高さで、体の中心より指幅3本分程度外側の左右。
歩廊／神蔵から下へ移動し、第5肋骨（P214参照）と交わるところのすぐ下。※アンダーバストより指3本分程度下が目安。

方法

胸を大きく広げ、ツボがあるところを伸ばす。深呼吸で、気持ちをゆるめて行う。

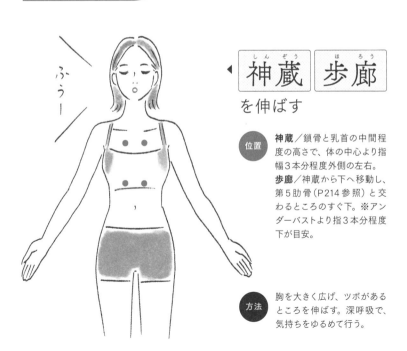

気持ちが高ぶって眠れない夜はかかととお腹に手を当てる

春の不眠の原因で多いのは、頭に上った熱です。春を迎え陽気が高まると、妙に浮足立ったり、落ち着かない。そんな高ぶった感情から生まれた余分な熱が頭にたまり、脳を覚醒させっぱなしにしてしまうの

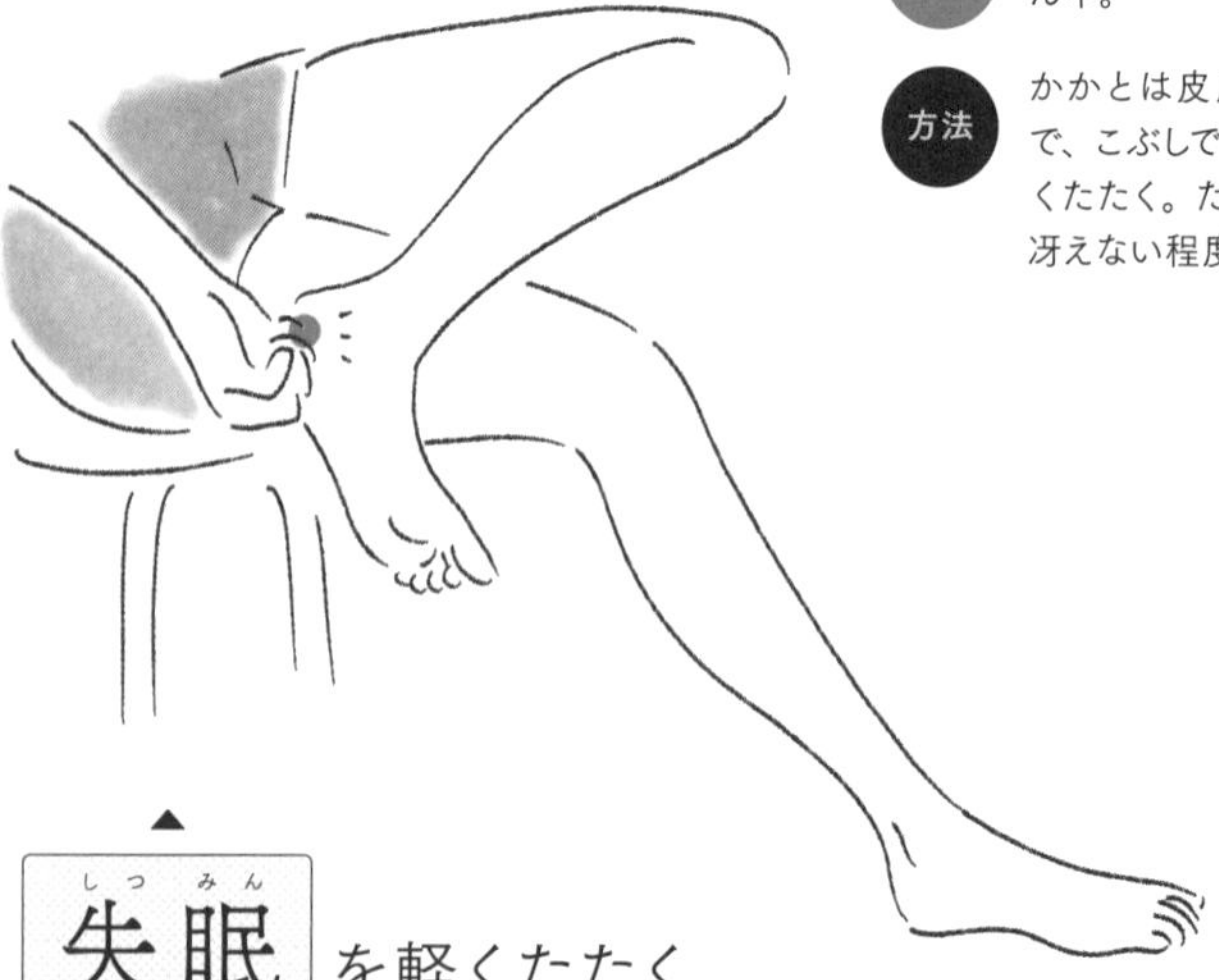

位置 足の裏で、かかとの真ん中。

方法 かかとは皮膚が厚いので、こぶしでトントンと軽くたたく。ただし、目が冴えない程度の強さで。

▲
失眠《しつみん》を軽くたたく

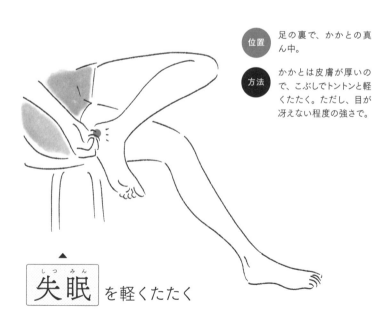

です。そんなときは、頭から熱を下ろすことが先決。かかとの「失眠」を軽く刺激することで足元に熱を引き寄せ、頭をクールダウンさせましょう。「関元」は、気《き》のバランスを調整する働きがあります。寝ながらツボに手を置き深呼吸すると、全身の気の流れがととのい自然と眠りモードへ。ちなみにP77で刺激した耳裏の「安眠」は、ここでは不向き。〝頭より下〟の刺激が大事です。

プラスの養生

爽やかな香りで気持ちを鎮めましょう

爽やかな香りをかぐと、胸がすっと軽くなりますよね。それは気が巡った証拠。ハーブなどの鼻に抜けるような香りは気を巡らせる作用があるので、気が高ぶっているときは、爽やかな香りをかぐのがおすすめです。

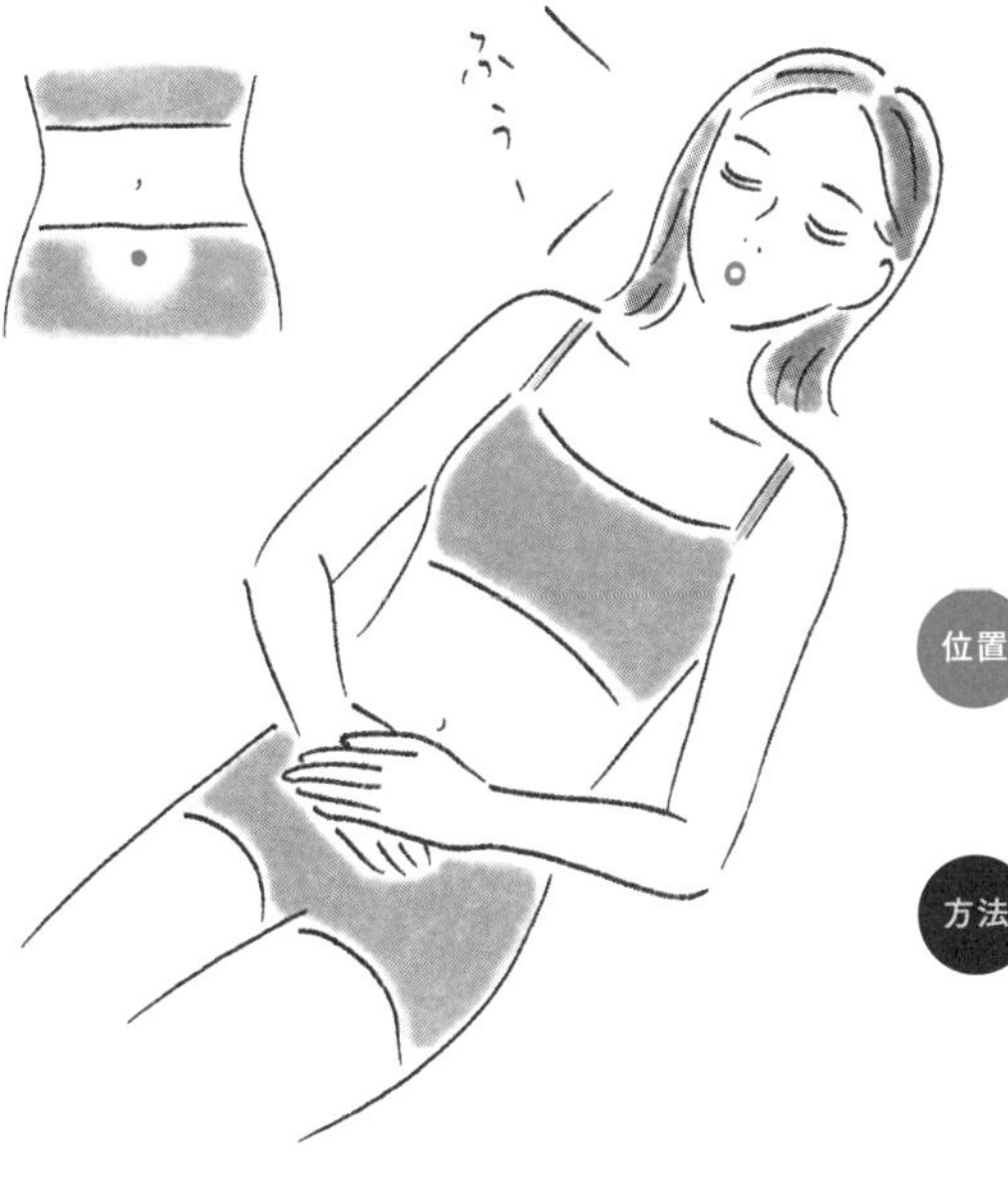

関元《かんげん》を温める

位置 おへそより指幅4本分程度下がったところ。関元は、丹田《たんでん》とも呼ばれる。

方法 あお向けになり、ツボに両手のひらを重ねてじんわり温める。ツボを背中側にぐーんと沈めるような意識で、深呼吸する。

春は誰でもため息。脚をさすれば気持ちがラクに

肝《かん》の働きが疲れて滞る春は、気《き》の巡りが悪くなりがちです。すると、停滞した気が、ふくらんでいく風船のように胸やお腹を内側から圧迫し、不快な張りをもたらすことがあります。特に、肋骨の下を手で押したときに、痛かったり、うっと詰まるような苦しさがあったら気が滞っているサイ

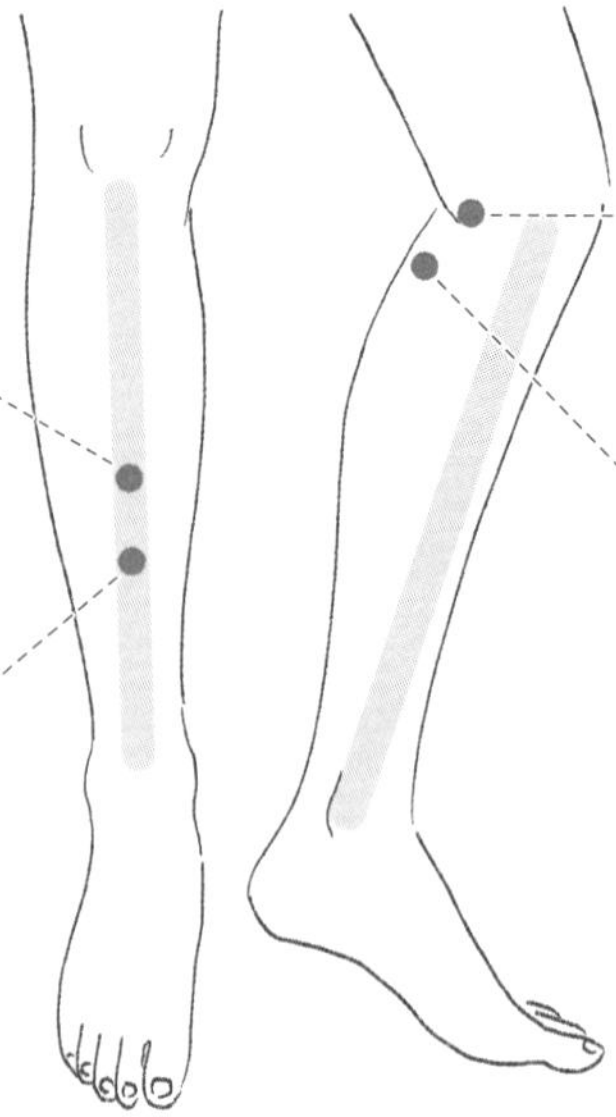

曲泉《きょくせん》
脚の内側で、ひざの曲げジワ先端。押すとくぼむ。
中都《ちゅうと》
蠡溝から指幅3本分程度上がる。
膝関《しつかん》
曲泉から指幅3本分程度下で、なおかつ親指幅1本分程度後方。
蠡溝《れいこう》
内くるぶしから指幅7本分（人差し指〜小指の4本＋人差し指〜薬指の3本）程度上がる。すねの骨の上。

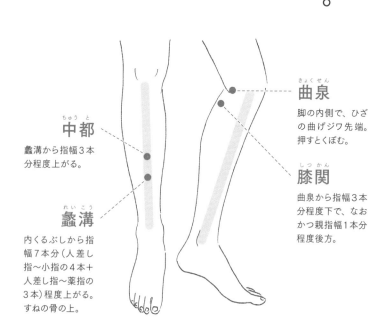

ンです。
ため息は、そんな停滞した気を体が少しでも外に出そうとするために起こるもの。同じ理由でゲップや、おならも多くなりがちです。これらが起こったら、脚をさすってみましょう。脚には、気の巡りを調整する肝のツボが連なります。「蠡溝」「曲泉」「中都」「膝関」を刺激すると、体も気持ちもすっきりしてきます。

プラスの養生

炭酸飲料は気の巡りを助けてくれます

「炭酸飲料が無性に飲みたい」ということはありませんか？　それも、気の滞りのサイン。体はゲップを誘ってたまった気を発散させようとしているのです。欲したときはぜひ飲んで、気の巡りを助けましょう。

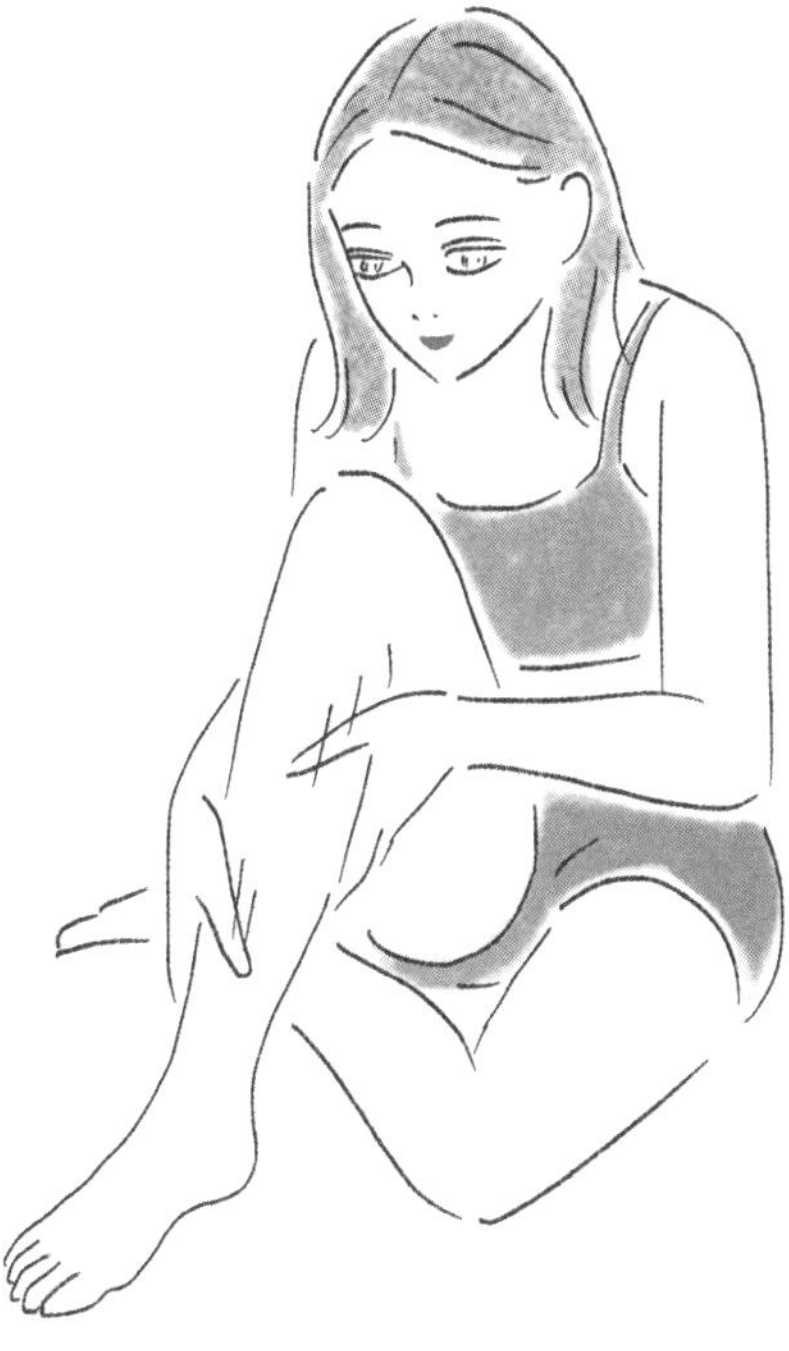

曲泉《きょくせん》〜蠡溝《れいこう》をさする

方法　すねの骨の内側全体をさすれば、これらのツボ（右イラスト参照）もおのずと刺激できる。クリームやオイルをつけると、さすりやすい。

手を軽くもんでみてください。こころのざわつき、すっと収まります

「わーっ」と叫びたくなったかと思えば、突然ひどく落ち込んでしまう。そんなふうに、感情のコントロールができなくなってしまうことがあります。だからといって、そんな自分を責めないでください。だっ

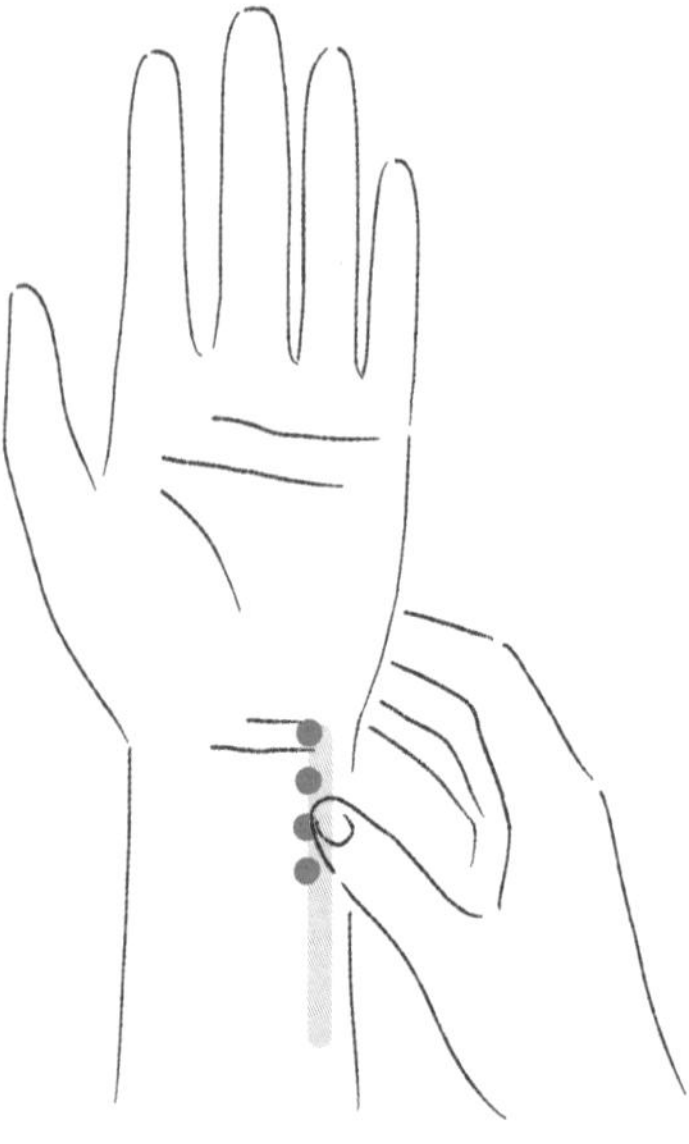

神門《しんもん》 陰郄《いんげき》 通里《つうり》 霊道《れいどう》をもむ

位置 **神門**／手のひら側の手首のシワの上。小指側の腱の内側（親指寄り）のくぼみ。**陰郄**／神門より小指幅1本分程度ひじ寄り。**通里**／陰郄より小指幅1本分程度ひじ寄り。**霊道**／通里より小指幅1本分程度ひじ寄り。

方法 親指の腹でツボが連なるところを軽くもむ。人差し指と中指の腹でさすってもいい。

て、それはすべて「春のせい」ですから。肝《かん》には感情をつかさどる役目がありますが、春の陽気はその働きを疲れさせてしまいます。そのため、情緒不安定になるのです。手首には「神門」を筆頭に、精神安定に働くツボがずらり。手のひらの「労宮」もまた、こころに効くツボ。春を過ぎれば感情は落ち着きます。これらのツボを押して乗り切りましょう。

プラスの養生

春野菜の苦みや香りが心身を助ける

ふきのとうや菜の花、うどなど独特の苦みをもつ春の野菜や山菜には、体の余分な熱を取り、さらにこころを安定させる効果も。「春の皿には苦みを盛れ」という養生の言葉もあります。旬の苦みを味わい体とこころをととのえましょう。

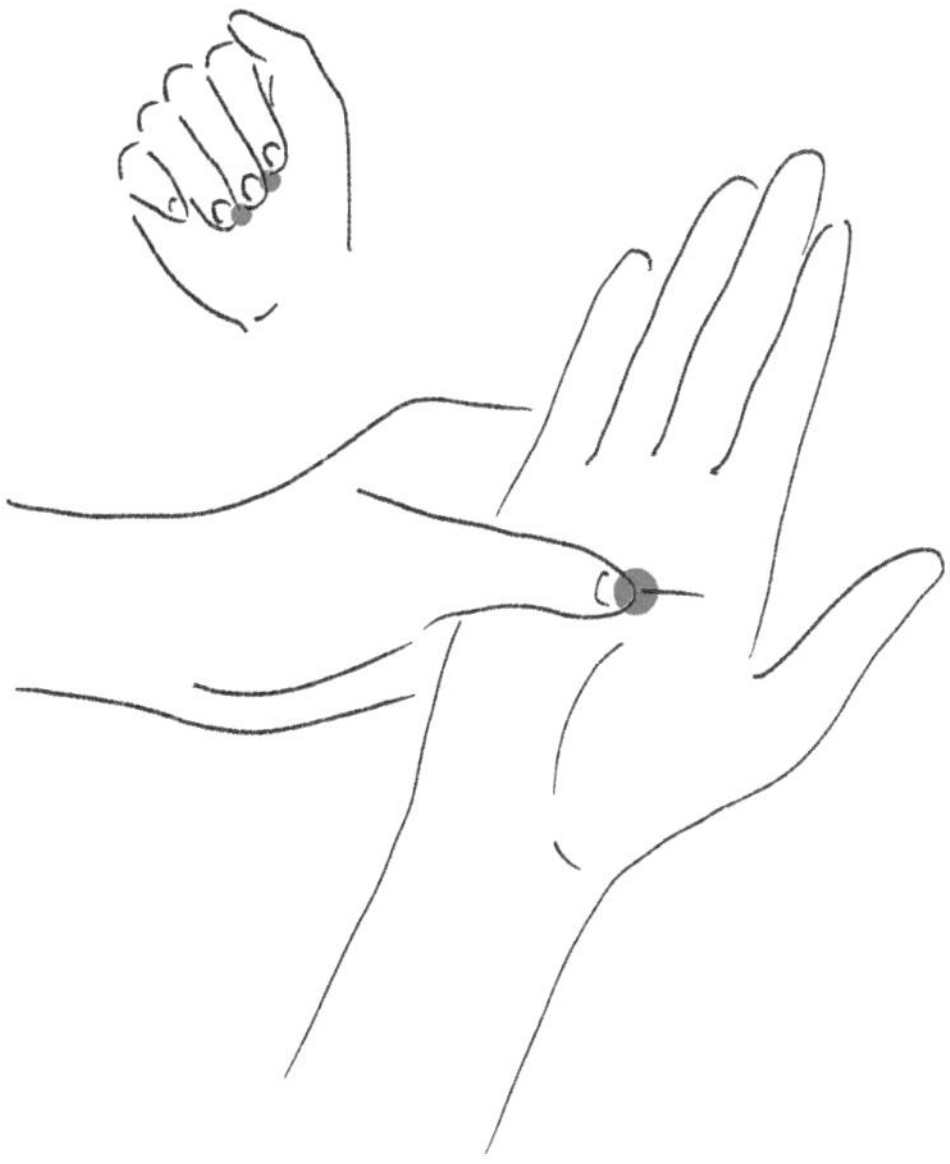

労宮《ろうきゅう》を押す

位置 こぶしを握ったとき、人差し指の先端と中指の先端が当たったところの間。中指と薬指の間という説もある。気持ちいいほうを選ぶ。

方法 親指の腹で押す。「数秒ぐーっと押してパッと離す」を繰り返すのもおすすめ。次第に呼吸も深くなり精神が落ち着く。

上り過ぎた熱が春の頭痛を招きます。手元のツボで気《き》を巡らせる

春の頭痛に効くのは気の巡りに働くツボ。なぜなら、このケースの頭痛は停滞した気が熱を帯びて痛みが生じているからです。その発端となるのがストレスですが、激しい気温の変化も体にとっては大きな

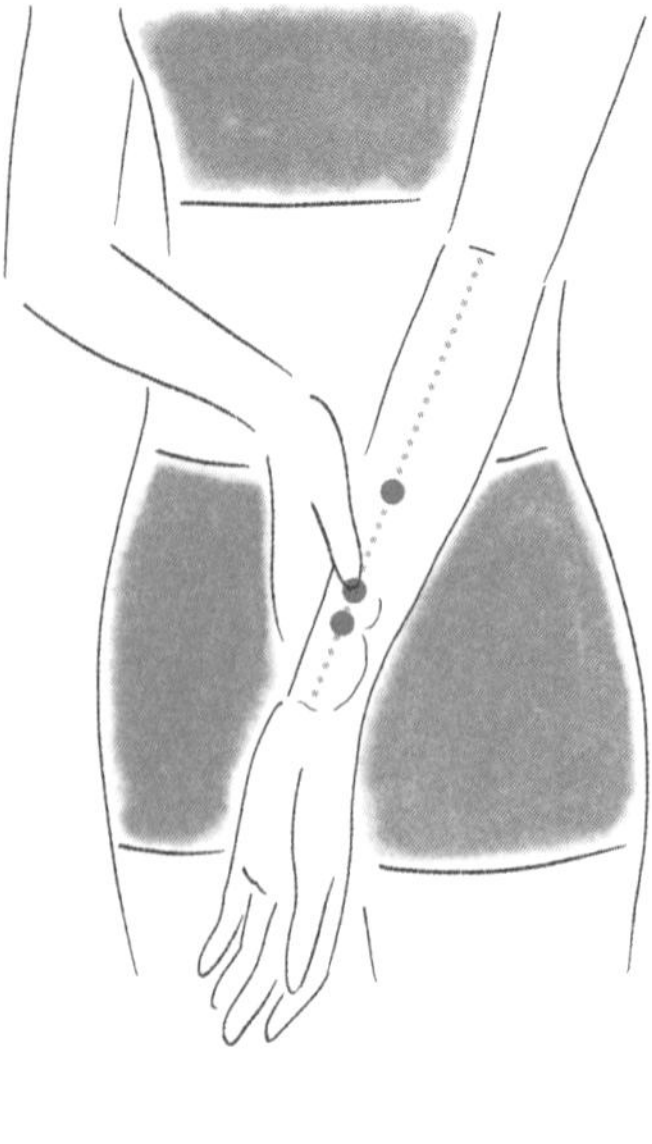

◀ 郄門《げきもん》 間使《かんし》 内関《ないかん》を押す

位置
郄門／手首内側の曲げジワの中央と、ひじの曲げジワの中央を結んだラインの中間から親指幅1本分程度手首寄り。**間使**／手首内側の曲げジワの中央から指幅4本分程度ひじ寄り。**内関**／間使より指幅1本分程度手首寄り。

方法
3つのツボとも腱と腱の間にある。手首からひじに向かって、腱の間を小刻みに押し進めると自然とツボを刺激できる。

ストレス。特に春から夏に向かう時季に急激に暑くなると、その変化についていけない体はストレスを覚えます。すると肝《かん》が弱り、気の巡りが悪くなるのです。さらに、滞った気は熱を帯び上昇。頭にこもり痛みを引き起こします。「郄門」「間使」「内関」「合谷」は、気の巡りを調整し精神も安定させるツボ。また、内関や合谷には鎮痛効果も。押すことを習慣にすれば予防にもなります。

プラスの養生

ミントガムで余分な熱をクールダウン

ミントガムは気の巡りをよくし、体の余分な熱を取ってくれます。頭痛が起こりがちな人は、ぜひ携帯を。また、熱がこもると口が渇きがちですが、ガムは唾液の分泌を促すので口のうるおいケアにも効果的です。

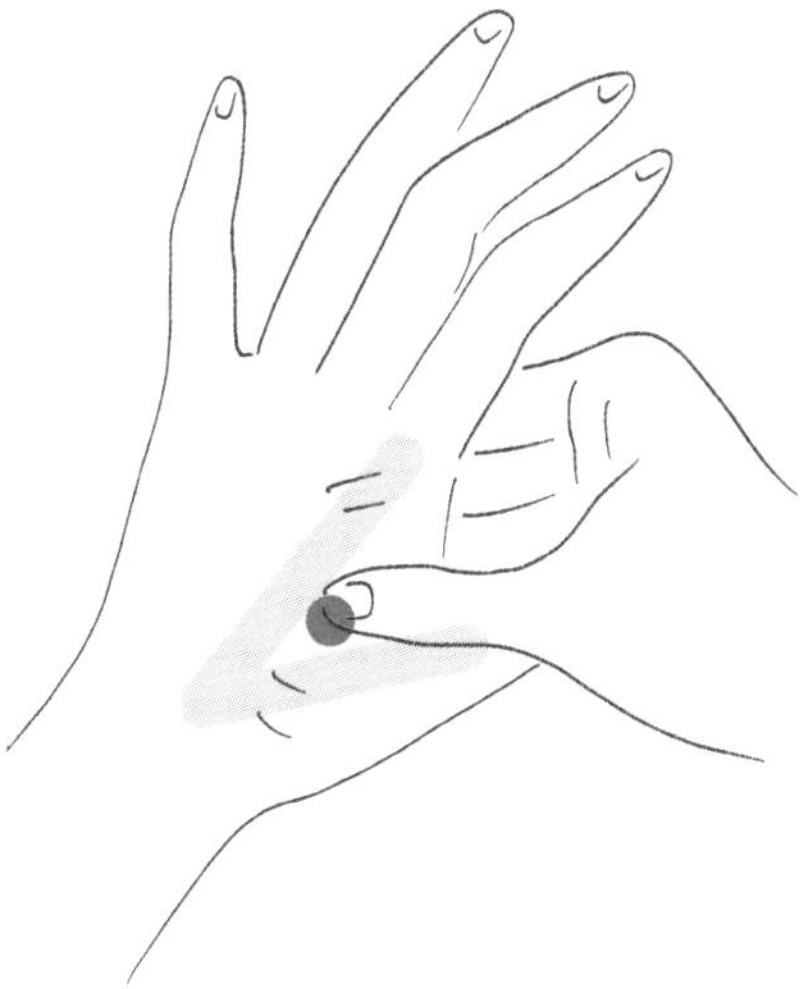

合谷《ごうこく》を押す

位置 親指と人差し指の骨が交わる少し手前のくぼみで、人差し指側の骨のキワ。押すとひびく。

方法 人差し指の骨のキワに親指を軽くもぐりこませるイメージで押す。軽く親指をゆすって、痛気持ちいい程度にもみほぐすのもおすすめ。

イライラが続けば目も充血。頭をほぐせば目もすっきり

目の充血も肝《かん》のオーバーワークが引き起こす春の不調のひとつです。肝が弱ると気《き》が停滞し、その気に圧迫されるように体のあちこちで張りや詰まり、ほてりが起こってしまいます。それが、目元で生じると充

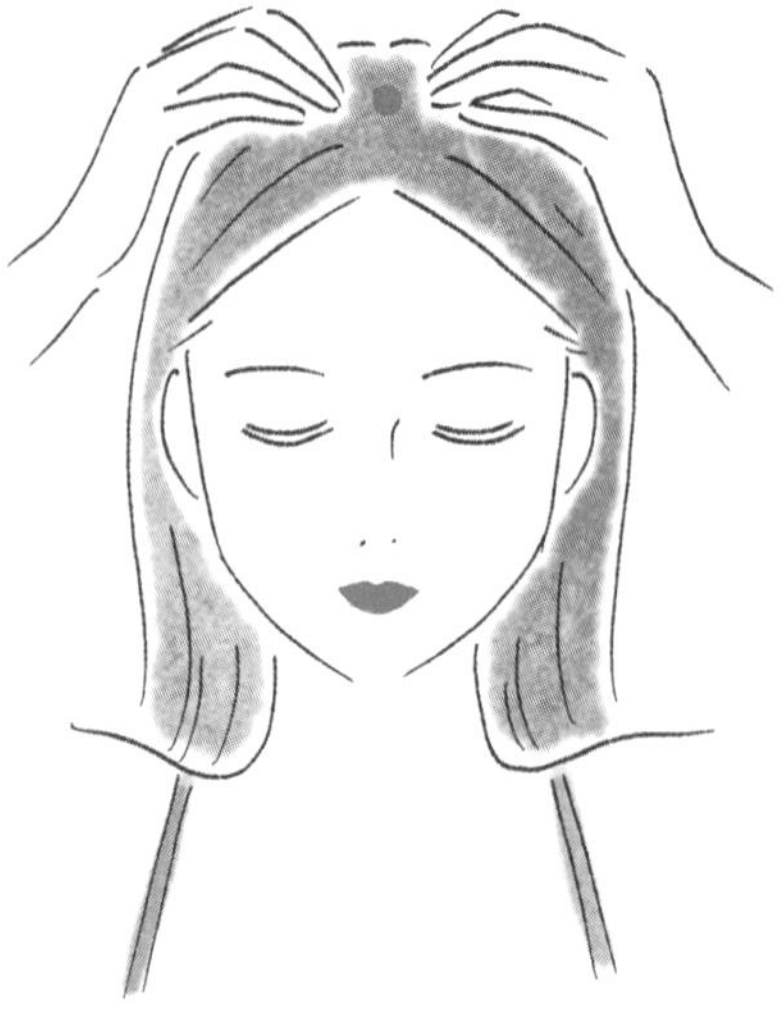

百会《ひゃくえ》を押す

位置 頭のてっぺん。両耳をつないだラインと体の真ん中が交わるところ。押すとずーんとひびく。

方法 指先で痛気持ちいい程度に押す。押したまま少し指を軽くゆすったり、トントンと軽くたたくのもおすすめ。

血となって現れるのです。目の疲れからの充血ならば目の周りのツボでケアしますが、ここで刺激するのは頭頂部の「百会」。体の余分な熱を取り去り、気の通りもよくする万能ツボです。後頭部の「風池」は、目元へも続く胆《たん》の経絡《けいらく》上（P210）にあります。目のトラブルに働くことはもちろん、肝と関係の深い胆のツボなので、肝の働きを助ける効果にもすぐれます。

プラスの養生

余分な熱を取る菊花茶《きっかちゃ》でティータイムを

菊花茶は中国では古くから目にいいお茶として親しまれています。余分な熱も鎮めるので、このケースの目の充血ケアにはうってつけ。目の酷使は血《けつ》を消耗するので、血を補うクコの実を数粒加えるとなおよし。

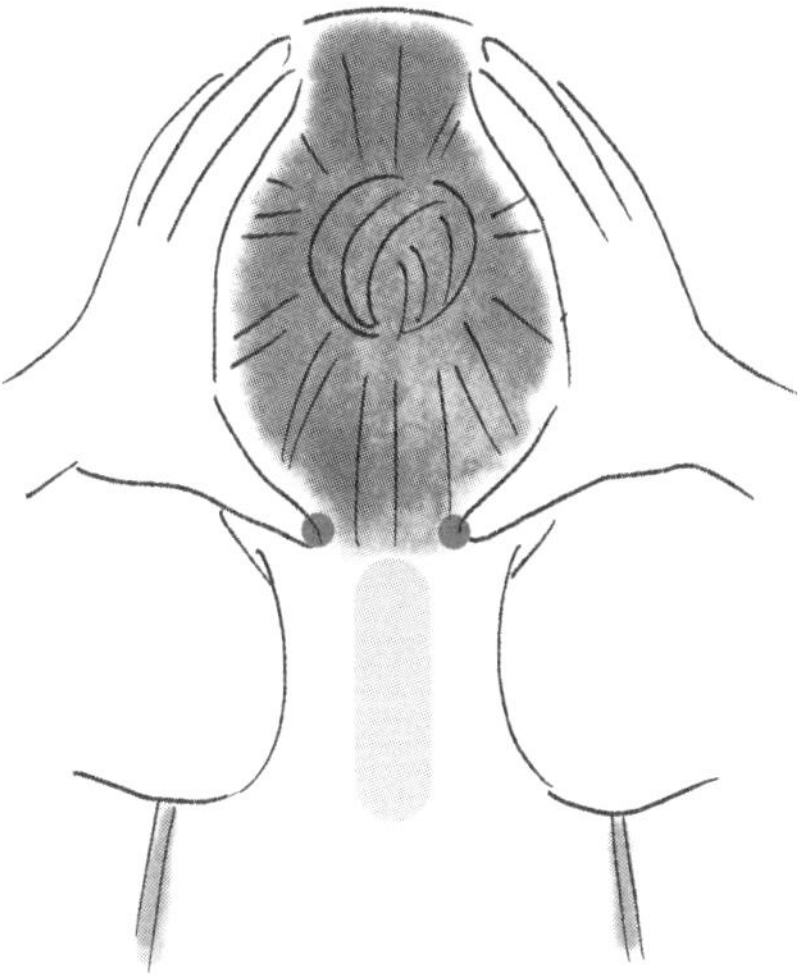

◀風池《ふうち》を押す

位置 耳のうしろの出っ張った骨と髪の生え際を結んだ中間あたり。少しへこんだところ。

方法 両手を頭に添え、4本の指で頭を支えながら、親指でツボをぐーっと押す。少し首を後ろに反らすと刺激しやすい。

耳鳴りがしたら耳へと続く道の気《き》の流れをよくしましょう

春の耳鳴りはキーンという高音が特徴です。気は上昇する性質があるため、巡りが悪いと顔周りに停滞しやすくなります。その影響で耳周辺の経絡《けいらく》も詰まって、耳鳴りが起こるのです。耳の穴の手前に並ぶ「耳

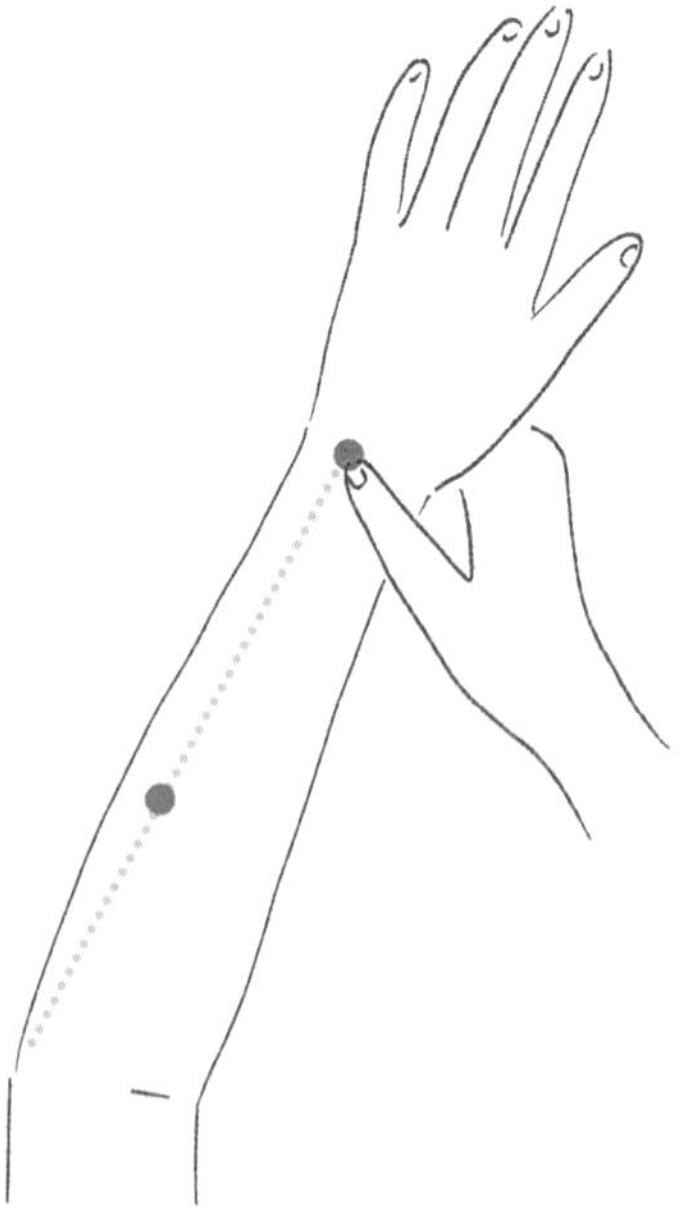

陽池《ようち》 四瀆《しとく》を押す

位置　**陽池**／手の甲側。手首中央よりやや小指側の少しくぼんだところ。**四瀆**／陽池とひじ頭を結んだライン上で、ひじ頭から指幅７本分（人差し指～小指の４本＋人差し指～薬指の３本）程度手首寄り。

方法　親指の腹で押す。陽池から四瀆にかけて腕全体をもめば、この一帯にある似た効果のツボがまとめて刺激できる。

門」「聴宮」「聴会」は耳のトラブルによく効くツボ。耳の通りをよくして、聴こえを助けます。「翳風」も併せて押しましょう。
　腕のツボは一見、耳とは無縁に思えますが、ここが詰まると耳周りの気が円滑に流れません。というのも、「陽池」「四瀆」がのる経絡は耳門につながっているから（P210）。患部以外の詰まりも解くことで、経絡全体の気の流れをよくできるのです。

プラスの養生

耳の健康に効く中国に伝わる「鳴天鼓《めいてんこ》」

次の手順でお試しを。①手のひらで耳穴をふさぎつつ、指先は後頭部に添える。②中指の上に人差し指をのせ、のせた人差し指を中指にこすりながら元の位置へ近づけポンと弾いて後頭部をたたく。①②を30回繰り返す。

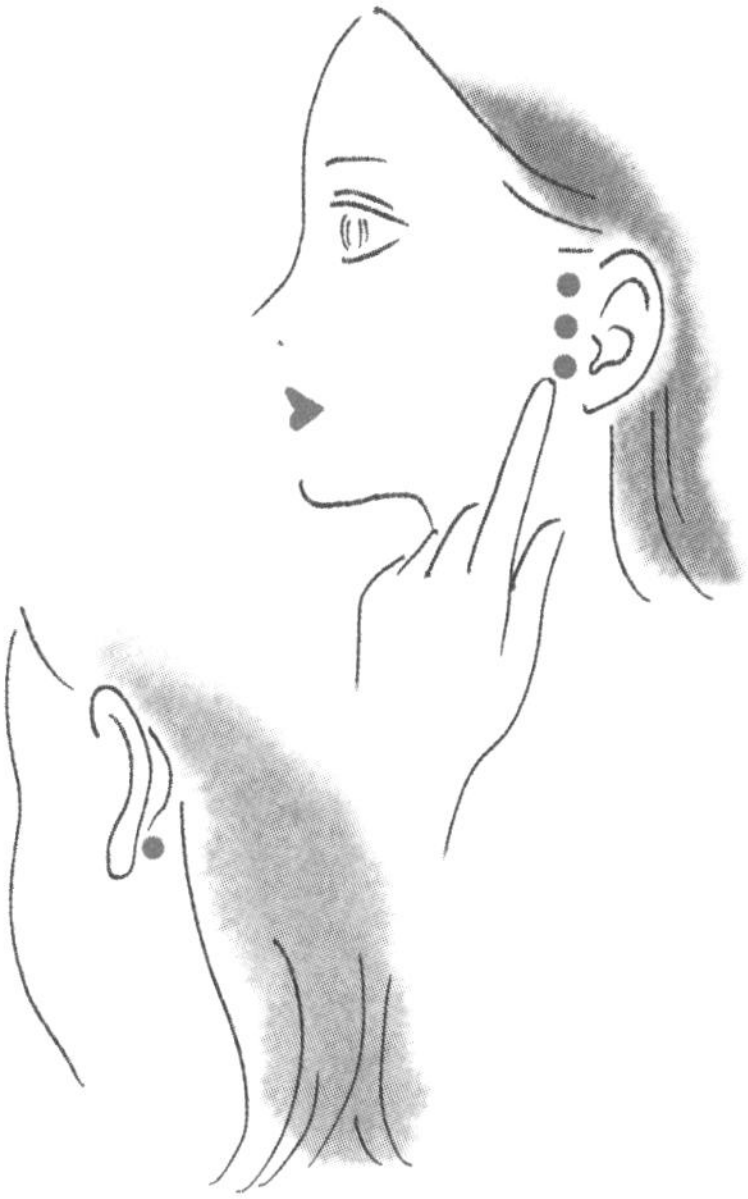

耳門《じもん》 聴宮《ちょうきゅう》 聴会《ちょうえ》 翳風《えいふう》 を押す

位置 **耳門**／聴宮の少し上。**聴宮**／耳穴手前の突起の前。口を大きくあけるとくぼむ。**聴会**／聴宮の少し下。**翳風**／耳の付け根にあるくぼみ。耳たぶで隠れているところ。

方法 人差し指の腹で軽く押す。各ツボを長押ししたり、軽くさするのも◎。

爪の割れは血《けつ》が足りないサイン。血の巡りを促すツボが助けに

肝《かん》には血を蓄える役割があります。その肝が弱ると血が不足し、全身に行き渡らなくなってしまいます。すると、各所に不調が起こりますが、特に影響が出やすいのが爪。春になると、爪がもろくなり割れて

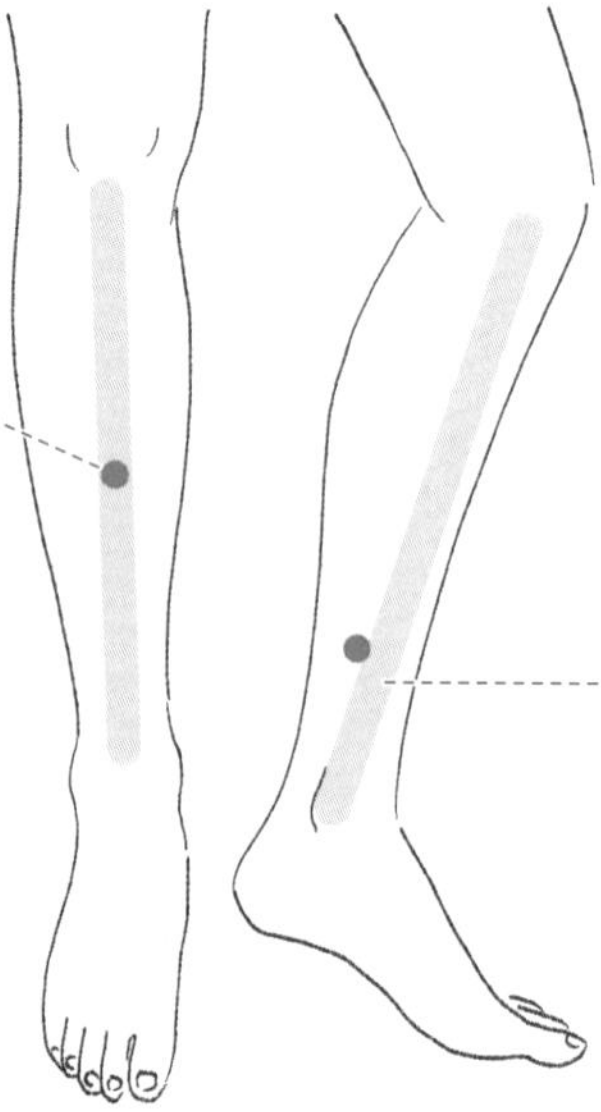

中都《ちゅうと》
内くるぶしの骨の上から指幅9本分（人差し指～小指の4本×2＋親指1本）程度上がったところ。
三陰交《さんいんこう》
内くるぶしの上から指幅4本分程度上がったところ。

しまう人は少なくありません。中医学には「肝の華は爪にあり」という言葉があるのですが、これは「肝が良好なら、爪も艶があって美しい」という意味。良くも悪くも爪は肝の状態をわかりやすく映し出す部位なのです。そんな肝の弱りが招く、爪の割れに効くのは血の巡りを促すツボです。代表格はくるぶし上の「三陰交」。すねの「中都」もまた、血の巡りの改善に効果的です。

プラスの養生

爪の縦すじは腎《じん》の弱り。横すじは疲れ

爪に縦すじが入るのは老化現象ですが、腎が弱ると老化が進みやすいので、腎を補う食べもの（P198）を摂るなどしてサポートを心がけましょう。また、貧血や強い疲労によって血が足りなくなると横すじが入ってきます。

◀中都《ちゅうと》 三陰交《さんいんこう》をさする

方法 ツボがあるあたり（右イラスト参照）を指の腹や手のひら全体でさする。日頃のボディケア時にも、このツボを意識。

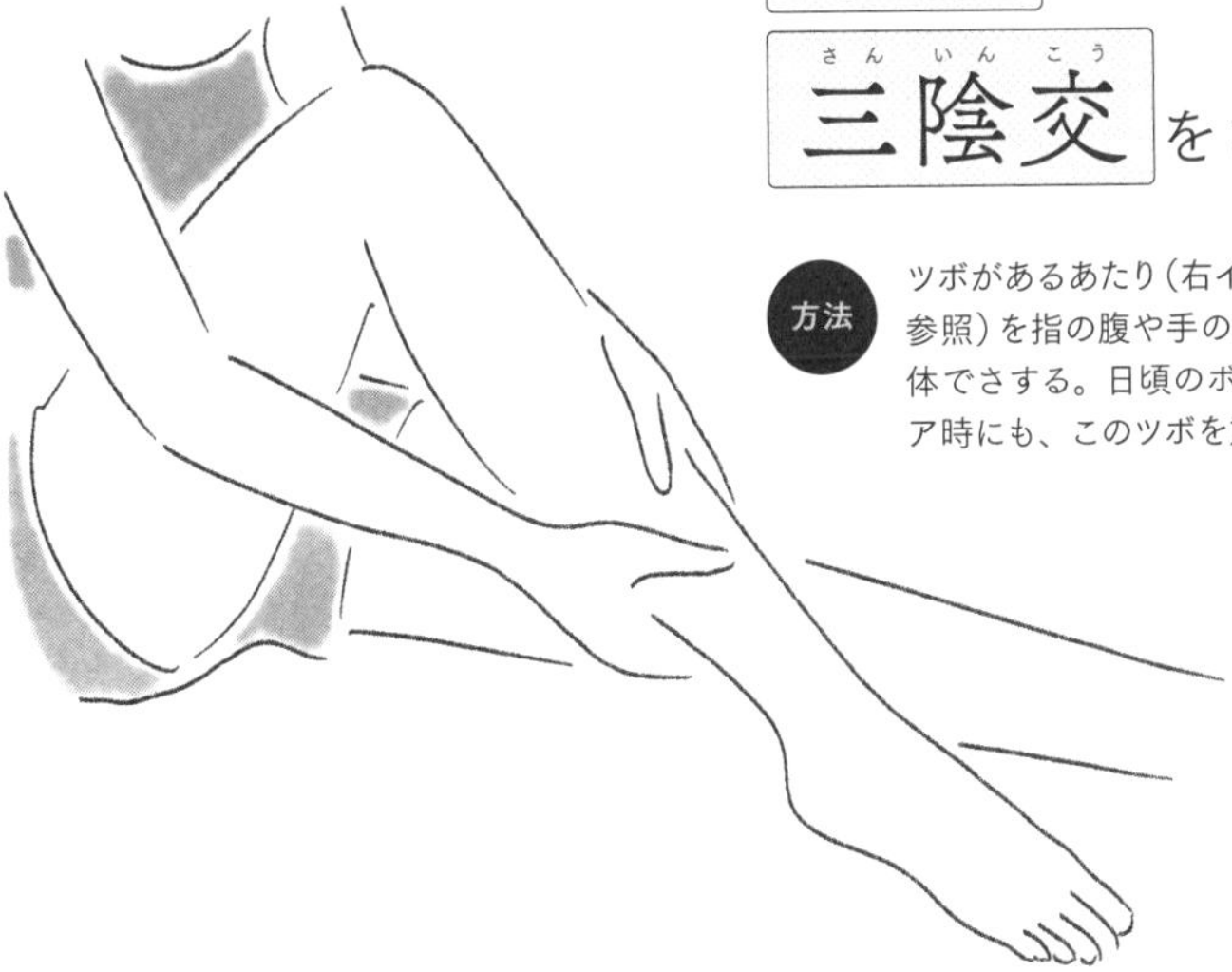

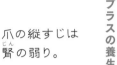

つらいこむら返りは脚の裏側のツボをもみほぐす

こむら返りとは、ふくらはぎの筋肉が過剰に収縮し痙攣《けいれん》を起こした状態のこと。就寝中に突然起こり、痛みで飛び起きた経験がある人も多いのではないでしょうか。このような筋肉トラブルの原因のひとつは、血《けつ》の不足。肝《かん》が弱り、血が足りなくなると筋肉に栄養が十分に届かなくなって不調

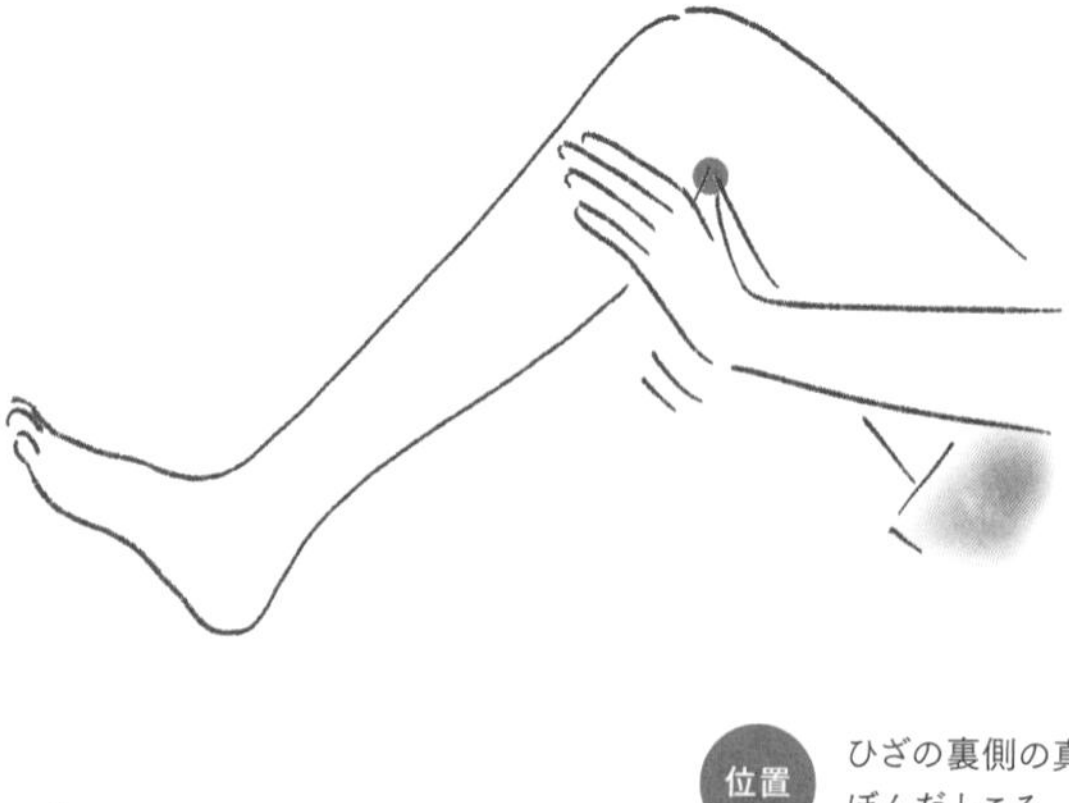

▲
委中《いちゅう》を押す

位置　ひざの裏側の真ん中。少しくぼんだところ。

方法　床に座りひざを曲げ、親指もしくは人差し指や中指などでぐーっと押し上げるイメージ。

が生じてしまいます。対策として必要なのは、P85の3つのツボで肝の働きを助けること。さらに、筋肉に直接アプローチするツボも覚えておきましょう。「承山」「承筋」は、患部のふくらはぎにあるツボ。縮んだ筋肉を伸ばし、動きをスムーズにします。同じ経絡《けいらく》上（P210）の「委中」もまた筋肉をほぐしますが、経絡の流れをよくするので、血の巡りの改善にも効果的です。

プラスの養生

肝の弱りはレバーで補いましょう

中医学では「以《い》臓《ぞう》補《ほ》臓《ぞう》」といって「似ている臓を食すことでその臓腑の働きを補う」という考えがあります。すなわち肝の弱りは、鶏や豚のレバー（肝臓）で補うといいということ。レバーは血を補い、体を温める作用もあります。

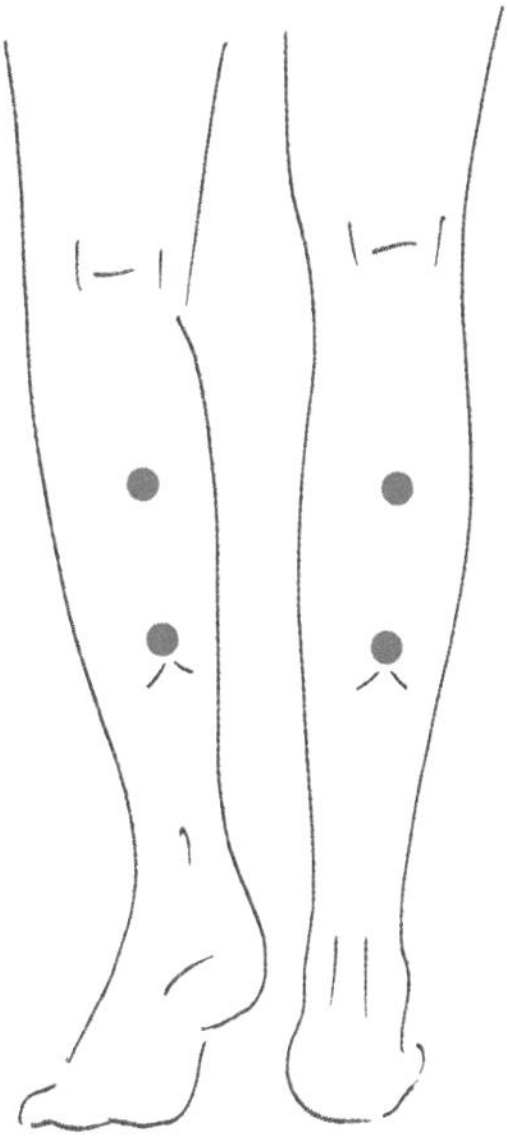

承筋《しょうきん》 承山《しょうざん》をもむ

位置 **承筋**／ふくらはぎのもっとも盛り上がったところ。
承山／ふくらはぎのいちばん下。ふくらみがもっとも低いところ。

方法 床に座りひざを曲げ、両手の親指をツボに添える。ほかの指はすねに当て、親指でふくらはぎを痛気持ちいい強さでもみほぐす。

花粉症は症状ごとにツボを使い分けると効果的

中医学では、花粉症は「衛気《えき》」の不足が原因と考えます。衛気とは目には見えないのですが、体表面を覆うバリアのようなもので、花粉をはじめとした外的刺激を防御する働きがあります。そんな衛気が不足すると花粉が体内に入り込んで、粘膜に付着。つらい症状を引き起こしてしまいま

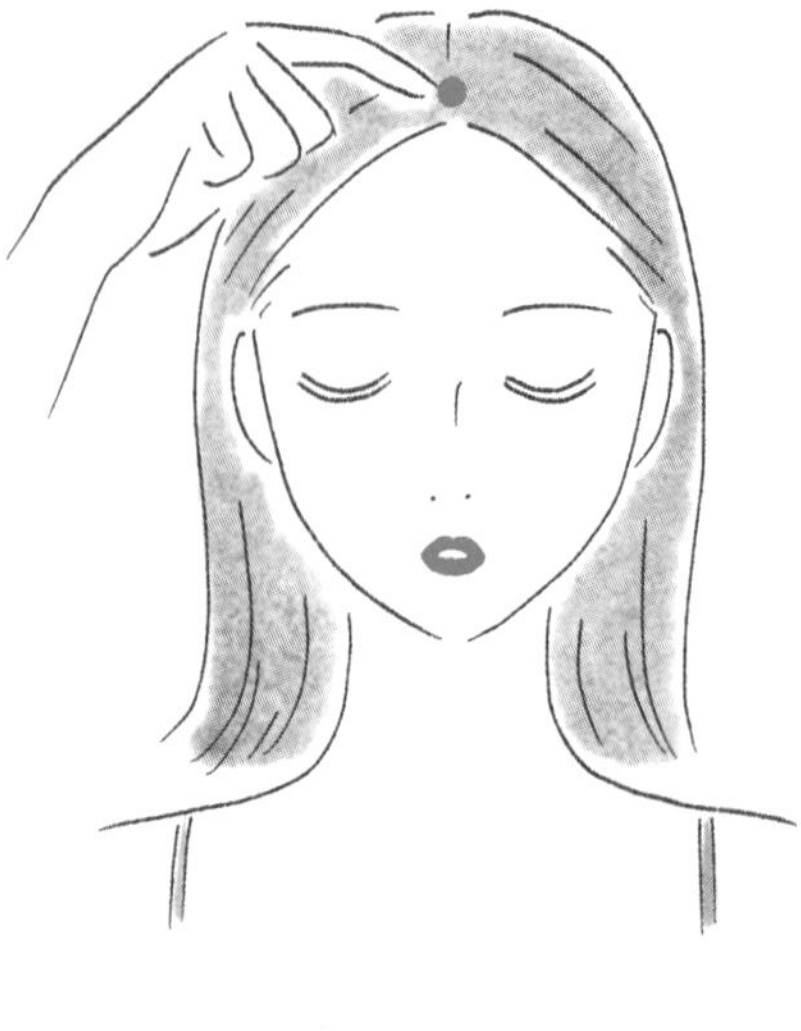

鼻炎、鼻づまりには

上星《じょうせい》を押す

位置 頭頂部と鼻を結んだライン上。髪の生え際から、親指幅1本分程度、頭頂部寄りに上がる。

方法 人差し指の腹でぐーっと押す。長押ししたり、指の腹で、トントンとたたいて刺激しても心地いい。

す。花粉症にならない、悪化させないためには衛気を守ることが必要ですが、そのためには良質な食事や睡眠などが何より大事。そのうえで、各症状を軽減するツボも覚えておくと助けになります。効くツボは、鼻、目、のどなどの患部から少し離れたところにもあります。次ページの「曲池」「尺沢」は、炎症を引き起こす熱を取る効果もあるので、合わせて刺激しましょう。

プラスの養生

ストレス発散が花粉症の悪化を防ぐ

ストレスは花粉症の大敵。花粉症自体もストレスになりますから、そこに日常のストレスが加われば免疫機能のバランスがますます崩れ症状が悪化してしまいます。春はストレスが多い季節ですが、うまく発散しましょう。

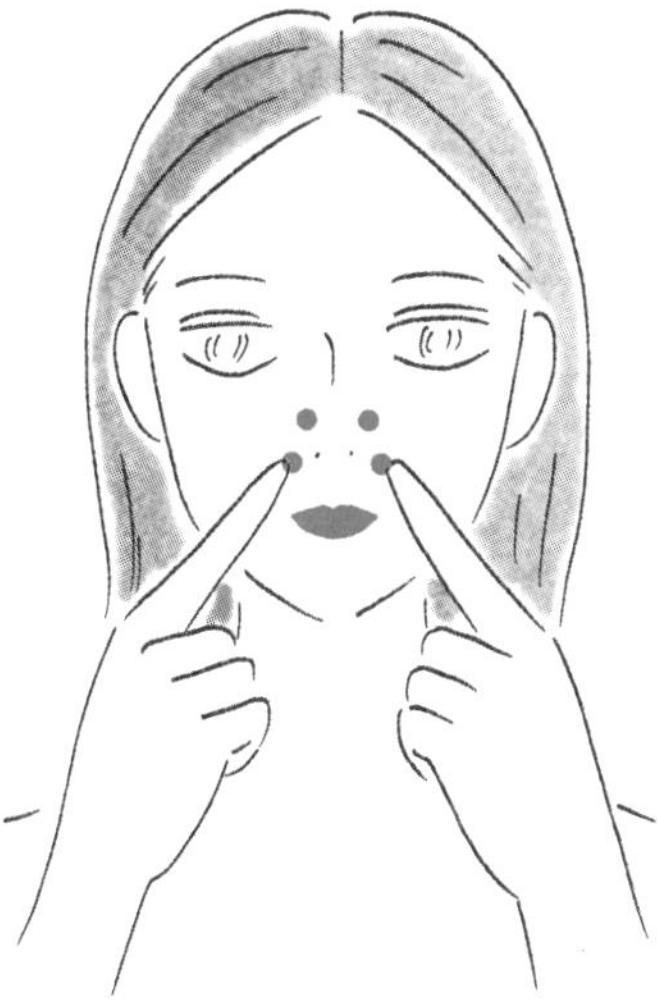

鼻炎、鼻づまりには

迎香《げいこう》 上迎香《じょうげいこう》を押す

位置 **迎香**／小鼻の両わき。ほうれい線の上。
上迎香／迎香から小指幅1本分程度上がったところ。

方法 どちらのツボも、指の腹で軽く押す。赤くなりやすいので、強く押さないように注意。

目のかゆみには

曲池《きょくち》を押す

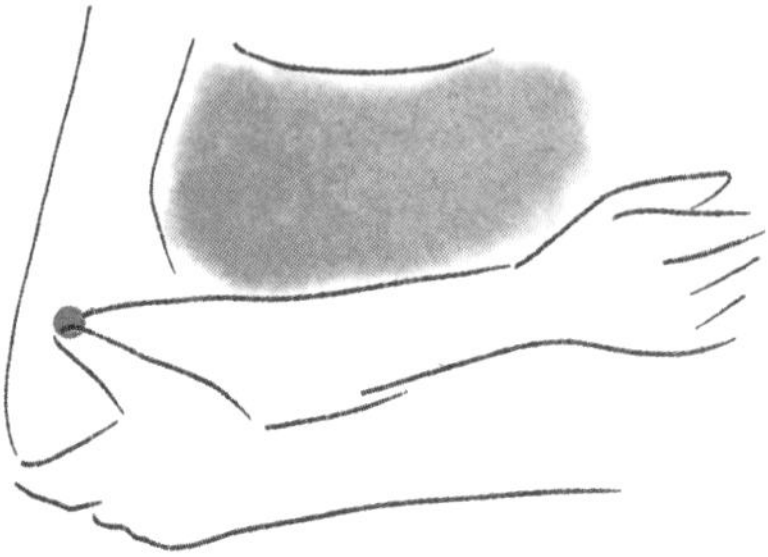

位置　ひじを深く曲げたときにできるシワの外側先端。押すとくぼむところ。

方法　４本の指で腕を支えるようにして、親指をツボに当てると押しやすい。指の腹でぐーっと押す。

目のかゆみには

攢竹《さんちく》 晴明《せいめい》を押す

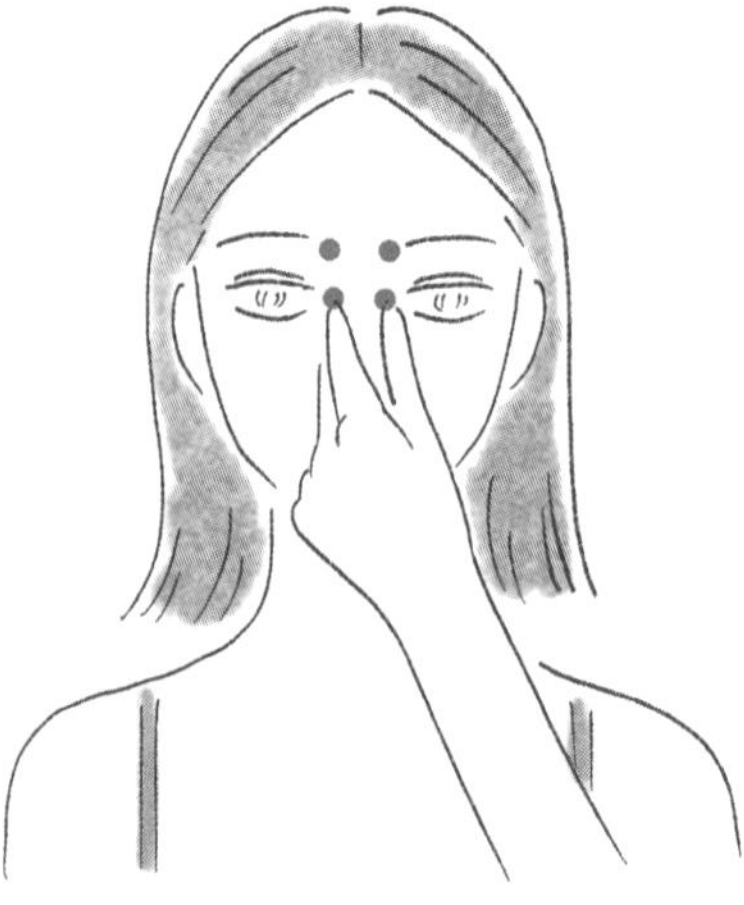

位置　**攢竹**／眉頭の内側の少しくぼんだところ。
晴明／目頭にある小さなくぼみ。

方法　人差し指と親指でつまむようにしながら、左右のツボを同時に軽く押す。花粉が目に入らないよう、必ず手を洗ってから行うこと。

のどのイガイガには

尺《しゃく》沢《たく》を押す ▶

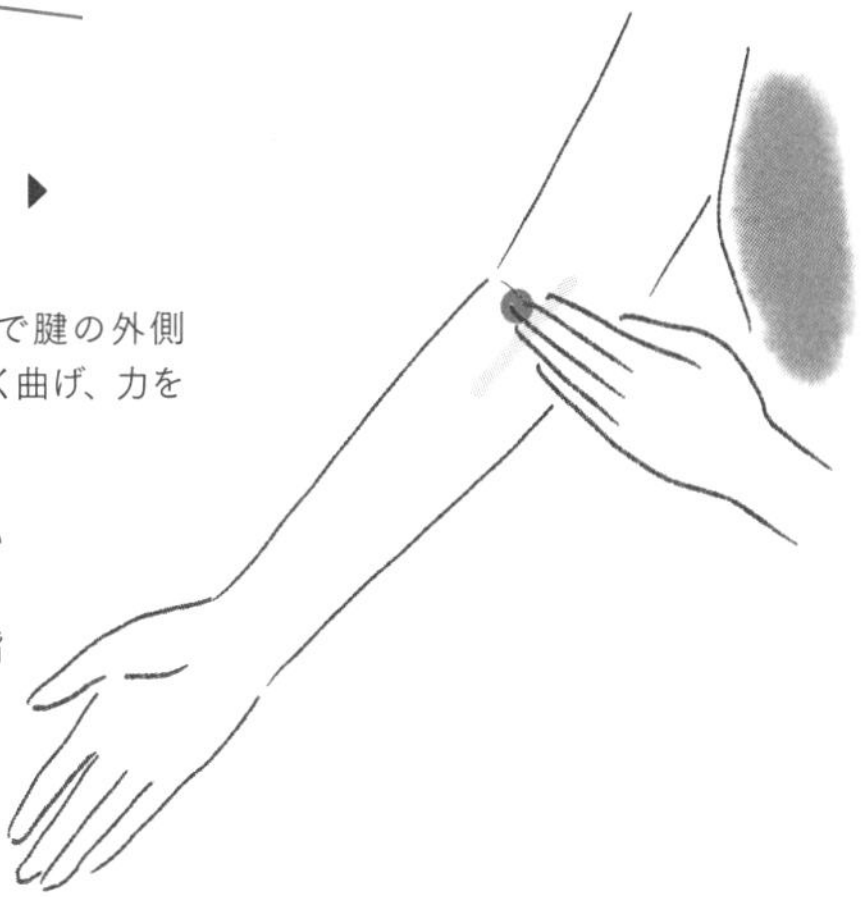

位置 内ひじの曲げジワの上で腱の外側（親指側）。腱は腕を軽く曲げ、力を入れると認識しやすい。

方法 指の腹で痛気持ちいい強さで押す・離すを繰り返したり、押しながら指を揺らして刺激するのもいい。

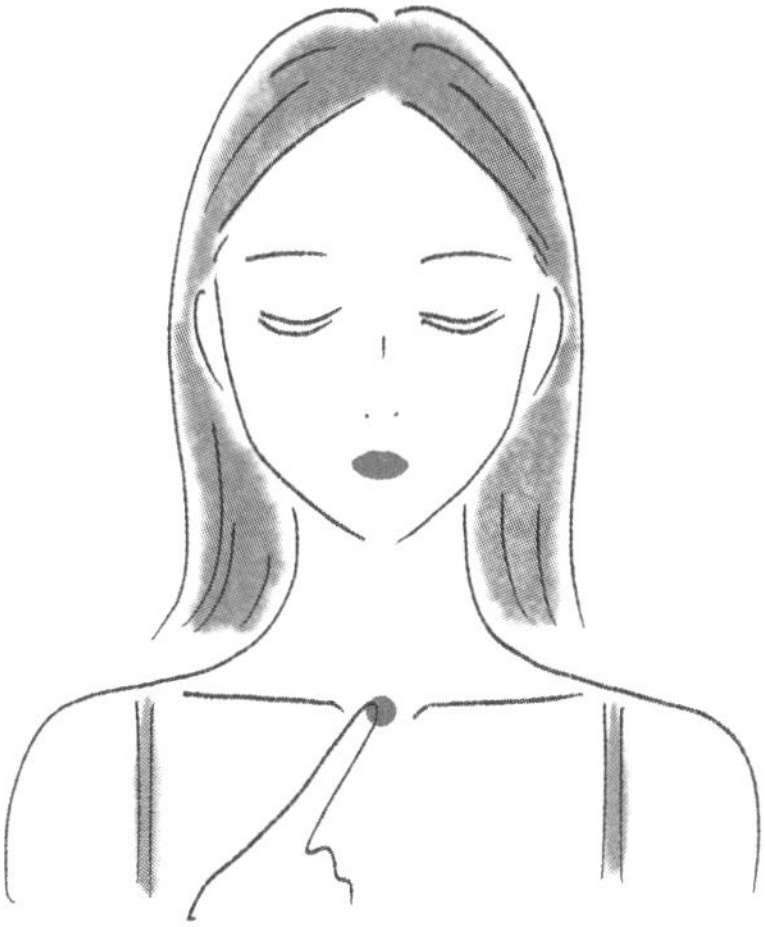

のどのイガイガには

◀ 天《てん》突《とつ》を押す

位置 左右の鎖骨の間のくぼみ。押すとのどにひびく。

方法 人差し指の腹で、軽く押す。力の入れ過ぎに注意。

夏

SUMMER

陽気に満ちた夏は
水と気を補いながら
いきいきと活動

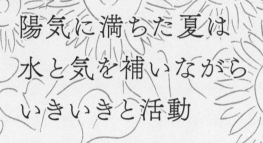

強い日差しのパワーを浴びた草木が、力強く枝葉を伸ばしていくように、人も一層、活動的になります。気温の上昇に伴って満ち溢れていくエネルギーは活力を与えてくれますが、その一方、体力や気力を消耗させてしまうことも。なぜなら、人は活発になるほど汗をかき、体の余分な熱を発散させていきますが、その汗からは「水」だけでなく「気《き》」もいっしょに流れ出てしまうからです。とはいえ、汗をかかずに熱をため込めば体の負担に……。バテないためには適度に汗をかき、頑張り過ぎたり、無理をしないことが大事です。

夏は心の季節

夏はこころも体も活動的になりますが、ここで負荷がかかるのが「心《しん》」です。心は、血《けつ》を全身に巡らせる役割がありますが、体が活発になればなるほど、その仕事量が増えて疲労が蓄積。さらに追い打ちをかけるのが暑さです。体は暑さによって生まれた余分な熱を外に出すために汗をかきますが、その汗で水と気《き》が失われます。すると、血の巡りは悪くなり、心は一層の頑張りを強いられるのです。

夏の体調

心が疲労すると、動悸や息切れ、不整脈などが起こりやすくなります。さらに熱がこもり、熱中症や口の渇き、ほてり、たくさん汗をかいたことによる疲労感。日本の場合、湿気も加わるため、胃腸の不調や重だるさなども多くみられます。また、冷房や冷たいものの飲み過ぎによる冷えや食欲不振なども夏を代表する不調です。

夏のこころ

感情や思考のコントロールも心の重要な役目。その心が弱る夏は、頭がぼーっとしたり、なんとなく苛立ったり、モヤモヤしたり。また、人は暑いとそれだけでイライラしがちですが、イライラすればさらに暑く感じる。そんな悪循環は、こころと体に負担をかけます。外は暑くても、こころは涼やかでいることを意識しましょう。

夏のすこやかに過ごすコツ

草木が元気に育つように、夏は体もいきいき活動することを好みます。体に熱をこもらせないために、適度に動き汗をかくことはすこやかに過ごすための秘訣です。ただし、汗のかき過ぎは体の負担に。また、適度に体を冷やすことも必要ですが、冷やし過ぎれば不調を招きます。夏は何事もほどほどに。そして、こころ穏やかに過ごしましょう。

心の働きを助けるツボ

心を弱らせないために大事なのは、こころも体も落ち着くことです。まず覚えたいのは、心の経絡《けいらく》上（P210）の「神門」。拝みたくなるような名前のこのツボは興奮や動悸を鎮めるなど、精神安定に高い効果を発揮。「少府」もまた心の経絡上にあり、ざわつきを鎮めます。「心兪」は、背中にある膀胱の経絡上のツボですが、心の経絡の流れをよくし、心臓の働きを助けます。心のために、欠かせないツボです。

心兪《しんゆ》

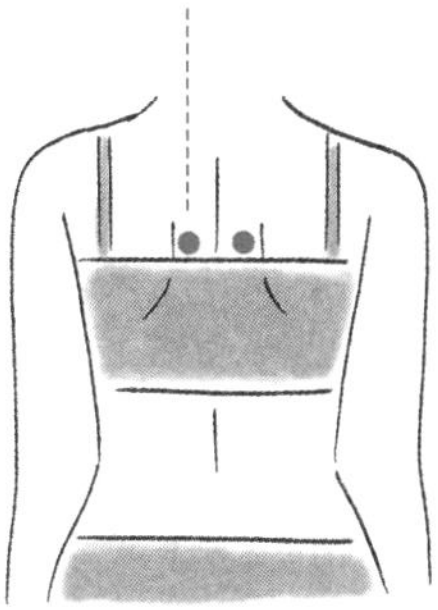

肩甲骨の下角から背骨の山を2つ上へ移動。そこから親指幅1本半分程度外側の左右。人にさすってもらうといい。

少府《しょうふ》

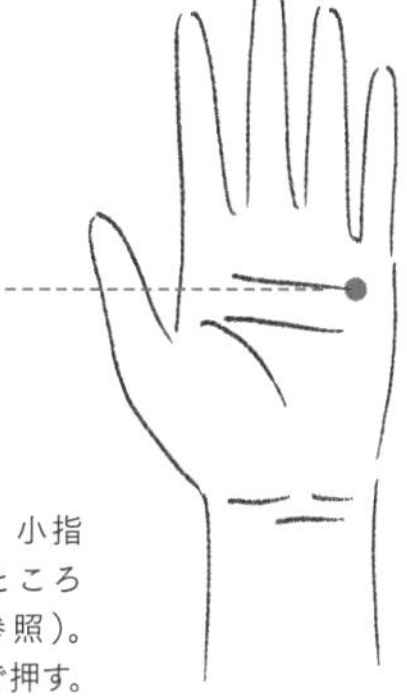

手を握ったときに、小指の先端が当たるところ（探し方はP135参照）。反対の手の指の腹で押す。

神門《しんもん》

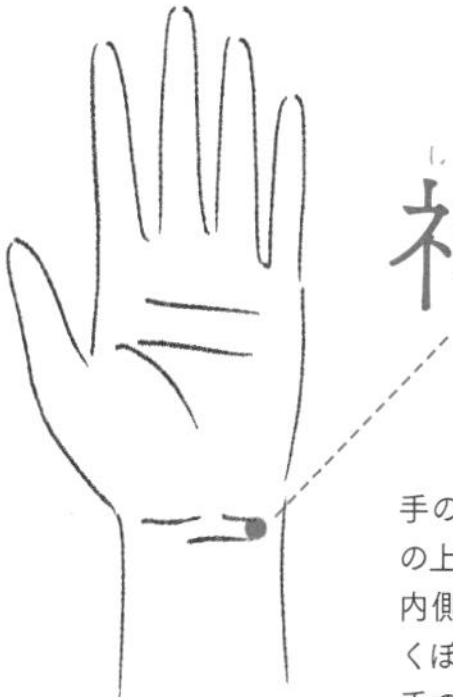

手のひら側の手首のシワの上。小指側にある腱の内側（親指寄り）で、少しくぼんだところ。反対の手の指の腹で軽く押す。

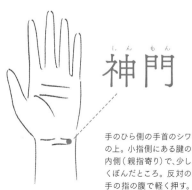

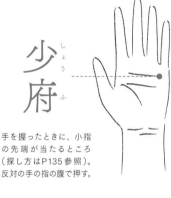

熱中症予防のツボは手首と足裏に。熱のこもりを防ぎます

熱中症は、体に熱がこもることが原因。そうならないために、体は暑いと汗をかいて余分な熱を発散しているのですが、暑さが厳し過ぎたり、急激に暑くなると調整が追いつかず、めまい、頭痛、痙攣《けいれん》などが起

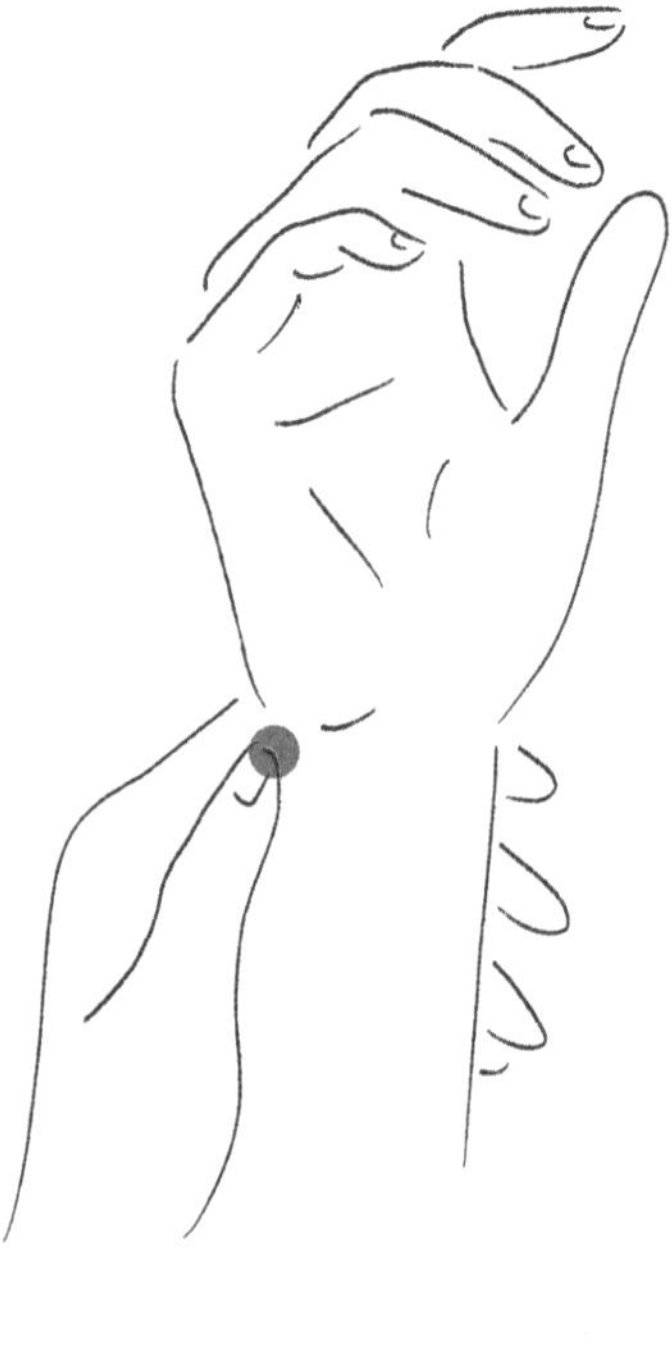

▶ 陽谷《ようこく》を押す

位置 手の小指側の側面。手首のシワのすぐ下で、ぽこっと飛び出た骨の手前のくぼみ。

方法 手の甲側をつかむようにして、親指で痛気持ちいい強さで押す。押す指を軽くゆすってもみほぐしても◎。

こってしまいます。熱中症は発症してしまうと医療機関での処置が必要ですが、ごく初期症状の対処や予防にはツボも効果的です。頼りになるのは、手首の「陽谷」。体の余分な熱を外に出す効果にすぐれます。また、熱は頭にたまりやすいので、足裏の「湧泉」を刺激して、頭から足元へ熱を下げることも有効。頭がぼーっとするような、のぼせ状態の緩和になります。

プラスの養生

ゴーヤチャンプルーは夏の最強養生食

ゴーヤ、豚肉、豆腐はどれも体の余分な熱を取ってくれます。これらが全部入ったゴーヤチャンプルーは熱中症予防に最適。豆腐には体をうるおす効果もあるので、汗で水分を消耗するこの季節の強い味方です。

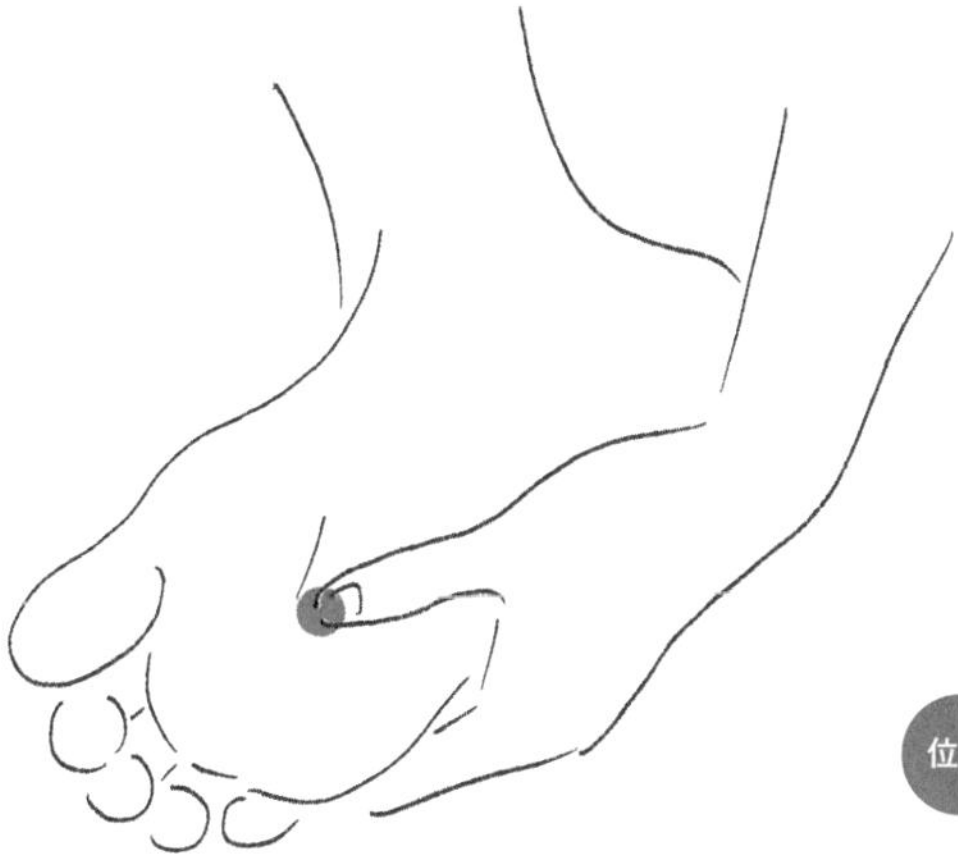

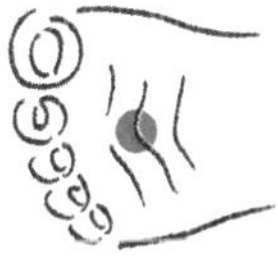

湧泉《ゆうせん》を押す

位置 足裏で、足の指をギュッと内側に曲げたときにいちばんへこむ場所。

方法 イスや床に座り、足を反対の脚の太もも上にのせる。足をつかむようにして、親指をツボに添え、ぐーっと押す。

だるさの原因は余分な水分。脚と腹部のツボで水はけのいい体に

疲れて、ぐったり。そんなときでもしっかり睡眠をとれば、すっきりしますよね。ところが、寝ても、寝てもだるい。朝からだるい。夏に、こういったことはありませんか？　このだるさは、余分な水分（湿）

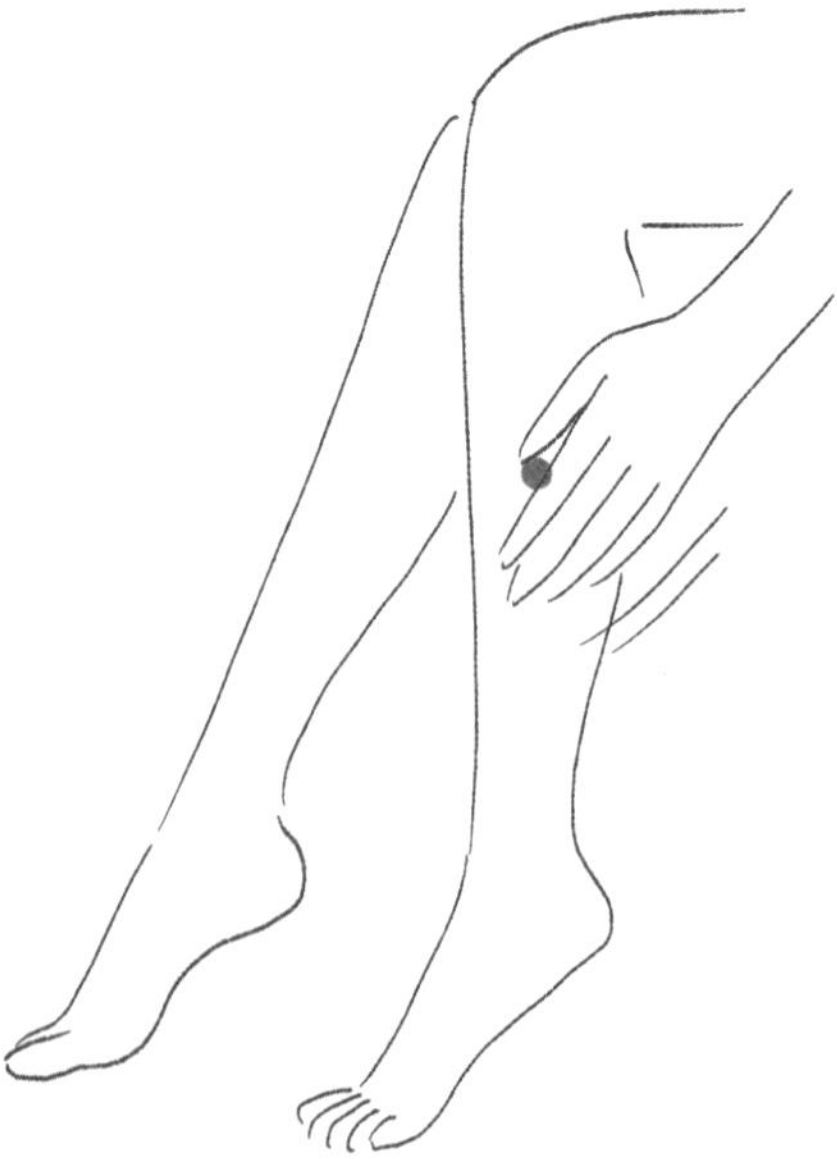

豊隆《ほうりゅう》をさする

位置 ひざのお皿の外側の下と、外くるぶしを結ぶ線の中間あたり。

方法 だるいと押す気力もダウン気味なので軽くさするのがおすすめ。水を流すようなイメージでさする。

が体にたまっていることが原因です。汗によって水分が失われる夏は、うるおいを補うことが大切ですが、その一方で、多湿や水分の摂りすぎによって湿が体にたまり不調を起こすケースもあります。寝ても解消されないだるさが生じたら、水分代謝に働くツボを押してみましょう。すねにある「豊隆」、お腹にある「水分」は余分な湿気や水分を排出し、体をすっきりさせてくれます。

プラスの養生

だるい日のスープの具はもやしとわかめ

もやしは、体の余分な熱と水分を取ってくれるので、夏バテや水太りの改善にぴったり。海藻も余分な水分の排出にすぐれます。だるかったり、湿気の多い日の食事にはもやしとわかめのスープがおすすめです。

水分《すいぶん》をさする

位置 おへそから親指幅1本分程度上がったところ。

方法 人差し指や中指の腹を当てて軽くさするか、軽く押す。強く刺激し過ぎないよう注意。

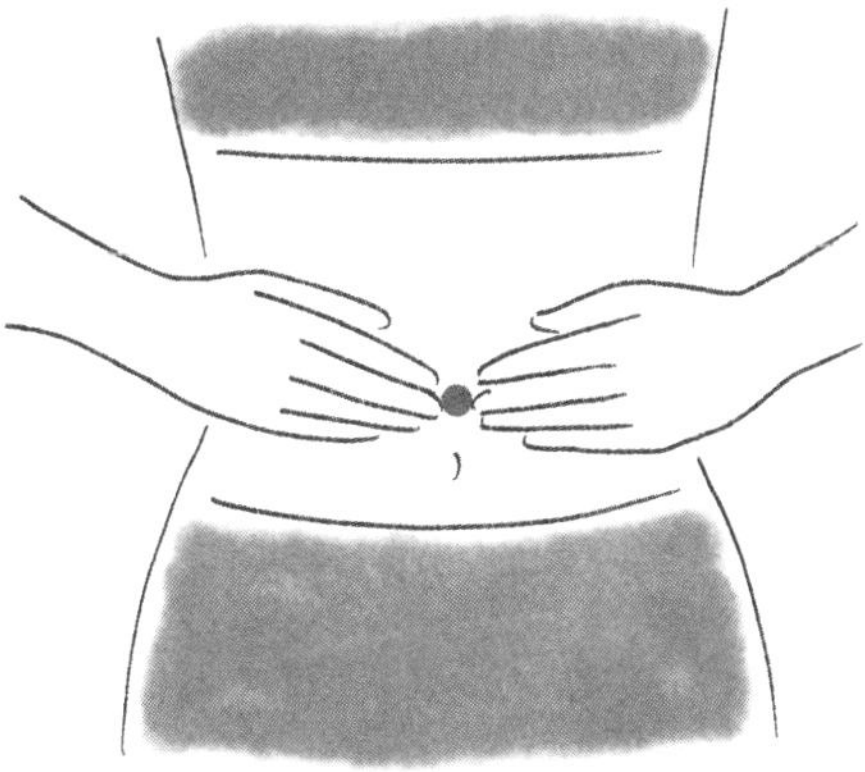

汗がダラダラは元気不足です。胃腸の疲れからケアしましょう

汗は体温を調整するための大事な手段。体は暑くなれば汗をかくことで熱を放出し、体温を一定に保とうとします。しかし、激しい運動をしたわけでもないのにしきりに汗をかく。涼しいところに移動し

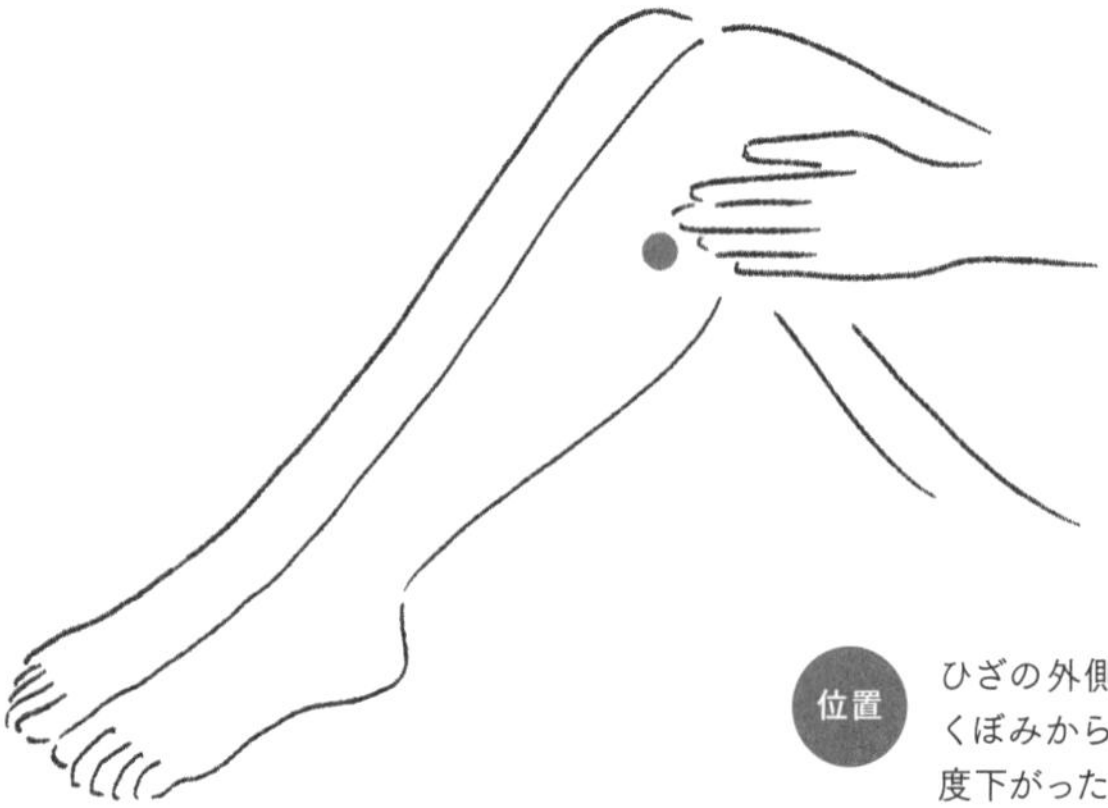

▲
足《あし》三《さん》里《り》を押す

位置 ひざの外側、お皿の下のくぼみから指幅４本分程度下がったところ。

方法 くぼみに指を添え、指の腹で痛気持ちいい強さで押す。押しやすい指でOK。イスや床に座ったほうが刺激しやすい。

ても汗が引かない。これは、元気不足が原因。毛穴をギュッと締める元気がなく汗が止まらない状態です。まずは体をしっかり休めることが大事ですが、夏は冷たいものの飲み過ぎなどから胃腸が疲れ、元気が不足することも少なくありません。胃腸に働く「足三里」と「中脘」を刺激しましょう。汗をかけばかくほど、気《き》も消耗していくので、早めのケアが必須です。

プラスの養生

夏のビールのおつまみは枝豆がおすすめ

豆類は、胃腸を元気にし、エネルギーを補ってくれます。枝豆、そら豆、いんげん豆など旬の豆をぜひ食べましょう。アルコールの分解を促し肝機能を助ける働きもあるので、お酒のおつまみとしても最適です。

中《ちゅう》脘《かん》を押す

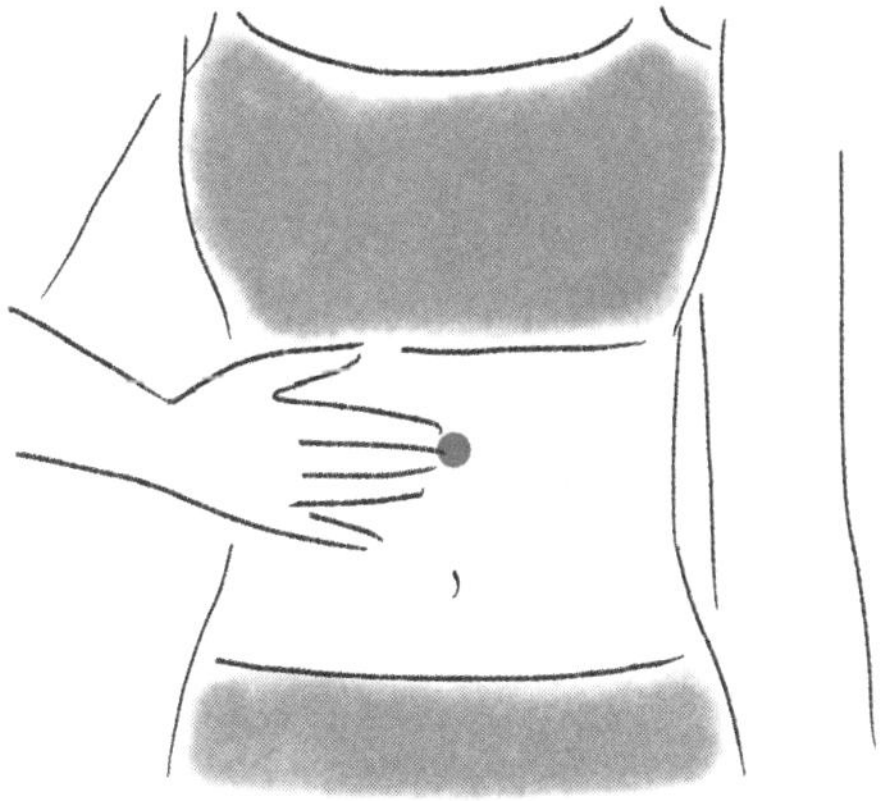

位置 おへそから指幅5本分程度上。一方の手の指4本をへそ上に添え反対の手の親指をその上にプラスすると、位置がつかみやすい。

方法 人差し指や中指の腹で、軽く押す。力を入れ過ぎないように注意。

背中、足首、腰のツボを隠して冷房病から体を守りましょう

人の体には外気に合わせて体温調整をする機能が備わっています。しかし、冷えっ冷えの室内と灼熱の屋外を行ったり来たり。そんな生活は、体温調節をつかさどる自律神経を狂わせ、夏バテに似た症状を起こし

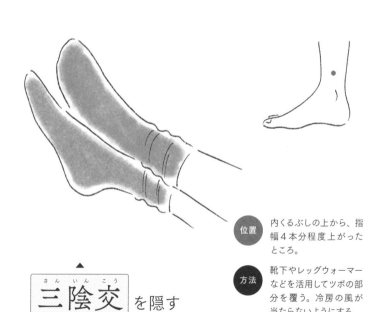

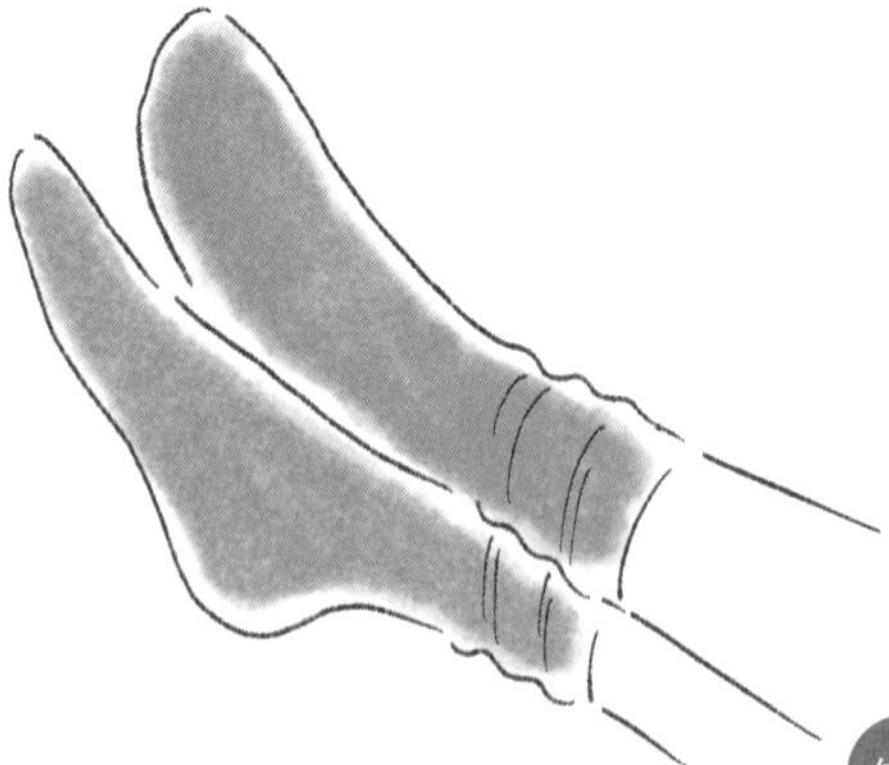

▲
三陰交《さんいんこう》を隠す

位置　内くるぶしの上から、指幅４本分程度上がったところ。

方法　靴下やレッグウォーマーなどを活用してツボの部分を覆う。冷房の風が当たらないようにする。

てしまいます。俗にいう冷房病です。大事なのは、気温差を広げないこと。冷房の温度を下げ過ぎない。なおかつショールなどを羽織って冷えを防ぎましょう。特に注意したいのは「三陰交」がある足首。さまざまな不調に効く万能ツボですが、ダメージを受けるとその影響も大きいのです。門がつく「風門」「命門」は風邪《ふうじゃ》の侵入口になりやすい場所。冷房の風から守ってください。

プラスの養生

冷房が効いた部屋では桃にしましょう

夏の果物は体を冷やすものが多いのですが、桃は例外です。桃は夏の果物では珍しく温性で体を冷やしません。冷房で冷えているとき、冷たい飲みもので胃腸が弱っているときの果物は桃を選びましょう。栄養も豊富です。

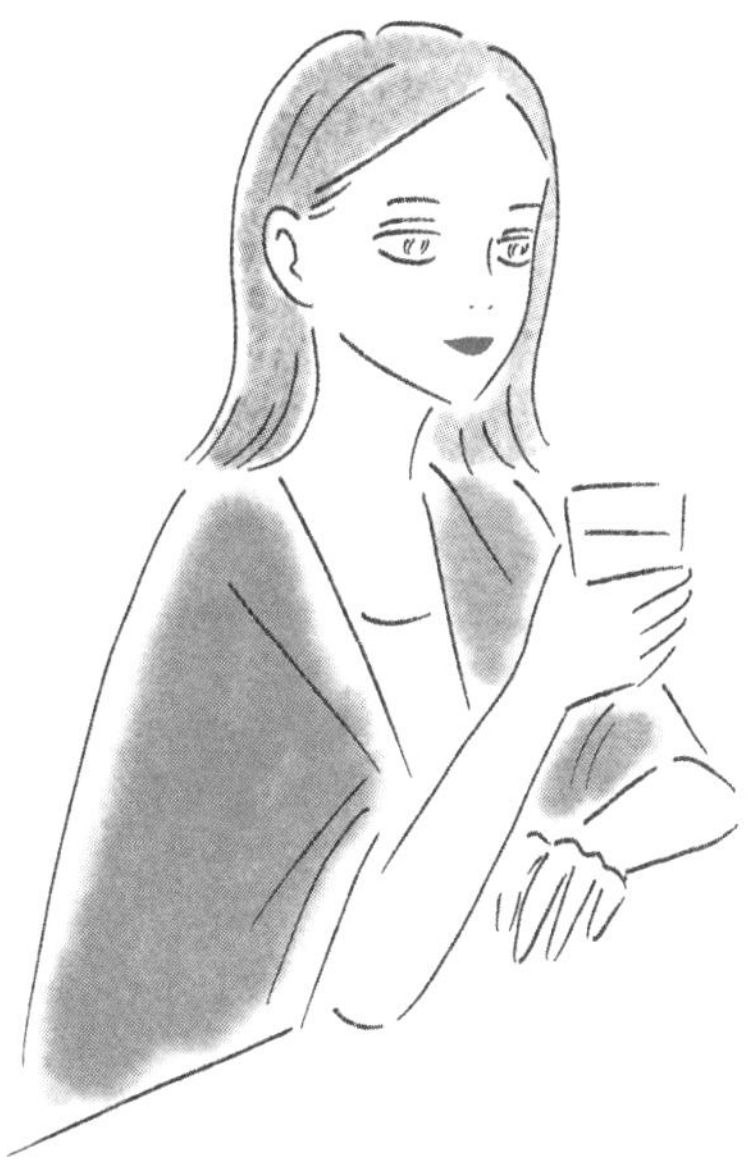

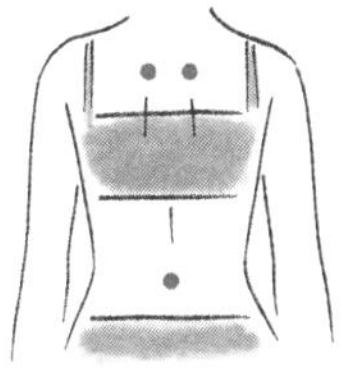

風門《ふうもん》 命門《めいもん》 を隠す

位置 **風門**／首を前に倒したとき飛び出る骨の下（大椎《だいつい》）から背骨の山を2つ下に移動。そこから親指幅1本半分程度外側の左右。**命門**／背中にあり、おへそのちょうど裏側。

方法 ショールなどを羽織って、冷房の風が当たらないようにする。

夏の食欲不振に効くのは胃腸に働くツボと軽い発汗です

食欲不振など胃腸にまつわる不調はP120でも触れた冷房病の症状のひとつです。冷房の影響で汗をかく機能が鈍ると暑くても汗がうまくかけず、体に熱が停滞。そんな熱を冷まそうと冷たいものをがぶ

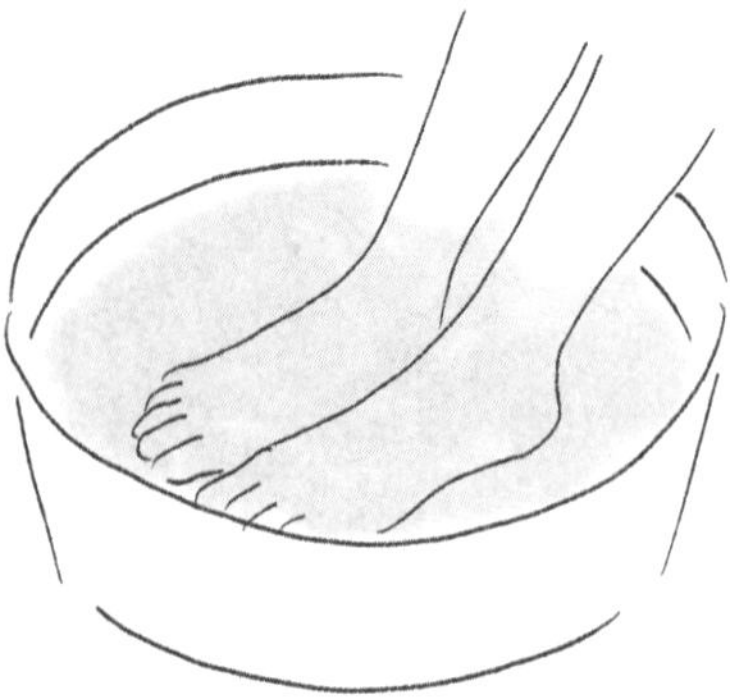

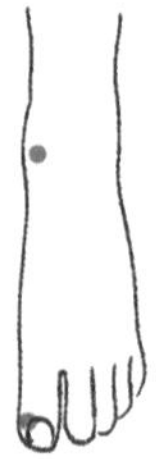

▲商丘《しょうきゅう》 隠白《いんぱく》を温める

位置 **商丘**／内くるぶしの下で少し前（指寄り）のくぼみ。**隠白**／足の親指の爪の生え際。内くるぶし側にある。

方法 洗面器などに42℃程度のお湯を入れ足湯をする。時間が経ってお湯が冷めると、冷やしてしまうので注意。

がぶ飲めば、当然、胃腸に負荷がかかります。さらに、汗をかきにくいため、体はその水分をため込んでしまいます。すると、水の滞りが苦手な脾《ひ》が弱り、脾と関係が深い胃腸が一層弱るという悪循環に。そんな状況打破に有効なのは胃腸を元気にするツボ。「隠白」「商丘」や「足三里」を足湯や入浴で温めれば軽く汗をかくこともでき、余分な熱や湿が排出できて一石二鳥です。

プラスの養生

ひげは捨てずにお茶で味わう

とうもろこしは胃腸を元気にし、水分代謝も助けてくれる食材。実はもちろんですが、じつはモシャモシャした"ひげ"も、生薬として使われるほど優秀です。フライパンで乾煎りし煮出した「ひげ茶」でどうぞ。

足三里《あしさんり》を温める

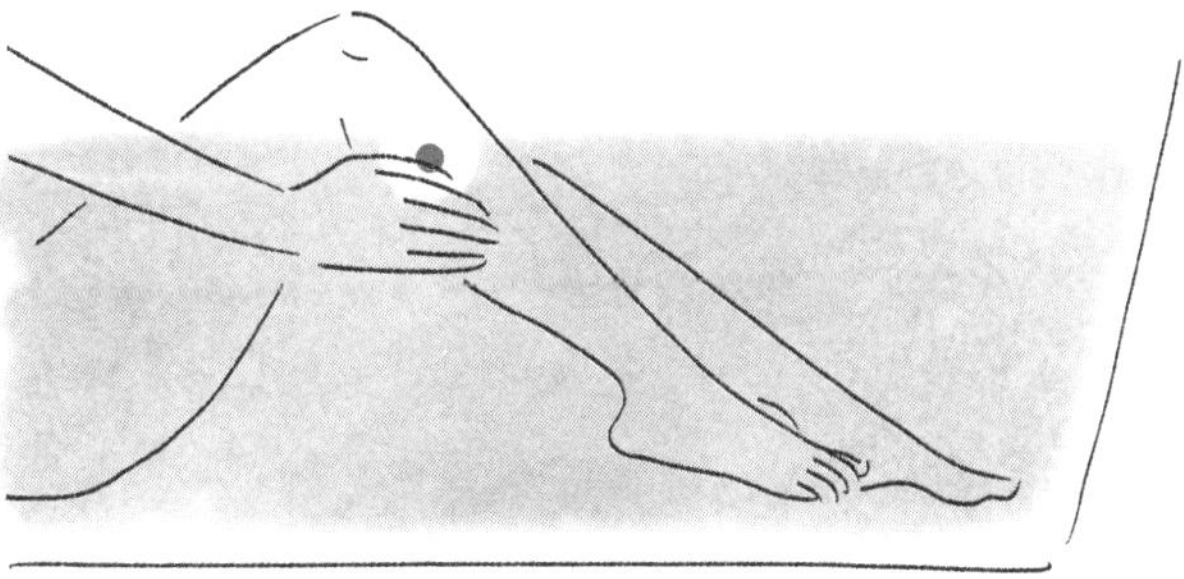

方法 夏でも湯船に入って体を温める。湯船に浸かりながらツボを軽くもみほぐす。

位置 ひざの外側、お皿の下のくぼみから指幅4本分程度下がったところ。

夏の不調 6

暑くてイライラしたら末端を刺激して余分な熱を逃がしましょう

イライラして誰かに当たってしまった。暑いと、そんなこともあります。でも誰も悪くありません。夏のイライラは暑邪《しょじゃ》の仕業ですから。中医学では体に悪さをする外的要因を邪気《じゃき》と呼び、暑さの邪気を暑邪と

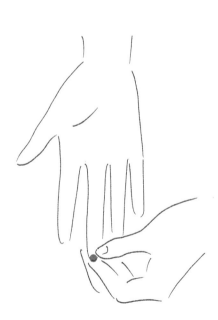

中衝《ちゅうしょう》を押す

位置 中指の腹の先端。

方法 反対の手の指先でつまむようにして、軽く押すか、もむのがおすすめ。力を入れると痛いので注意。

いいます。その暑邪が体に入ると熱が生まれ、その熱が頭に上ると、気が立ってしまうのです。イライラすれば熱が増し、さらにイライラ。そんな悪循環に陥る前にイライラを招く熱を逃がしましょう。指先の「中衝」や足の「行間」を刺激すると、滞っていた気《き》が末端まで巡り、熱も分散していきます。誰かに当たるよりツボを押したほうが断然落ち着きますよ。

プラスの養生

熱がこもる日のデザートはスイカが最適

漢方薬には熱中症による発熱やほてりを鎮める「白虎湯《びゃっことう》」という薬があります。それに匹敵するほど有効なことから「天然の白虎湯」とも称されるのがスイカ。体内の余分な熱を冷まし、ほてった体を癒してくれます。

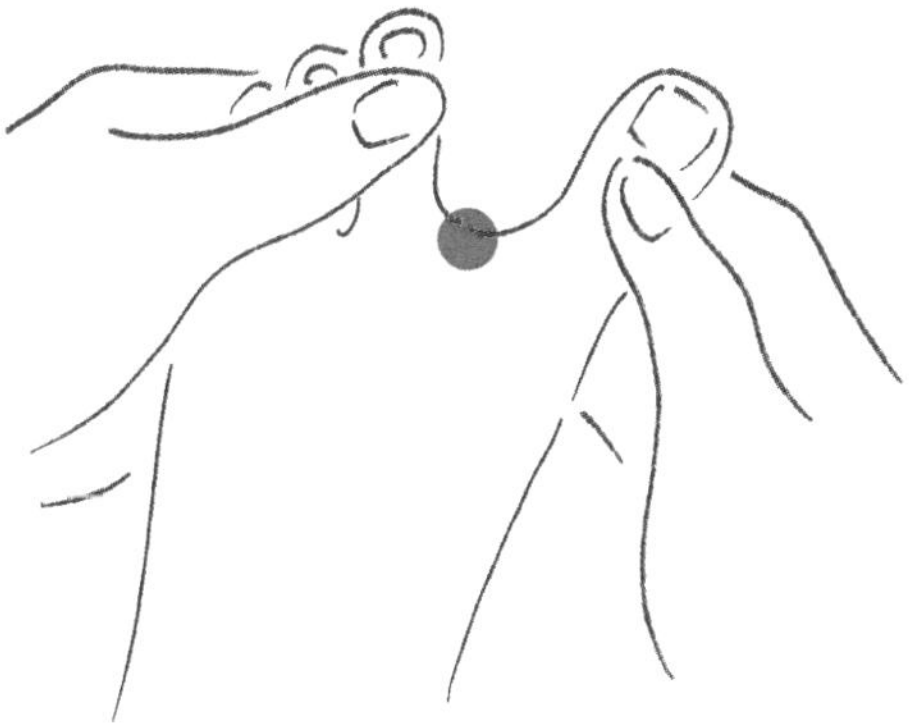

▲

行間《こうかん》を伸ばす

位置 足の第1趾と第2趾の間で、指のつけ根。

方法 第1趾と第2趾を持ち、横に軽く広げる。伸ばすことでツボを刺激する。

汗をかくほど口がカラカラ。唾液の分泌を促し、うるおい補給を

たくさん汗をかく夏は、体のうるおいが不足しがち。すると、人にとって大事なうるおいである唾液も減り、口の中も乾いてしまいます。唾液が減少すると、口腔内の細菌が繁殖しやすくなって、虫歯、歯周

▶ 玉液《ぎょくえき》 金津《きんしん》を刺激

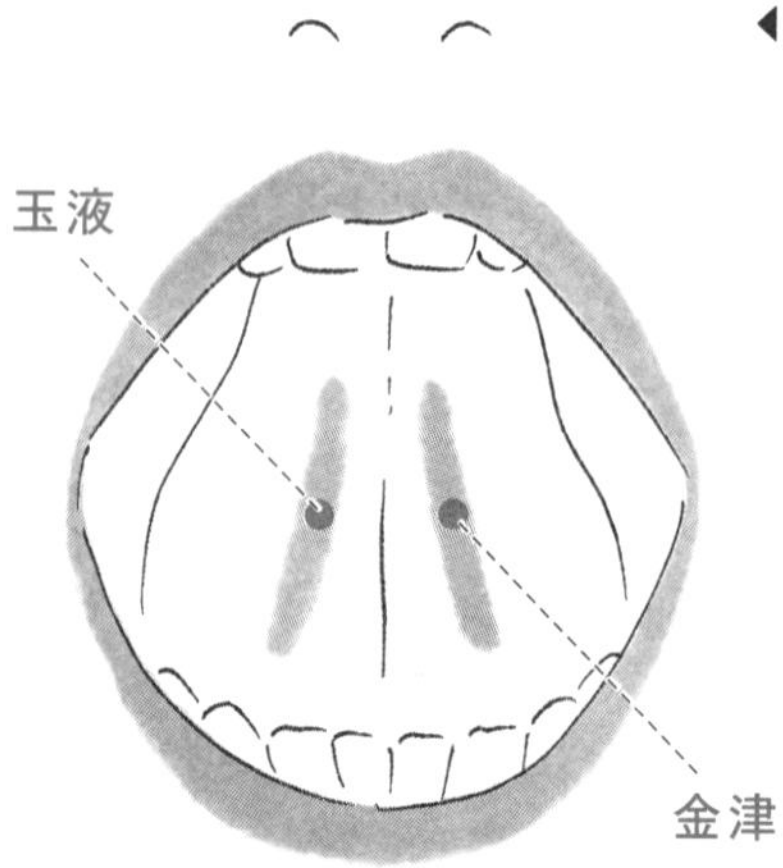

位置 舌の裏側でやや浮き上がった静脈の上。左右でツボ名が異なり、自分側から見て中央のひだを挟んで左が金津、右が玉液。

方法 ツボに舌先を当てるのは難しいので、ガムを舌裏に入れて刺激するといい。舌先を舌のつけ根に当て、小刻みに動かすだけでも唾液の分泌が促せる。

病、口臭などを引き起こしてしまうことも。そんな事態を防ぐためにも、ツボで唾液の分泌を促し口のカラカラを防ぎましょう。まずは舌の裏側にある「玉液」「金津」。ここを刺激すると、じわーっと唾液が湧いてきて、口の中がうるおいます。内くるぶし近くの「照海」もうるおい補給のツボ。足元のツボですが、口腔内やのどのうるおいを助けてくれます。

プラスの養生

トマトの甘みと酸味は唾液の分泌を促します

水分に加え、酸味、甘みも備えた食材は口はもちろん体をうるおす効果があります。レモンを口にすると、じわっと唾液が湧いてきますがトマトやぶどうもこれに該当。トマトは、体の熱を穏やかに冷ますという特性もあります。

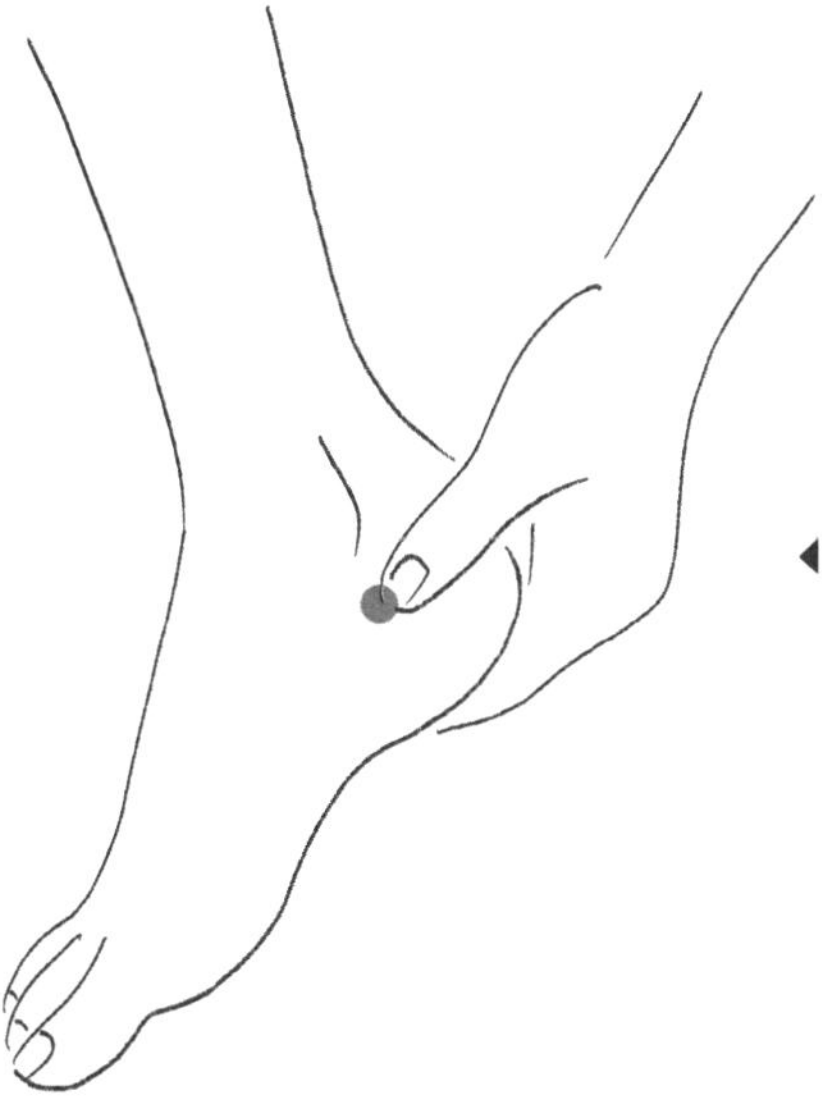

照海《しょうかい》を押す

位置 内くるぶしのすぐ下のへこんだところ。

方法 かかと側から足をつかみ、ツボに親指を当てる。押す・離すを繰り返すといい。

動悸や息切れは手首周りをもみながら呼吸をととのえる

陽気に後押しされ活発になる夏は、血《けつ》がたくさん必要です。そのため、血を巡らせる担当の心《しん》は働き詰めに。また、暑さで汗をかき、水を消耗すると、血の巡りが悪くなってしまいます。すると、心にさらなる

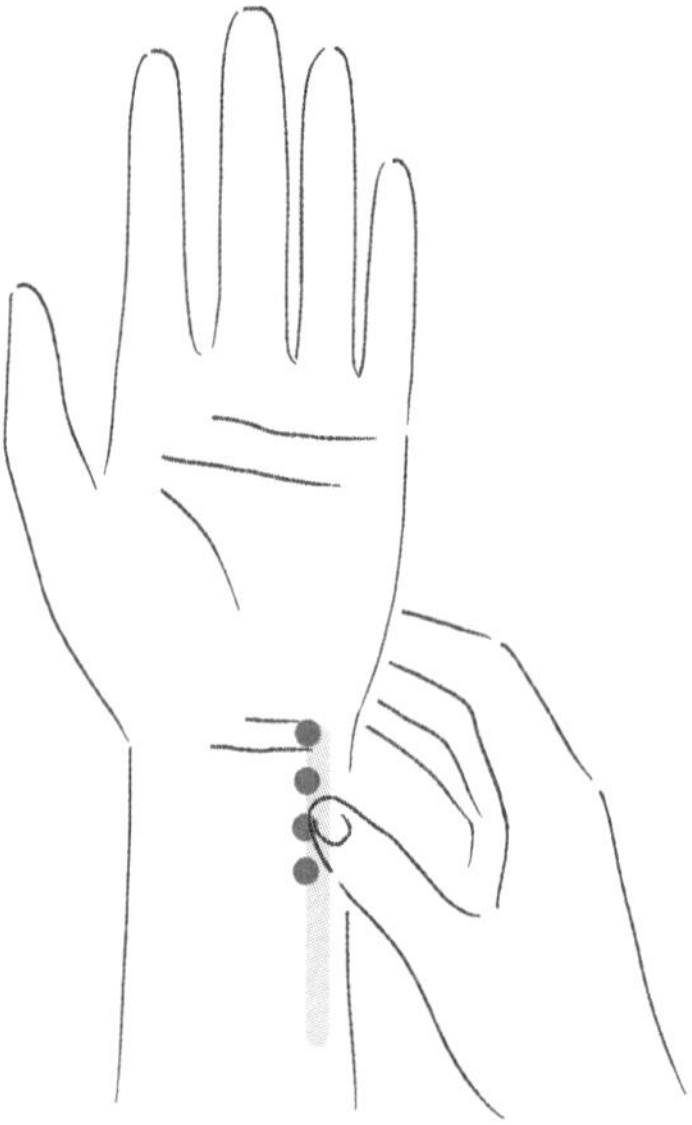

神門《しんもん》 陰郄《いんげき》
通里《つうり》 霊道《れいどう》
をもむ

位置
神門／手のひら側の手首のシワの上。小指側の腱の内側（親指寄り）のくぼみ。**陰郄**／神門より親指幅半分程度ひじ寄り。**通里**／陰郄より親指幅半分程度ひじ寄り。**霊道**／通里より親指幅半分程度ひじ寄り。

方法
親指の腹でツボが並ぶところを深呼吸しながら軽くもむ。親指以外の４本指全体でツボを覆っても、気持ちが落ち着く。

負荷がかかってしまうのです。そういった理由から夏は心の働きが低下しやすく、少し動いただけでも心拍や呼吸が乱れてしまいます。手首に並ぶ「神門」などの4つのツボや、腕の「内関」は精神の安定に働くツボ。動悸や息切れの対処にもうってつけなので、これらが連なる一帯をやさしくもんでみましょう。ゆっくり吸う、吐くを繰り返し、呼吸をととのえます。

プラスの養生

たまごは血を増やし心を助けます

卵は完全栄養食と言われるほど栄養豊富な食材。薬膳的な効能でも血を増やし、心の働きを助けてくれます。また、精神を安定させてくれる効果もあります。どんな調理法でもOK。茶碗蒸しやプリンなどもおいしいですね。

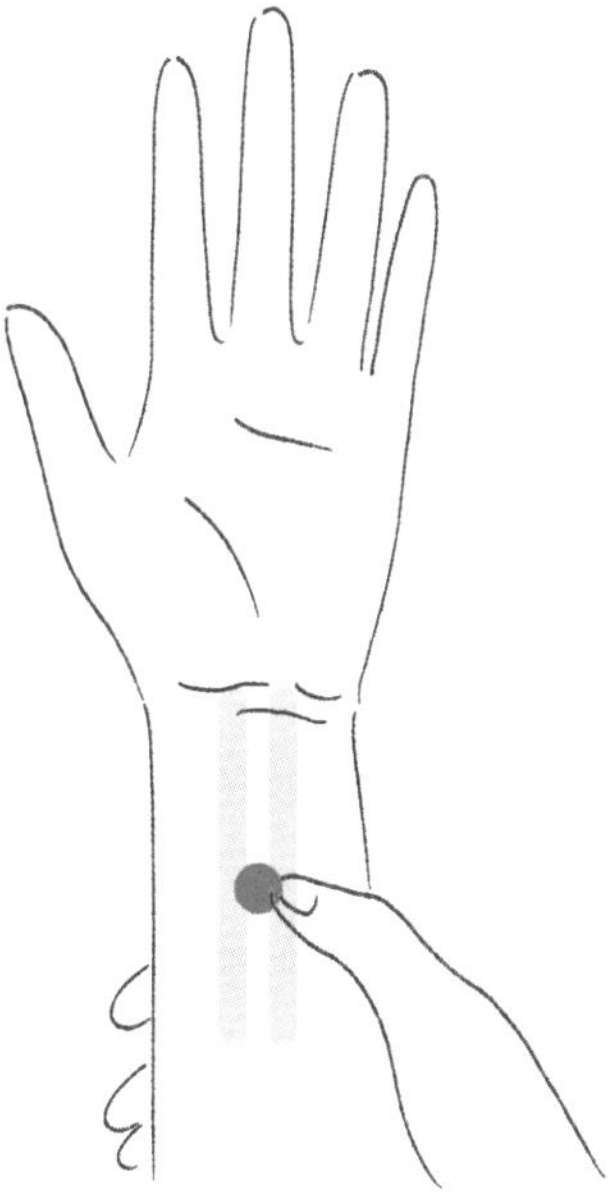

内関《ないかん》をもむ

位置 手首内側の曲げジワの中央から指幅3本分程度ひじ寄り。腱と腱の間。

方法 親指の腹で軽く押しながら深呼吸を続ける。吸う、吐くを繰り返し、リズムをととのえていく。

夏冷えが招く下痢や腹痛。お腹とひざ下を温めましょう

夏に体に悪さをするのは、暑さや湿気だけではありません。冷たいものを飲み過ぎたり、冷房で冷え過ぎて下痢に…。トイレの回数も増えて、つらいですよね。そんなとき、まずケアしたいのはお腹にあるふた

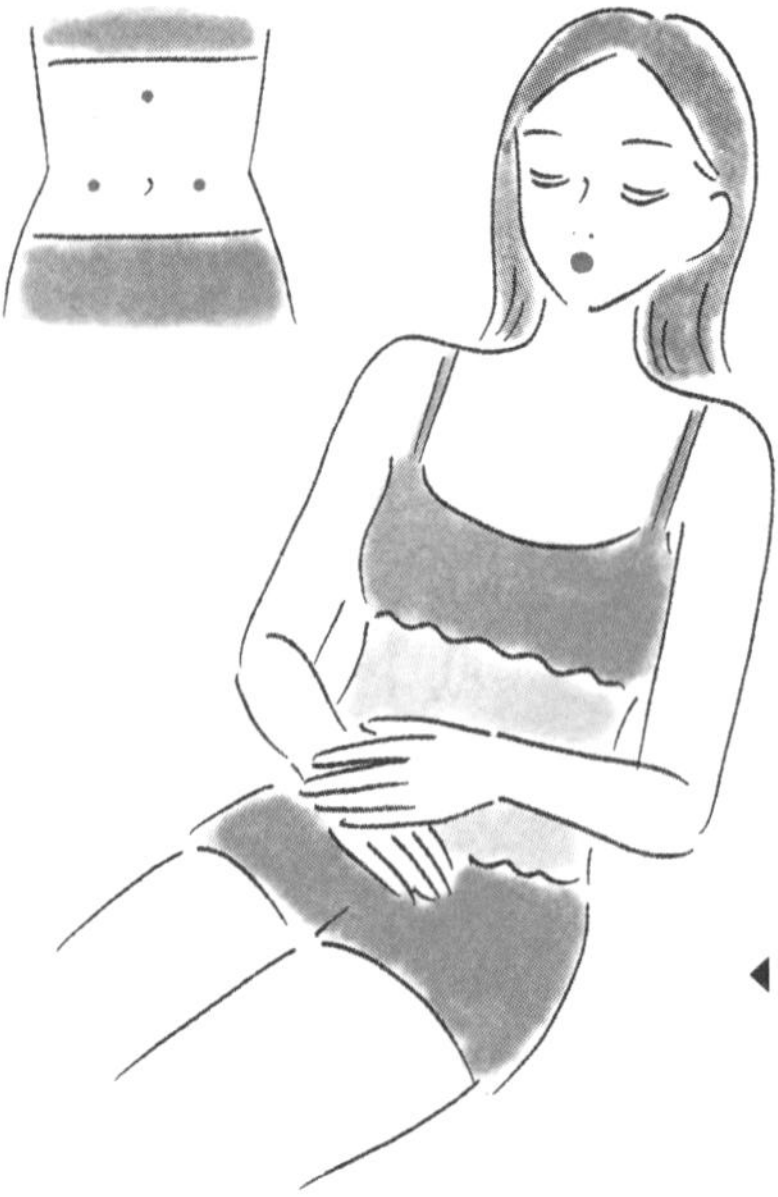

位置 **中脘**／おへそから指幅5本分（人差し指〜小指の4本＋親指1本）程度上。**天枢**／おへそから指幅3本分程度外側の左右。

方法 冷やさないことが大事。腹巻きやブランケットなどで、ツボがあるところを温める。

中脘《ちゅうかん》 天枢《てんすう》 を温める

つのツボ。「中脘」は胃に、「天枢」は大腸に働きかけます。冷えから起こる不調ですから、ツボのあるところを温めながらいたわりましょう。

また、下痢は大腸の中に水が多くなった状態なので、水分の調整に働くツボのケアも大事です。頼りになるのはひざ下の「陰陵泉」。ここもやさしく温めてください。

プラスの養生

冷ややっこやそうめんには薬味をたっぷり

夏は体を冷やす食材を食べる機会が多くなりますが、冷やし過ぎを防いでくれるのが、ねぎや大葉、みょうがなどの薬味。冷ややっこ、そうめん、蕎麦などに薬味を入れて食べるのは理にかなっていること。ぜひたっぷりと！

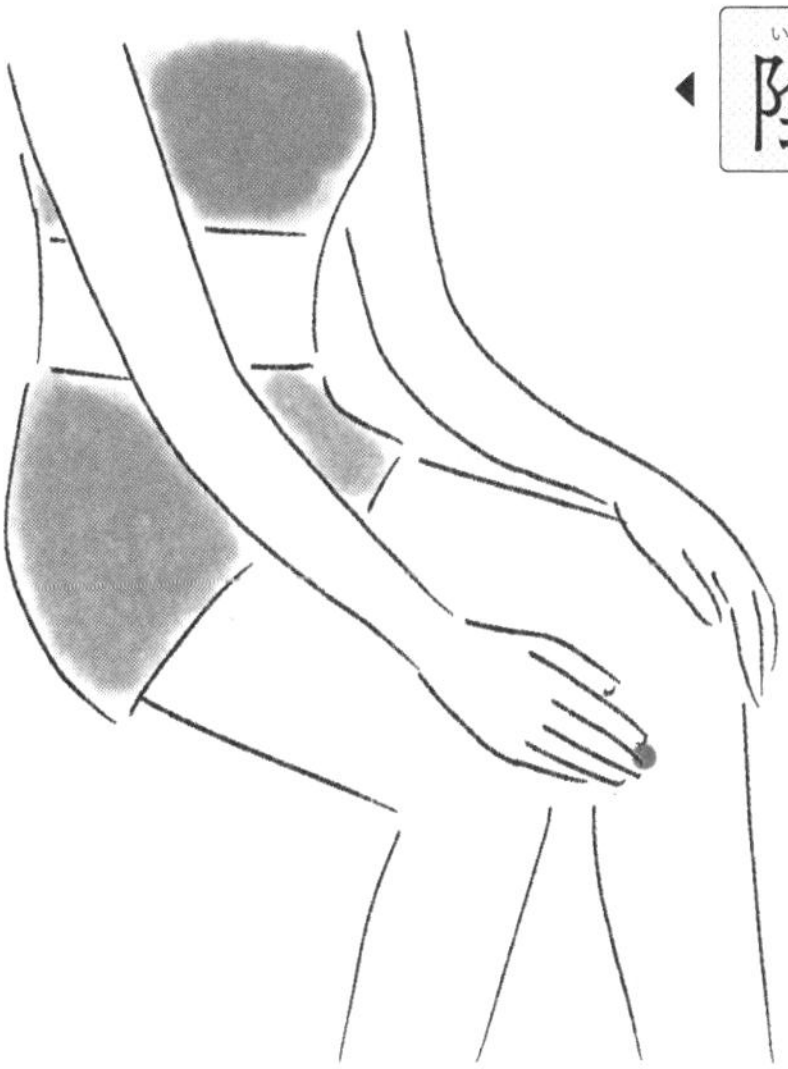

陰陵泉《いんりょうせん》を温める

位置 内くるぶしからすねの骨の内側のキワを上がってくるとぶつかる骨のところのくぼみ。押すとひびく。

方法 指の腹で押さえたり、さすったりして温める。特に冷房の効いた部屋では、ブランケットなどを使い脚を冷やさないようにしたい。

こもった熱を取りつつバリア機能を高めれば汗疹《あせも》が緩和

汗疹とは、多量に汗をかくことで、汗を排出する汗腺が詰まり炎症を起こすトラブル。首周り、ひじやひざの裏など汗をかきやすい部位にポツポツとでき、赤みやかゆみを伴うこともあります。炎症がある症状なので、まずは体の余分な熱を取ることが大事ですが、効果的なのは「曲池」。体内

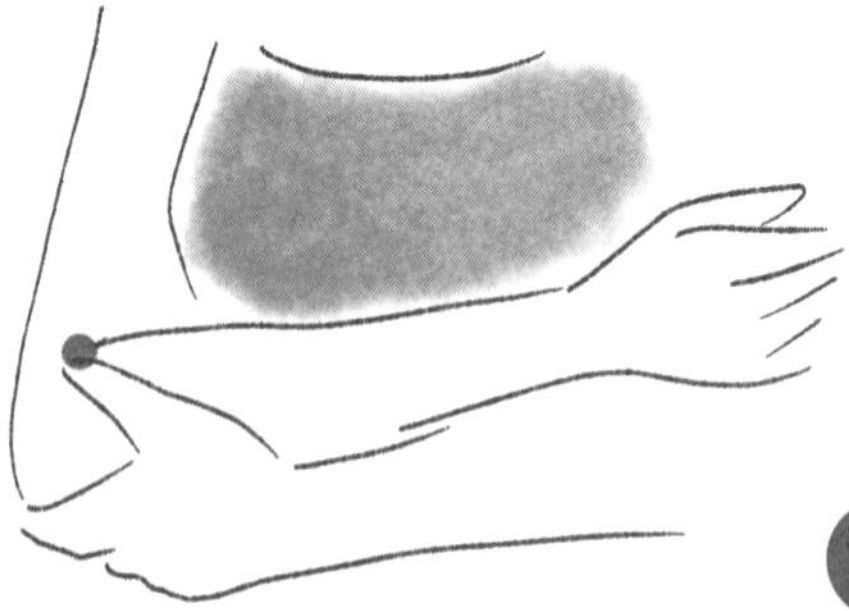

▲
曲池《きょくち》を押す

位置　ひじを深く曲げたときにできるシワの外側先端。押すとくぼむところ。

方法　腕を外側からつかむようにして、親指をツボに当てると押しやすい。指の腹で軽く押す。

の熱を冷ます働きにすぐれた名ツボです。
そして、もうひとつ押したいのが、肺《はい》の機能を高める「中府」。汗をかくと水だけでなく、気《き》も消耗します。すると、体を守るバリア機能（中医学では「衛《え》気《き》」といいます）が低下し、汗疹などができやすくなります。肺は外気を取り入れて気をつくり出す臓腑。ここがよく機能すると元気も養われ、ひいては衛気の強化にもなるのです。

プラスの養生

豆腐を食べて衛気を高めましょう

豆類には気を補う効果がありますが、大豆が原料の豆腐もまた同様の効能をもちます。気は衛気の“気”ですから、衛気の機能向上も後押し。また、体をうるおし余分な熱も取ってくれます。

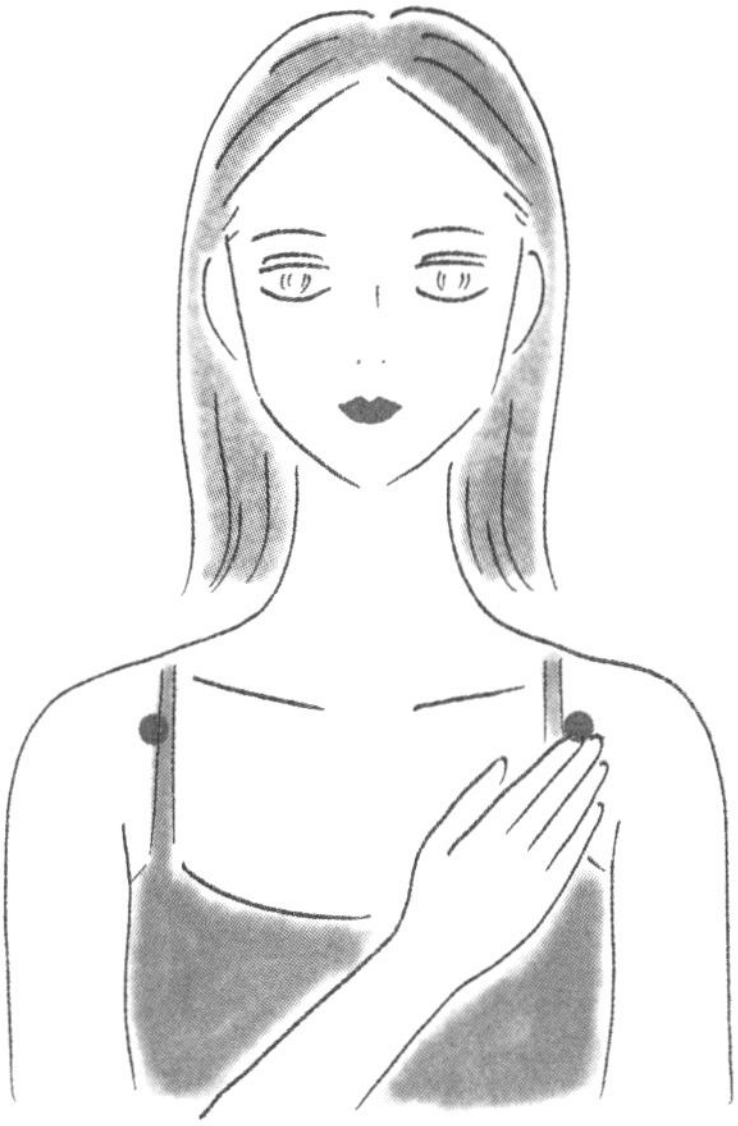

中《ちゅう》府《ふ》を押す

位置 鎖骨の下。体の中心から、指幅８本分（親指以外の４本指×2）程度外側の左右。※ワキよりやや内側のくぼみ。

方法 痛気持ちいい程度に押したり、押したまま指をクルクル動かし、マッサージしたりするのもおすすめ。

手元のツボで気持ちをととのえると夏の寝苦しさはやわらぎます

不眠は、血《けつ》の不足や体の余分な水分が招くケースもありますが、夏の場合はメンタルが影響して起こることが多いです。なぜなら、夏の暑さは、精神コントロールを担う心《しん》にダメージを与えてしまうから。心が

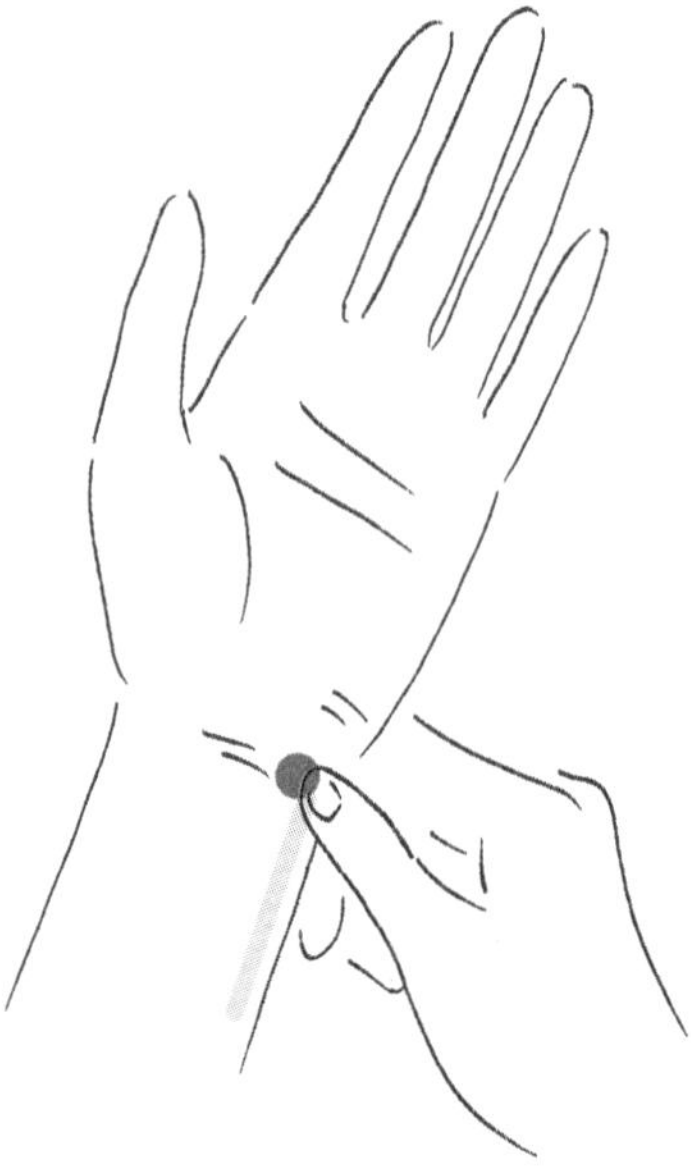

神門《しんもん》を押す

位置　手首内側の曲がりジワの上。小指側の腱の内側(親指寄り)のくぼみ。

方法　親指の腹で軽く押す。目を閉じ、深呼吸を繰り返しながら、長押しするのもおすすめ。

弱ると、理由もないのにソワソワ、イライラ、不安感などがかき立てられて眠りにつけないのです。暑くて眠れないと気温（室温）のコントロールにばかり気を取られがちですが、「気を鎮めること」にも目を向けてみてください。手首の「神門」は精神安定の特効ツボ。手のひらの「少府」もイライラの鎮静に働きます。まずはこれらのツボを、深呼吸しながら押してみましょう。

プラスの養生

中国のことわざでこころ穏やかに

中国には、「心静自然涼」ということわざがあります。これは「心静かに過ごせばおのずと涼しく感じる」という意味。逆に気持ちがカッカすれば体感温度も上昇してしまいます。暑いときはぜひこの言葉を思い出してください。

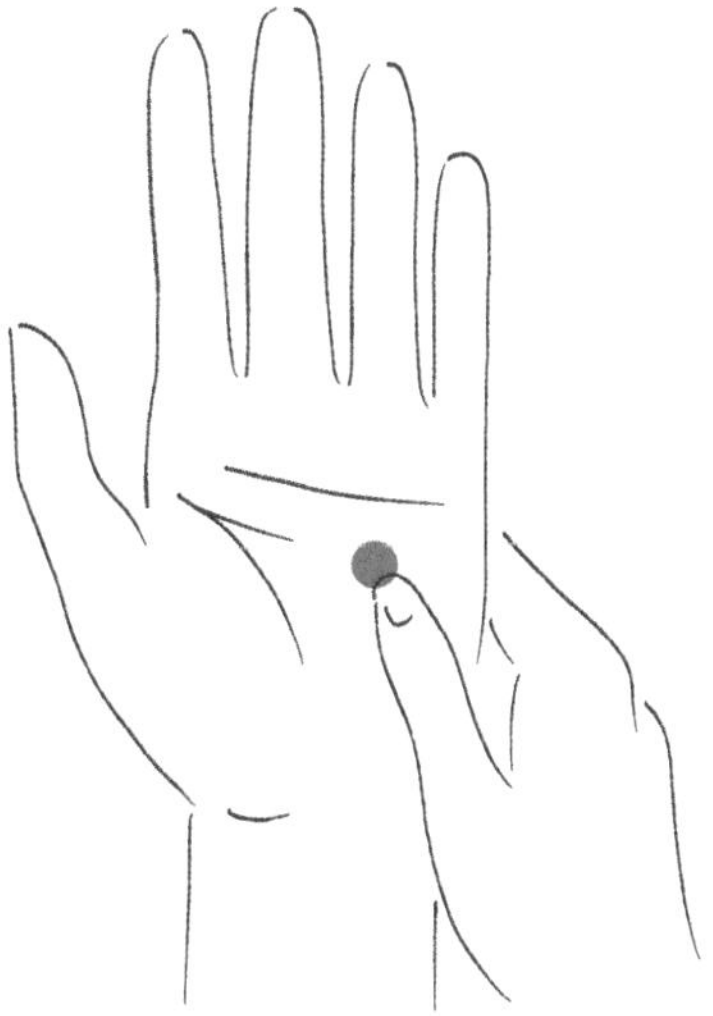

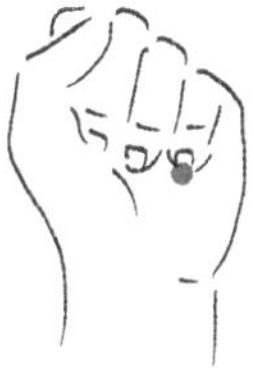

少府《しょうふ》を押す

位置 手を握ったときに、小指の先端が当たるところ。

方法 親指の腹で、押すのを繰り返す。力を入れると目が冴えてしまうので、軽いタッチで。

秋

AUTUMN

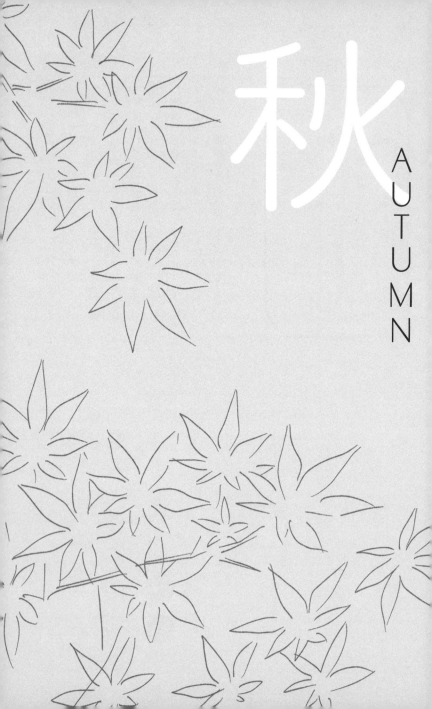

ひっそり佇む
木々のように
落ち着いた日々を

カラッと乾いた少し冷たい風が頬をかすめる秋。色づいた葉を徐々に落としていく木々を見ると、淋しくなったり、悲しくなったり……。でも、それは、あなただけではありません。夏の暑さと湿気が去りゆくと、空気は次第に乾いていき、その乾燥は体だけでなくこころのうるおいも奪っていきます。そして、センチメンタルな気分にさせるのです。秋はうるおいを補うものを食べ、肺をいたわる養生を取り入れましょう。木々は活発な春夏とは対照的にひっそり佇みますが、人もまた落ち着いたリズムで過ごすのがいいでしょう。

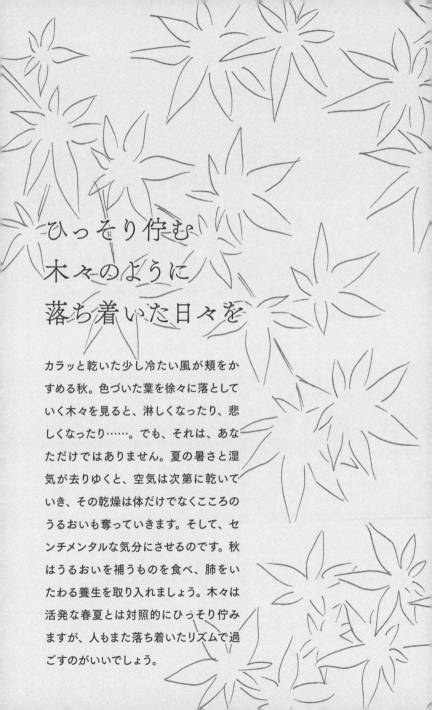

秋は肺の季節

秋になると一気に外気が乾燥しますが、この乾燥を嫌うのが「肺《はい》」です。肺は呼吸によって新鮮な外気を取り入れ、汚れた空気を吐き出すことが主な仕事。外気に直接触れやすいため、苦手な乾燥の影響をダイレクトに受けてしまうのです。そのため、秋の肺はダメージを負いがち。肺は気《き》を生み出すことや水の循環も大事な役割なので、弱ると体のあちこちで気やうるおいの不足が生じてしまいます。

秋の体調

乾燥した外気がうるおいを奪うため体のあちこちが乾いてしまいます。そして、肺の弱りは呼吸器官に影響し、咳、鼻やのどの炎症などが起こりがちです。また、気を生み出す肺は、バリア機能的な役割をする「衛気《えき》」とも深く関係。衛気が不足すると、体に邪気《じゃき》が入りやすくなりかぜもひきやすくなってしまいます。

秋のこころ

秋は、理由もなく悲しくなったり、淋しくなったり。これも肺の弱りの影響と考えられています。悲しみを強めてしまうと、肺はさらに弱り、体の不調に拍車をかけることも。とはいえこの気持ちを無理に払うのではなく、「自分だけじゃない」「秋のせい」。そんなふうに、受け止めてみましょう。するとと少しこころが軽くなりますよ。

秋のすこやかに過ごすコツ

秋の養生で大事なのは、まずは肺をいたわること、乾燥させないこと。肺が弱ると、呼吸が浅くなりがちなので深呼吸を習慣にして、肺をはじめとした呼吸器系をサポートしましょう。散歩や軽いランニングなどで心肺機能を高めることもおすすめです。乾燥から体を守るためには、加湿器を使うことも有効。食材からもうるおいを上手に補いましょう。

肺の働きを助けるツボ

肺の経絡《けいらく》（P210）の流れが悪くなると呼吸器官に影響が出て、のどや鼻にも不調が生じやすくなります。まずは肺の経絡にのる3つのツボのケアがおすすめ。「列欠」は、肺の経絡の流れをよくするとともに、肺の働きを高めるツボ。「太淵」は、肺の余分な熱を冷まし、咳を鎮めます。「魚際」はのどの痛みに効果的。どれも押しやすい場所にあるので、押すクセをつけてトラブルを防ぎましょう。

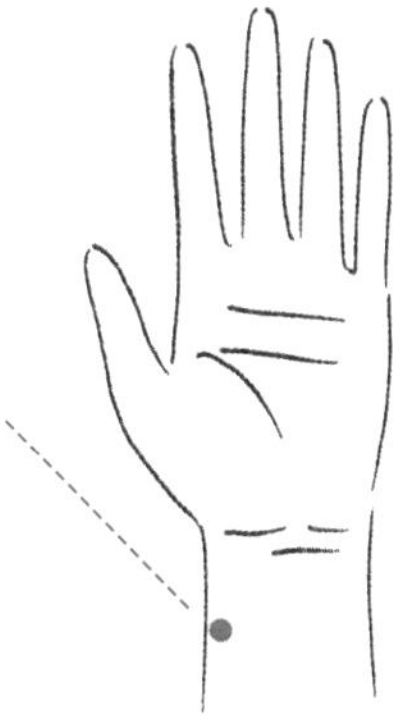

列欠《れっけつ》

手のひら側の手首のシワから、親指幅1本半分程度ひじ寄り。親指側の端にある。反対の手の指の腹で押す。

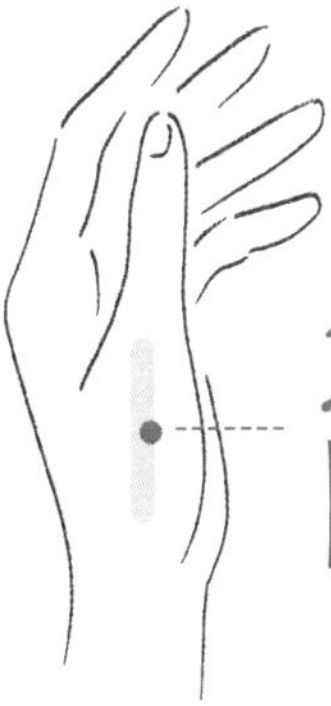

魚際《ぎょさい》

親指のつけ根のふくらんだ部分で、手のひらと甲の境目あたりの少し凹んだところ。反対の手の指の腹で押す。

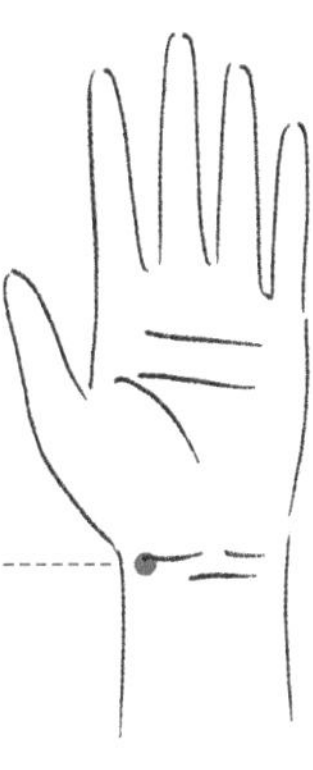

太淵《たいえん》

手のひら側の手首のシワの上。親指側の端のくぼみで触れると脈打つところ。反対の手の指の腹で軽く押す。

乾燥トラブルに効くツボは内くるぶし付近に集中

皮膚、口、目、鼻の粘膜などがカサカサ、パサパサ。こういった全身におよぶ乾燥の症状は、「ドライシンドローム（乾燥症候群）」とも呼ばれますが、うるおいが不足する秋に起こりやすくなります。「うるおい不足なら、水をたくさん飲めばいい」と思うかもしれませんが、それだけでは

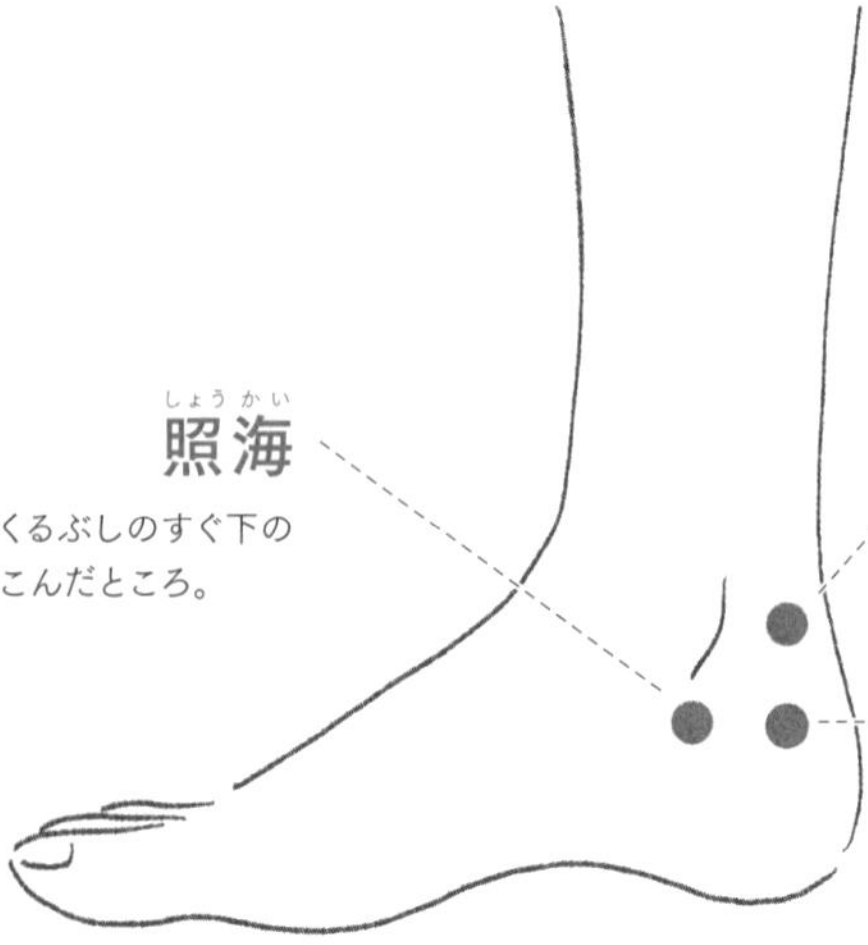

照海《しょうかい》
内くるぶしのすぐ下のへこんだところ。

太渓《たいけい》
内くるぶしとアキレス腱の間にあるくぼみ。

水泉《すいせん》
太渓から親指幅1本分程度下がったところ。照海と同じ高さ。

解決できません。大事なのは、適切な量の水分を留め、巡らせる力。その力がないと補っても出ていってしまう。あるいは余分な量まで停滞させてしまいます。このような水分の調節は、「腎《じん》」の役目。そのため腎の経絡《けいらく》上（P210）のツボ、「太渓」「水泉」「照海」の刺激が有効です。乾燥は肺《はい》の弱りで起こりやすくなりますが、改善には腎の働きを促すことも必要です。

プラスの養生

トロトロの白きくらげで肌ぷるぷる

うるおい補給には、白い食べものが有効です。その代表でもある白きくらげは、美肌をつくる食材として知られています。スープに入れたり、トロトロに煮込み、梨など旬のフルーツを添えるのもおすすめです。

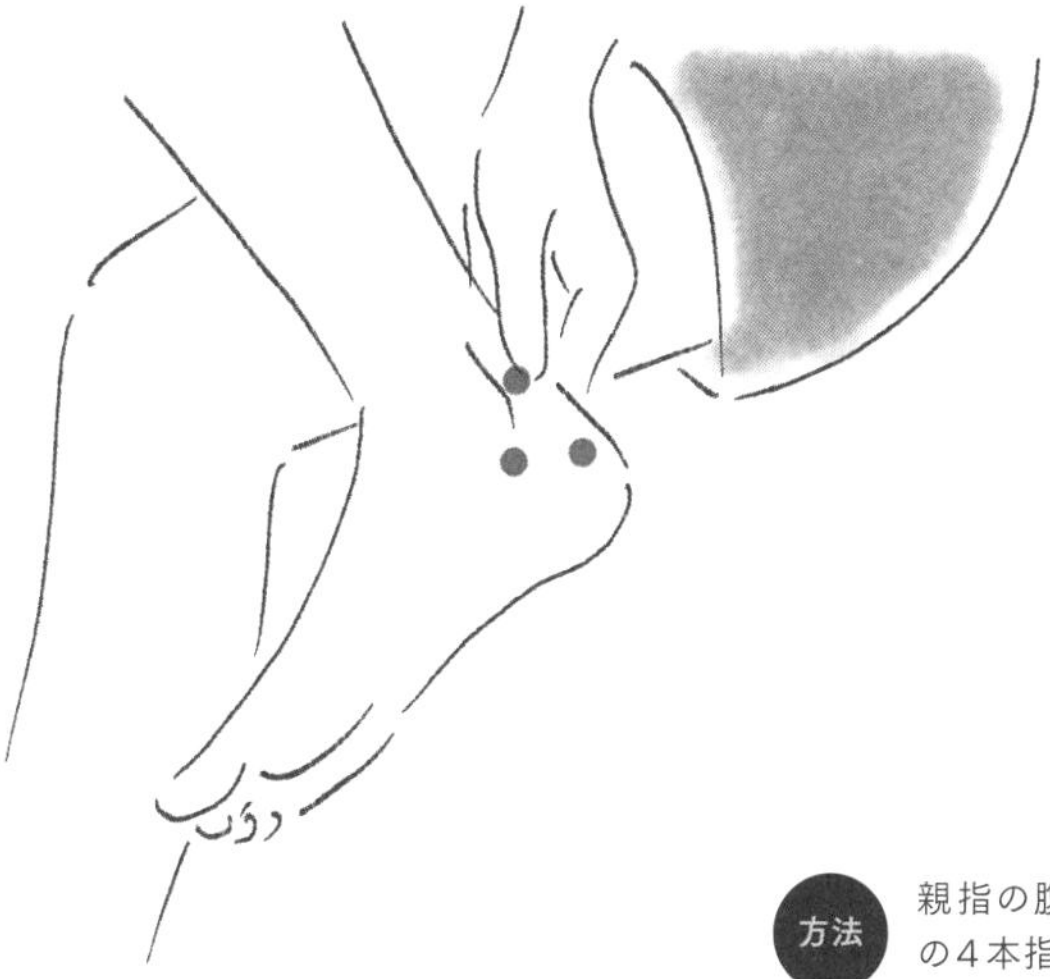

太渓《たいけい》〜照海《しょうかい》を押す

方法 親指の腹で押す。親指以外の4本指で一帯をさするのも◎。肌が乾燥しているのでクリームをつけて行うとよい。

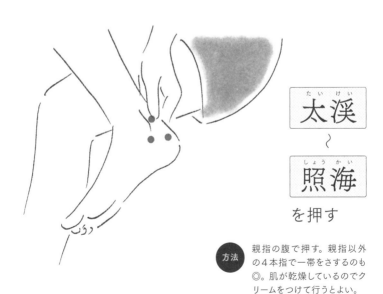

秋の不調 2

秋バテでだるい。そんなときはお腹のツボで気力、活力アップ

暑さ、湿気も落ち着いたのに、だるい、食欲不振…。それは、夏バテならぬ秋バテです。夏の間に受けたダメージを引きずったまま秋を迎えてしまうと、こういった症状に見舞われがち。さらに、初秋の急激な

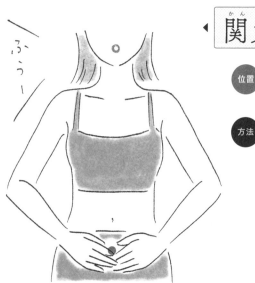

◀ 関元《かんげん》を温める

位置 おへそより指幅４本分程度下がったところにある。

方法 ツボに両手を重ねて温めたり、さすったりしていたわる。ツボの存在を意識しながら深い呼吸をするとなおいい。

冷え込みについていけない体は、自律神経を乱し不調に拍車をかけてしまうのです。そんなときに頼ってほしいのは、お腹のツボ。元気の〝元〟がつく「関元」は元気の源。ここに手を当てて温めると、じわじわエネルギーが湧き、だるさの改善に。夏の不調が尾を引く秋バテは、胃腸にまつわるトラブルも多いので、消化吸収を助ける「足三里」が強い味方です。

プラスの養生

かぼちゃのポタージュで元気を補給

かぼちゃなど、甘くほくほくした食べものは体を温め、胃腸を元気にしてくれます。ポタージュにすると消化にいいうえ、牛乳からうるおいも補えておすすめ。豆も元気アップの食材なので、豆乳を使うのも効果的です。

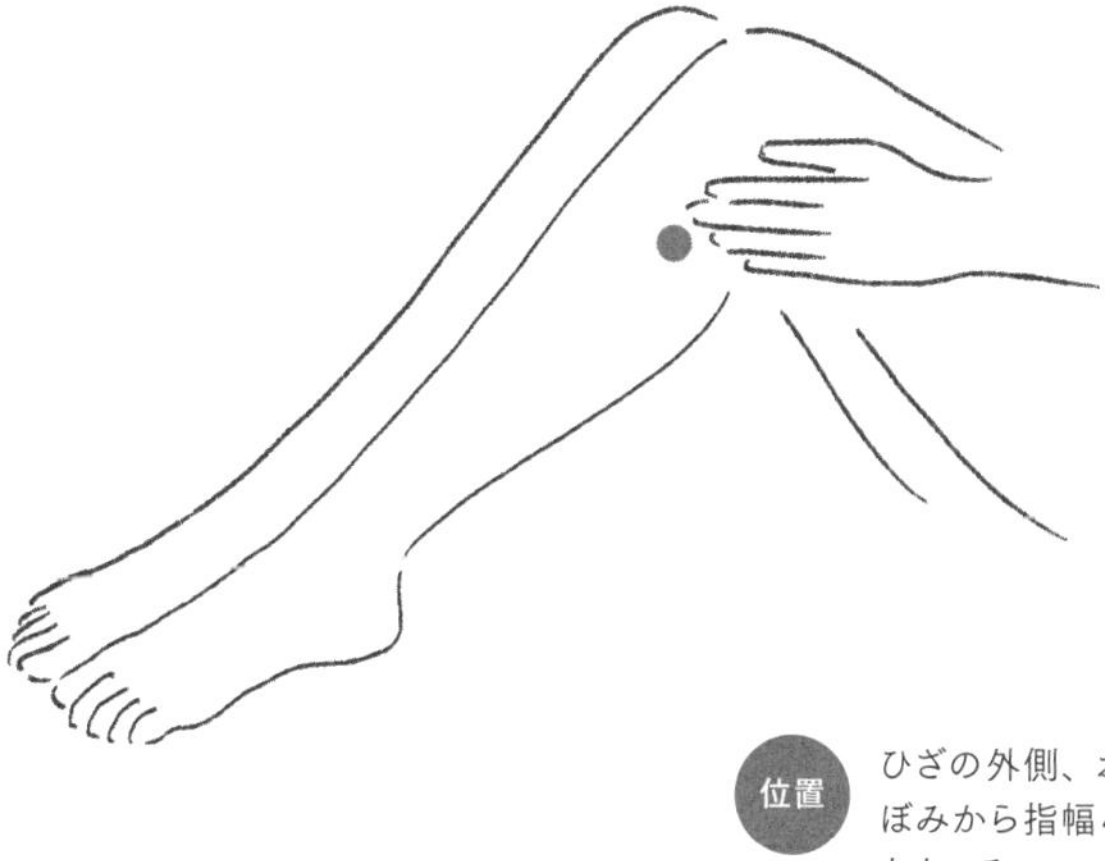

足《あし》三《さん》里《り》をさする

位置 ひざの外側、お皿の下のくぼみから指幅4本分下がったところ。

方法 指の腹や手のひらで、ツボをいたわるようにさする。少し温まると心地よくなる。

腕、のど、耳下のツボで空咳やイガイガがラクになります

うるおいが不足すると体は熱を帯びてきますが、それが肺《はい》で起こると乾いた咳やのどのイガイガなど気管支周りのトラブルが起こってきます。まずケアしたいのは腕にある「尺沢」。肺の熱を冷ます効果があるので、咳を鎮めてくれます。鎖骨の間の「天突」や、あごの下の「天容」はのどに働

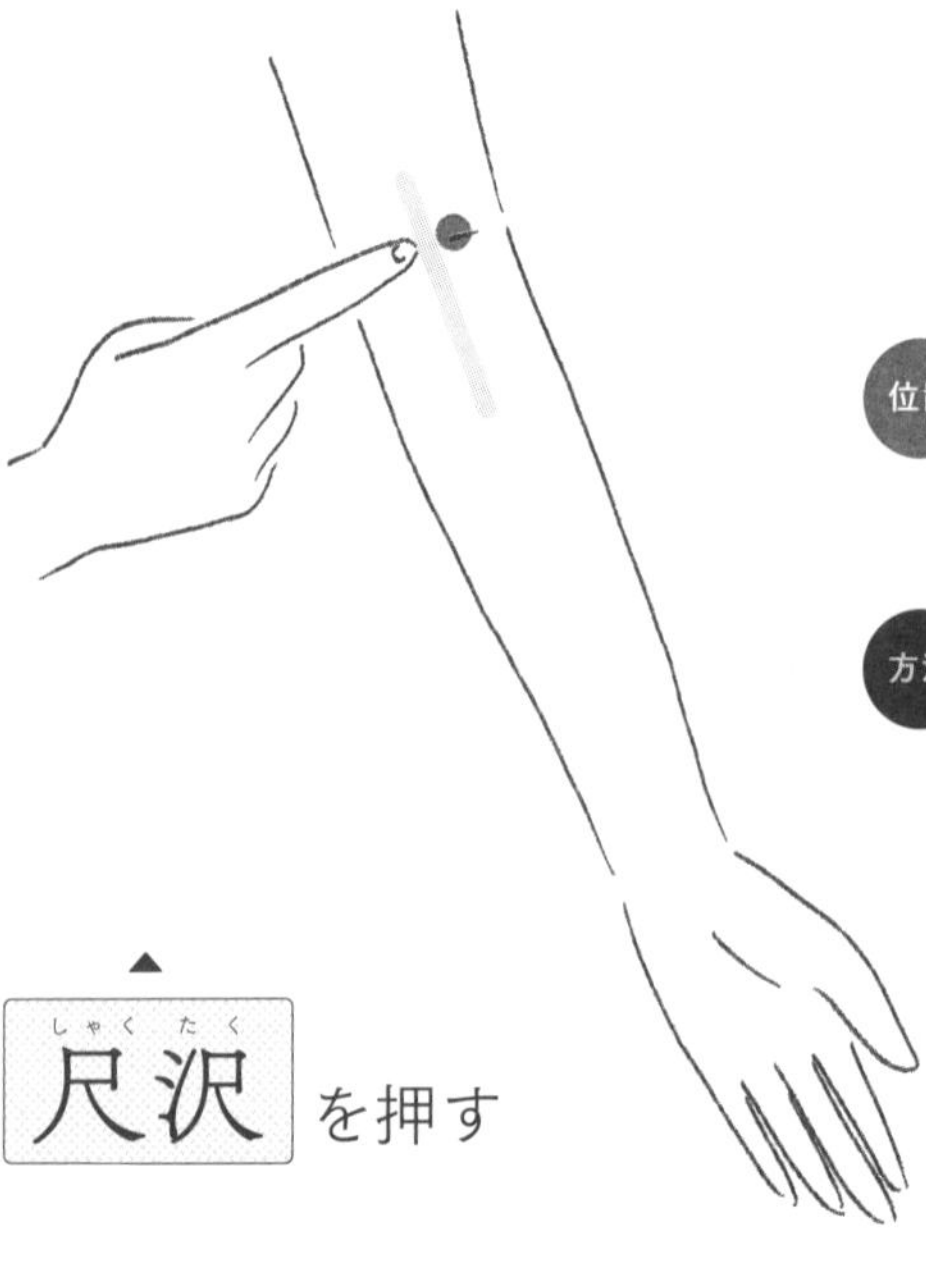

▲

尺沢《しゃくたく》を押す

位置　内ひじの曲げジワの上で腱の外側(親指側)。腱は腕を軽く曲げ、力を入れると認識しやすい。

方法　指の腹で押す。押す・離すを繰り返したり、押しながら指を揺らして痛気持ちいい程度に刺激するのもいい。

きかけるツボ。のど周りに違和感を覚えたら、これらも刺激しましょう。特に天突はデリケートな場所にあるので、強く押し過ぎないように注意が必要です。
　長引く咳はのどや胸の痛みを引き起こしたり、夜中まで続くと睡眠の妨げにもなってしまいます。また、こじれると気管支炎などにもなりかねないので、早めにケアしましょう。

プラスの養生

形も似ている れんこんは 気管を癒します

穴の開いた形が気管支に似ているれんこんは、以形補形（形が似ている食材を食すことで、その臓の働きを補う）という薬膳の考えに準じた食材。肺をうるおして余分な熱を取り、気管支を癒してくれます。

天突《てんとつ》 天容《てんよう》を押す

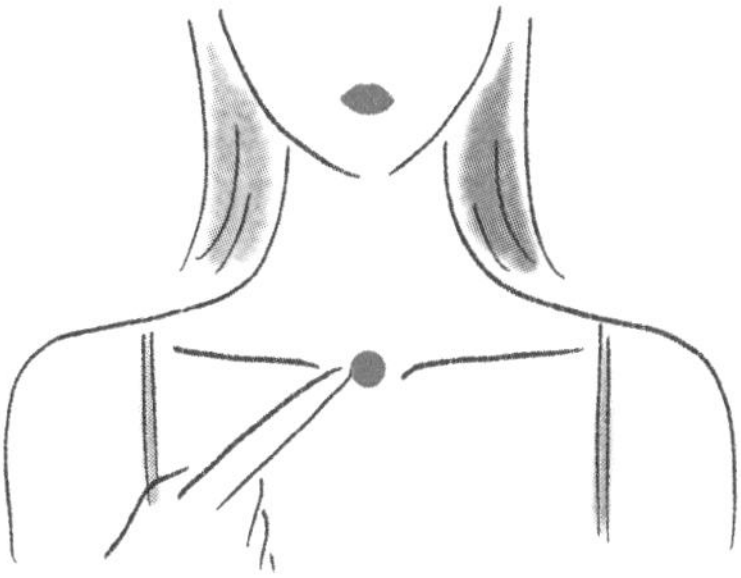

人差し指の腹で、軽く押す。力の入れ過ぎに注意。

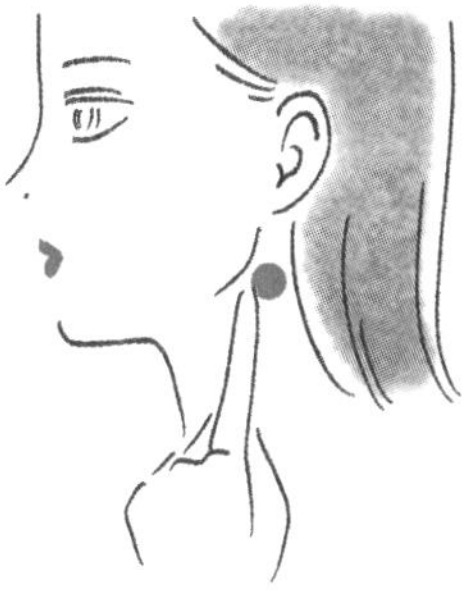

人差し指の腹で軽く押す。

位置
天突／左右の鎖骨の間のくぼみ。
天容／下あごのえら骨の角のやや後方。

乾燥性の便秘には腸の刺激と水分調節のツボでアプローチ

秋は便秘に悩む人がとても多くなります。というのも、うるおいが不足して体に余分な熱がこもると、腸も乾いてしまうから。その結果、便も乾いて硬くなり、出にくくなってしまうのです。おへそ周りの

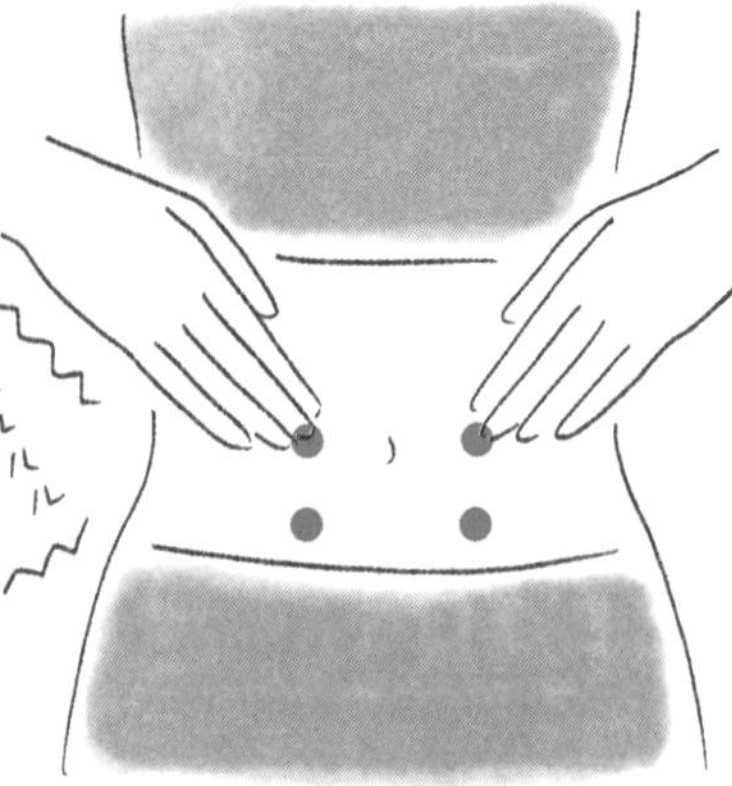

天枢《てんすう》 大巨《だいこ》を押す

位置 天枢／おへそから指幅3本分程度外側の左右。大巨／天枢から指幅3本分程度下がったところ。

方法 指の腹をツボに当てる。指先をやや下に向け、軽く押すのを繰り返す。このツボも含めたおへそ周りを“の”の字にマッサージするのも◎。

「天枢」「大巨」は、便秘の特効ツボ。腸に直結するツボなので、軽く圧をかけながら指で押すと、腸が動き出してくれます。水分を調節する「復溜」も、乾燥性の便秘を助けるツボ。刺激することで、腸のうるおいを促すことができます。そして、このタイプの便秘はP62の「熱タイプ」に該当しますから、体の余分な熱を取る「合谷《ごうこく》」「曲《きょく》池《ち》」の刺激も必須です。

プラスの養生

食物繊維豊富ないちじくが便秘に効果的

いちじくは、肺《はい》にうるおいを与え肌の乾燥やのどの痛みなどもやわらげてくれます。また、胃腸の働きもととのえるので、便秘の改善にもうってつけ。そのままでももちろん、ジャムやコンポートにしてもおいしい。

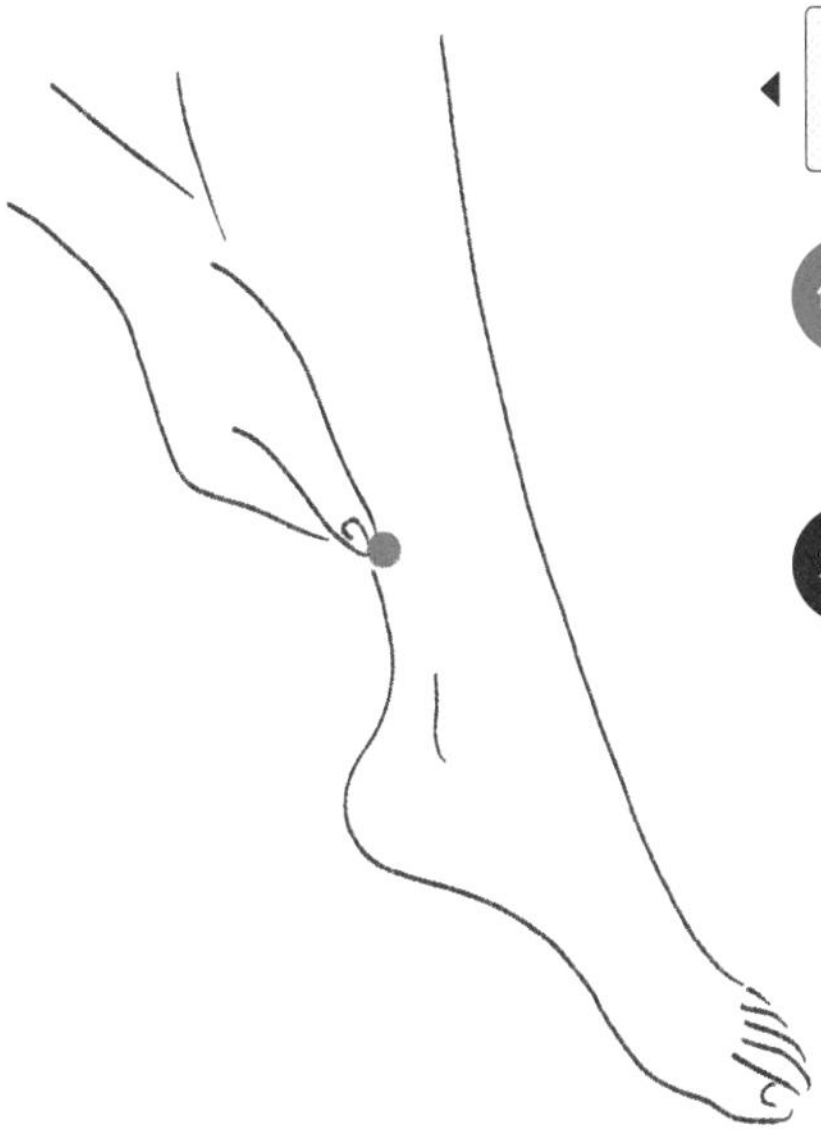

復溜《ふくりゅう》を押す

位置 内くるぶしとアキレス腱の間にある太渓《たいけい》というツボ（P140）から、指幅3本分程度上がったところ。

方法 アキレス腱側から手を回し親指の腹をツボに当てる。押したり、指先をクルクルと回しマッサージしてもいい。

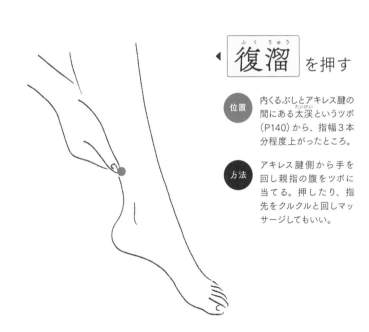

ゾクっと悪寒…。かぜの気配を感じたら背中のツボを温めましょう

秋になり空気が乾燥すると、かぜをひく人が急増。中医学では、その原因は衛気《えき》の不足と考えます。衛気とは、バリアのように体表面を覆う〝気〟なのですが、肺《はい》が弱ると衛気も不足。すると体に風邪《ふうじゃ》という風

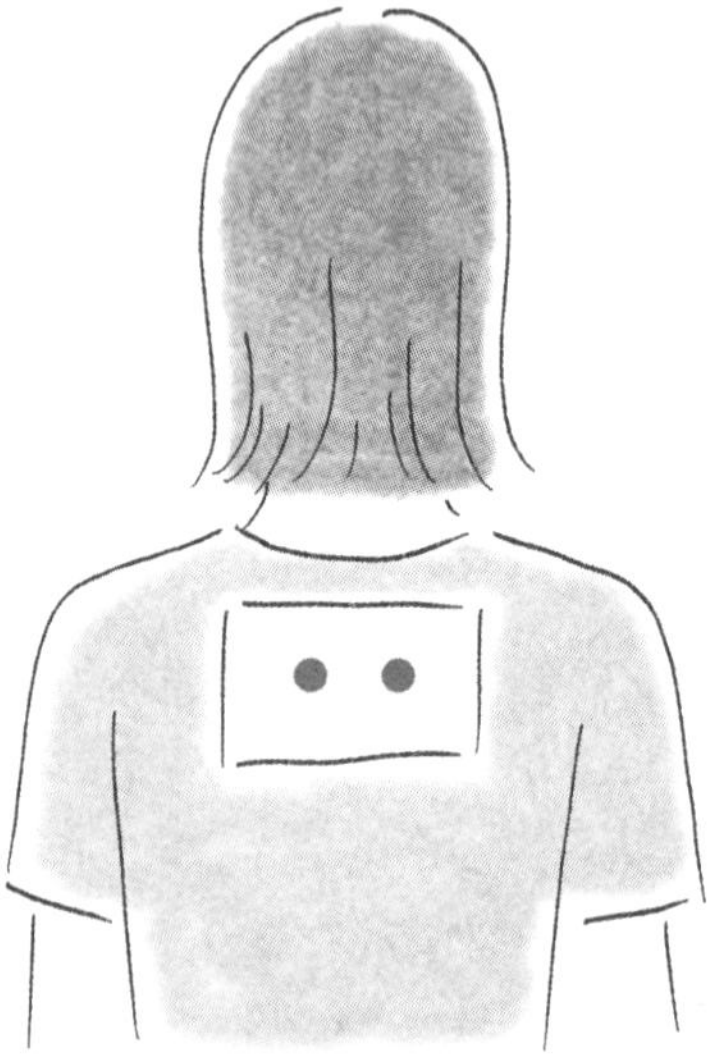

肺兪《はいゆ》を温める

位置　大椎（左ページ参照）から背骨の山を3つ下に移動。そこから親指幅1本半分程度外側の左右。

方法　手が届きにくいのでカイロで温めるのがおすすめ。じんわり温まると呼吸もラクになる。

の邪気がすっと入り込んで、かぜを引き起こすのです。かぜを防ぐためには、衛気を張り巡らせる、肺の働きを高めることが先決。背中の「肺兪」は、肺を元気にするツボ。温めていたわりましょう。「風門」は、風邪の侵入口。ゾクっとしたらここを温め、侵入しかけた邪気を追い出します。首のつけ根にある「大椎」も、風邪を分散させるツボなのでセットで温めましょう。

プラスの養生

杏仁豆腐はうるおいのデザートです

人気デザート杏仁豆腐。その素となる「杏仁」には肺をうるおす効果が期待できます。市販の杏仁豆腐にはアーモンドパウダーを使ったものもあるので、杏仁霜《きょうにんそう》（あんずの種の粉末）が使われているものを選びましょう。

風門《ふうもん》 大椎《だいつい》 を温める

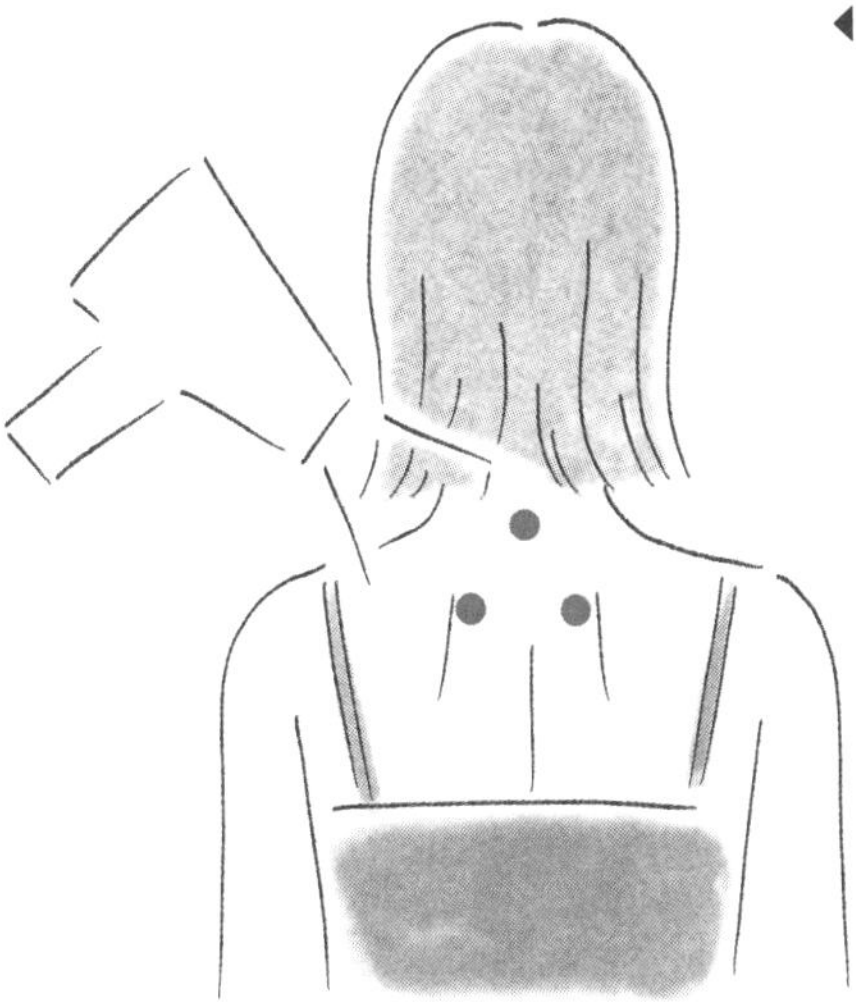

位置 **大椎**／首を前に倒したときに飛び出る骨の下。
風門／大椎から背骨の山を2つ下に移動。そこから親指幅1本半分程度外側の左右。

方法 手が届きにくい場所だが、ドライヤーを活用すると手軽に温められる。近づけ過ぎると火傷の原因になるので注意。

秋はこころも乾燥。頭や胸、手にはこころをうるおすツボがあります

P25の五行色体表《ごぎょうしきたいひょう》を見ると、肺《はい》は悲しみの感情と関連することがわかります。だから、理由もなく悲しくなったり、淋しくなったりするのは当たり前。秋はこころも乾燥する季節なのです。悔やまない、落ち

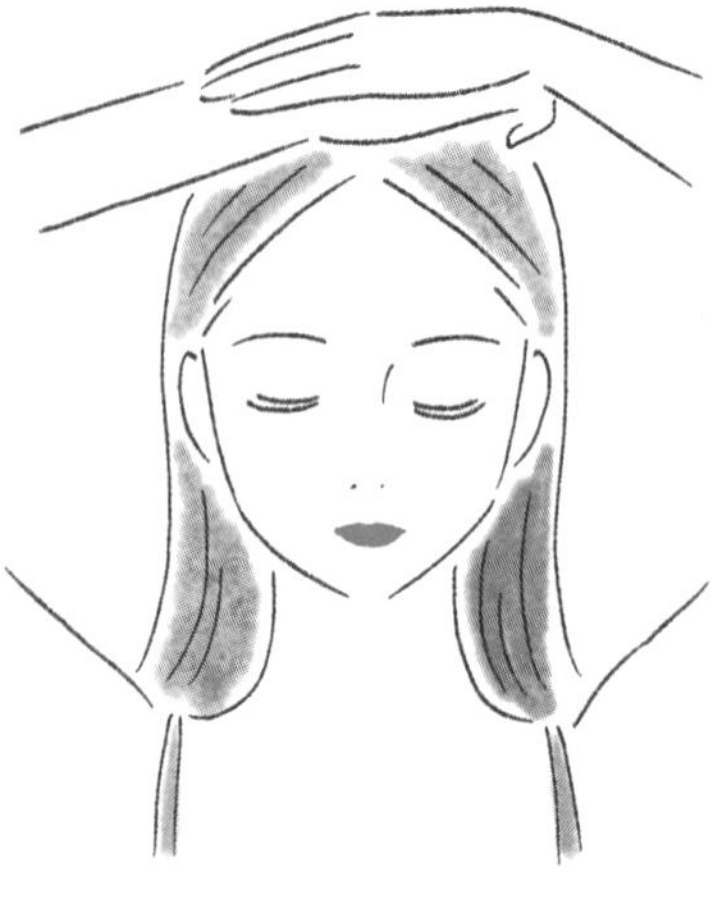

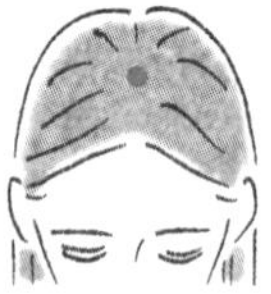

◀ 百会《ひゃくえ》を温める

位置 頭のてっぺん。両耳をつないだラインと体の真ん中が交わるところ。

方法 手首のつけ根をツボに当て、もう一方の手を重ねる。軽い刺激を加えながらじんわり温めると心地いい。

込まない。そんなこころ持ちで過ごすことも大事ですが、それでも滅入ってしまいそうなときは頭の「百会」に手を当てましょう。じんわり温めると、こころがほぐれてラクになります。胸にある「膻中」も、気持ちを落ち着かせてくれるツボ。ここは、ソワソワしたら自然と手を当てるところですよね。緊張を解いてくれる「労宮」は、誰かに押してもらうのもおすすめです。

プラスの養生

ほくほくした ゆり根で 気持ちも温めて

「食べたいのに食べられない」「動きたいのに動けない」という状態を「百合病《びゃくごうびょう》」といいますが、ゆり根を食べて改善したことからこの名に。このことからもゆり根がメンタルにいいことがわかります。茶碗蒸しに入れても美味です。

▼労宮《ろうきゅう》を押す

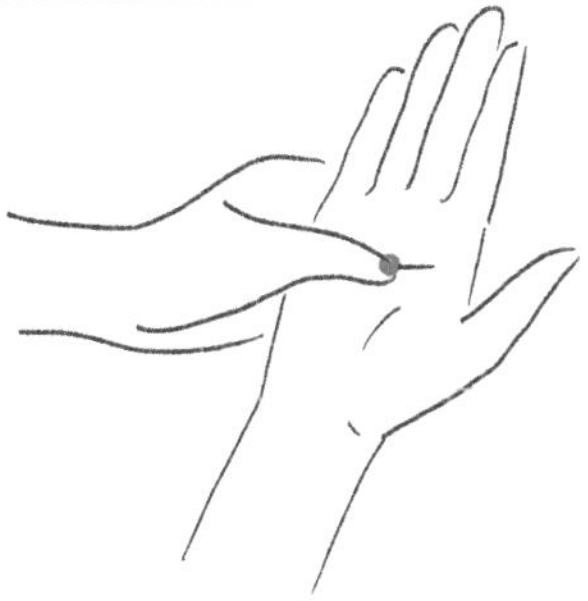

親指の腹で軽く押す。深呼吸をしながら、ゆっくり押すとよい。

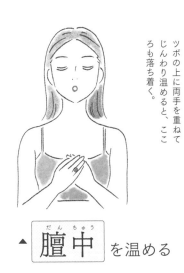

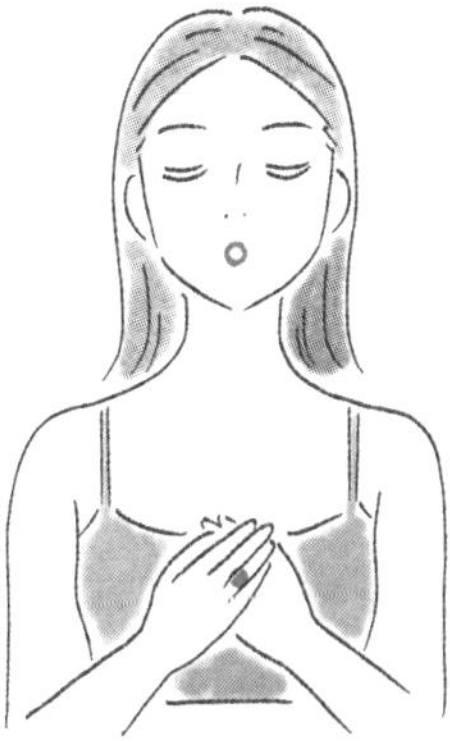

ツボの上に両手を重ねてじんわり温めると、こころも落ち着く。

▲膻中《だんちゅう》を温める

位置 **壇中**／乳首同士を結んだ線の真ん中。**労宮**／こぶしを握ったとき、人差し指の先端と中指の先端が当たったところの間。別説もある（P95参照）

寝汗は水の不足から。手足をさすってうるおいをコントロール

涼しいのに寝汗。そう聞くと、「水分過多では?」とも思えますが、じつは逆で、原因はうるおい不足。例えば、やかんで沸かすお湯を想像してみてください。沸騰して水が減るとやかん内は高熱に。すると火

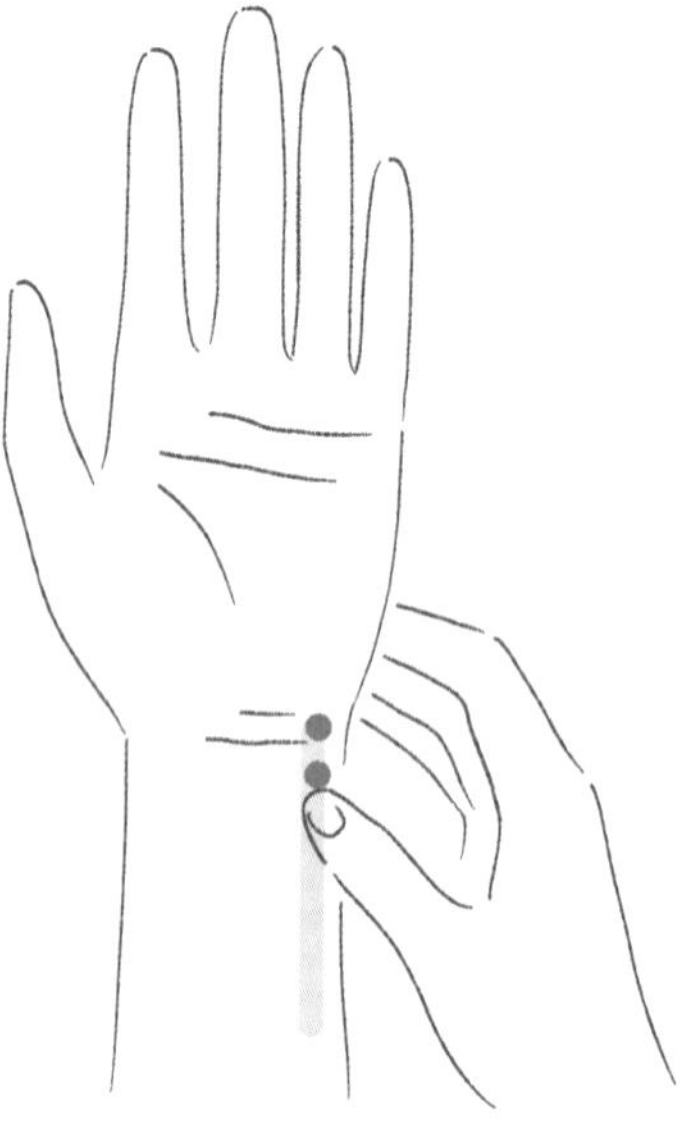

神門《しんもん》 陰郄《いんげき》を押す

位置 **神門**／手のひら側の手首のシワの上で、小指側の腱の内側（親指寄り）のくぼみ。
陰郄／神門より小指幅1本分程度ひじ寄り。

方法 親指の腹で軽く押したり、さすったりして刺激。人差し指と中指の腹でさすってもいい。

力は変わらないのに、残りの水の蒸発がぐんと早くなります。人の体も水が減ると体内の熱が上昇し、その熱を出そうとどんどん汗をかくのです。だから早く注水しないと水が底をつき空焚き状態に…。そうなる前にさすりたいのは水分補給に働く「復溜」。手首の「神門」「陰郄」は、精神を安定させ、熱を鎮めるツボなので、やかんのたとえでいえば火を弱める役目をしてくれます。

プラスの養生

サウナや岩盤浴は控えましょう

うるおい不足の人が、大量に汗をかけば、どんどん乾燥が進行。発汗を促すような激しい運動やサウナ、岩盤浴などは避けましょう。汗をかくと肌がしっとりしてうるおったように思いがちですが、体内はカラカラになります。

復溜《ふくりゅう》を押す

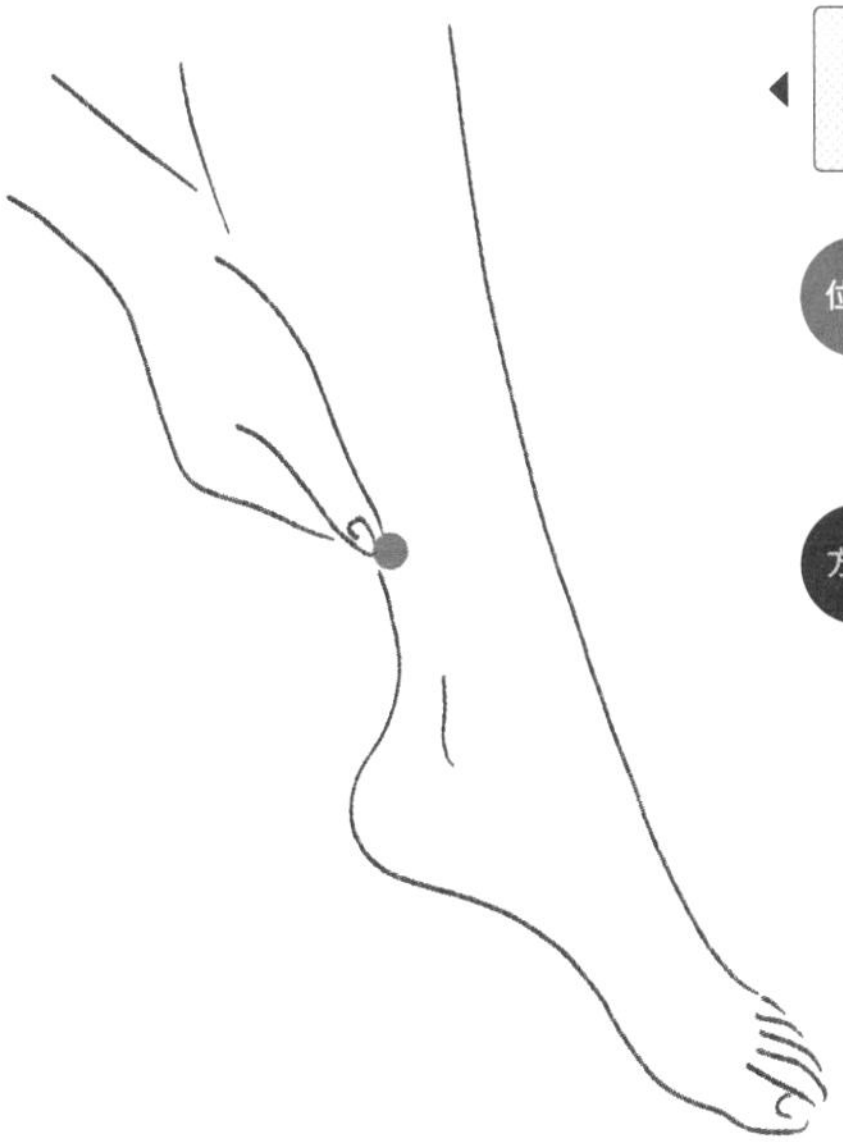

位置 内くるぶしとアキレス腱の間にある太渓《たいけい》というツボ（P140）から、指幅3本分程度上がったところ。

方法 アキレス腱側から手を回し親指の腹をツボに当てる。押したり、指先をクルクルと回してマッサージするのも◎。

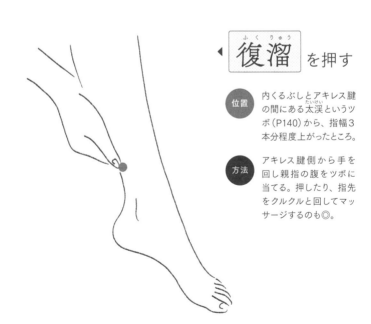

冬

WINTER

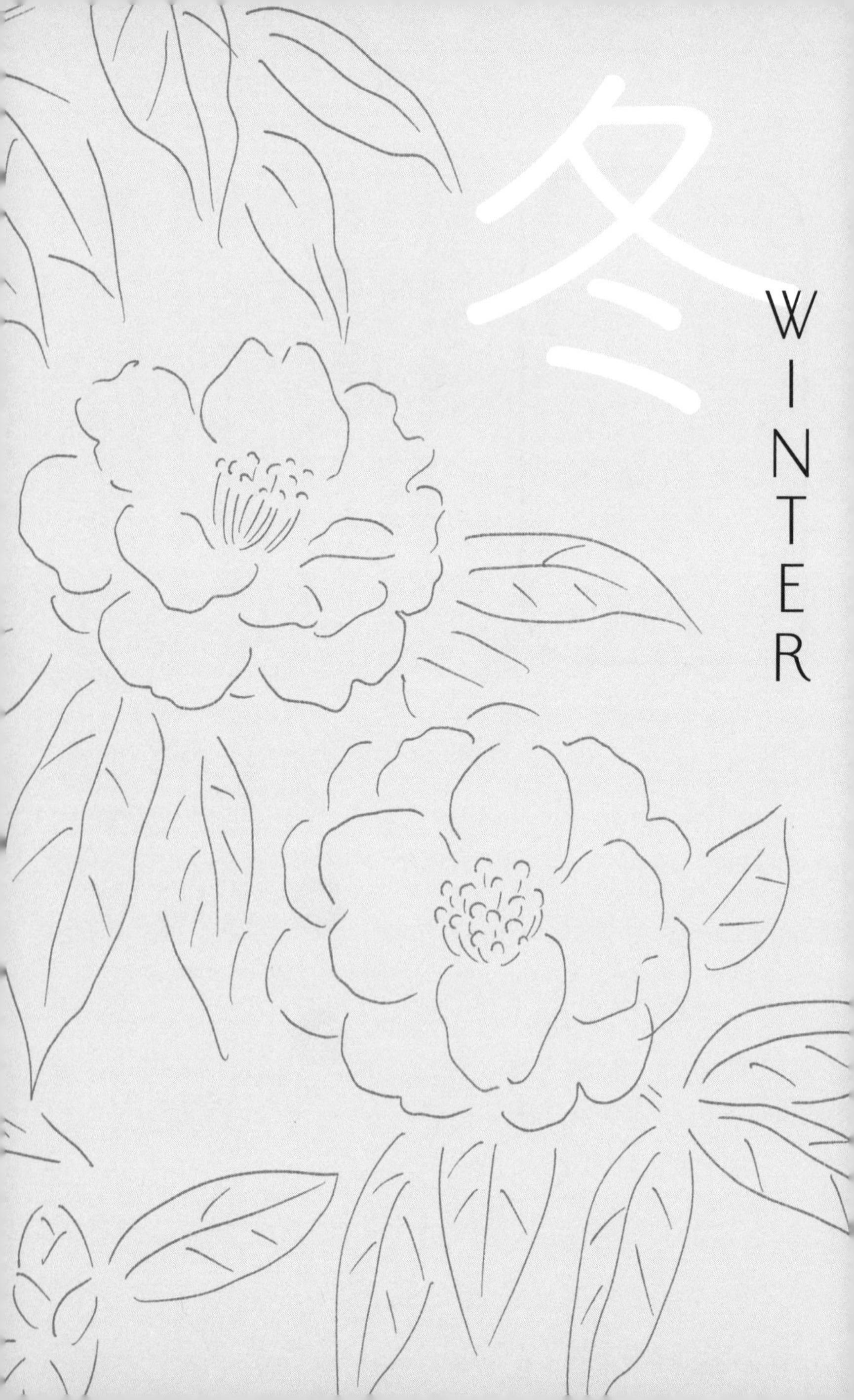

備えの時季。
静かにこもって
体力、気力を温存

寒さが厳しくなり、万物がまるで息を潜めるかのように静まりかえる冬。草木は地中にこもり、動物は冬眠したり活動量を減らしたりして、体力を温存します。人もまた、次第にたくさんのエネルギーを使うことを抑えはじめ、省エネモードになっていきます。「あまり動きたくないな」そう思うのも当たり前のことなのです。新しいことに挑戦するのも、春を迎えてからのほうがいいでしょう。この時季の頑張りは、気力、体力を過度に消耗し疲れてしまいます。冬は体もこころも備えの時季。ゆっくり、焦らず、春を待ちましょう。

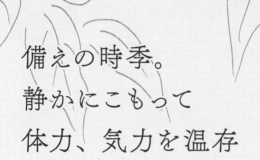

冬は腎の季節

冬に注意深くケアしたいのが「腎《じん》」です。中医学では生命活動を維持するエネルギーを「精《せい》」といいますが、この精を貯蔵するのが腎の大きな役割。それに伴って、成長・発育、生殖機能などをつかさどるほか、水分代謝や老廃物のろ過、体や臓器を温める仕事もこなします。腎は寒さがとても苦手です。そのため寒さの邪気《じゃき》「寒邪《かんじゃ》」が体に入りやすい冬は、ダメージを受けて弱りやすいのです。

冬の体調

寒邪の最大の悪さは体を冷やすこと。そのため、足腰や末端の冷えが起こりやすくなります。また、腎のダメージにより、もの忘れ、抜け毛や白髪、頻尿、聴力や生殖機能の低下など老化に似た症状がみられます。というのも、腎の精は加齢でも減っていくものだから。それに拍車をかけるのが寒邪。そのため、冬は老化しやすい季節なのです。

冬のこころ

何かに怯えたり、ささいなことにビクッ。やたら不安になる。そんな心境になりやすい季節。こういった感情は、腎やそれと関係の深い膀胱も弱らせてしまいます。不安や緊張がよぎるときにトイレに何度も行きたくなるのはこのためです。夜は特にネガティブになりがちですから、できるだけ、昼間の暖かい時間に考えるようにしましょう。

冬のすこやかに過ごすコツ

冬は植物も動物も、内にこもって静かに過ごします。人も活動的になり過ぎずに、ゆったり暮らすのが理想。せかせかした日々や激しい運動は腎に負担をかけてしまいます。ただ、血が滞りやすい季節なので、散歩など軽い運動はおすすめです。また、寒さは腎の大敵なので、防寒と保温が大事。ツボ押しでもカイロなどの温めるツールを活用するといいでしょう。

腎の働きを助けるツボ

腎を助けるツボの代表は、足裏の「湧泉」です。腎の経絡《けいらく》（P210）のスタート地点にあり、名前のとおり気《き》や血《けつ》が泉のように湧き出すツボです。青竹やゴルフボールでの刺激もおすすめ。こころを安定させる効果や、意識をはっきりさせる働きもあります。内くるぶしの「太渓」も同じく腎の経絡上のツボ。生命活動の源である元気を補充します。どちらも冷えやすい足元にあるのでしっかり防寒を。

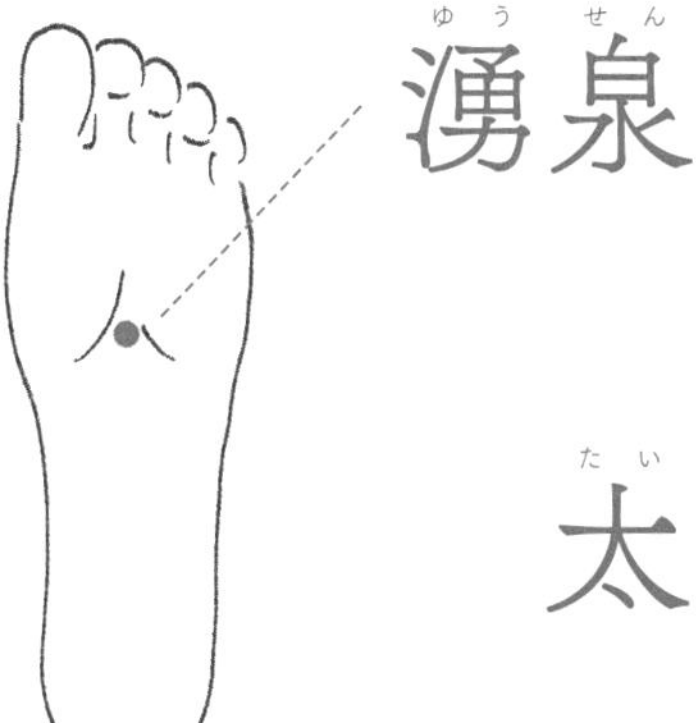

足の裏。足の指をギュッと内側に曲げたときにいちばんへこむところ（P59参照）。親指の腹でぐーっと押す。

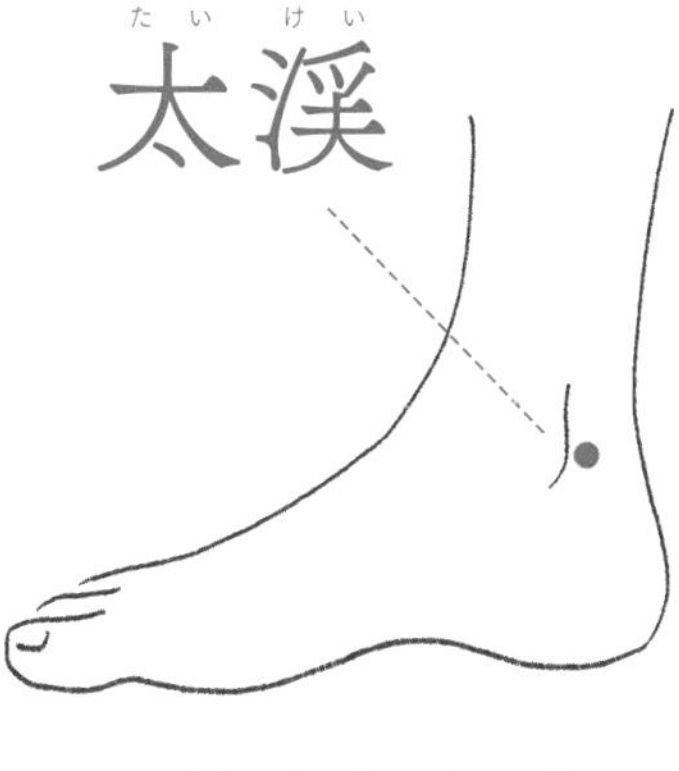

内くるぶしと、アキレス腱の間のくぼみ。指の腹で痛気持ちいい強さで押す。

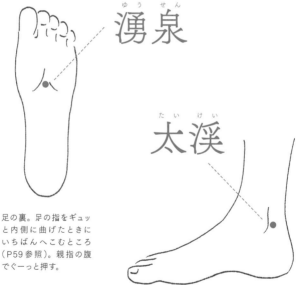

水かきをもむと指先がポカポカ。末端の冷え改善におすすめです

冷えは季節を問わず多い悩みですが、寒《かん》邪《じゃ》が入り込んでくる冬は一段とつらさが増します。手足の末端まで冷たくなって、しびれたり、こわばったり、しもやけになってしまうことも。これは、血流が悪くなる

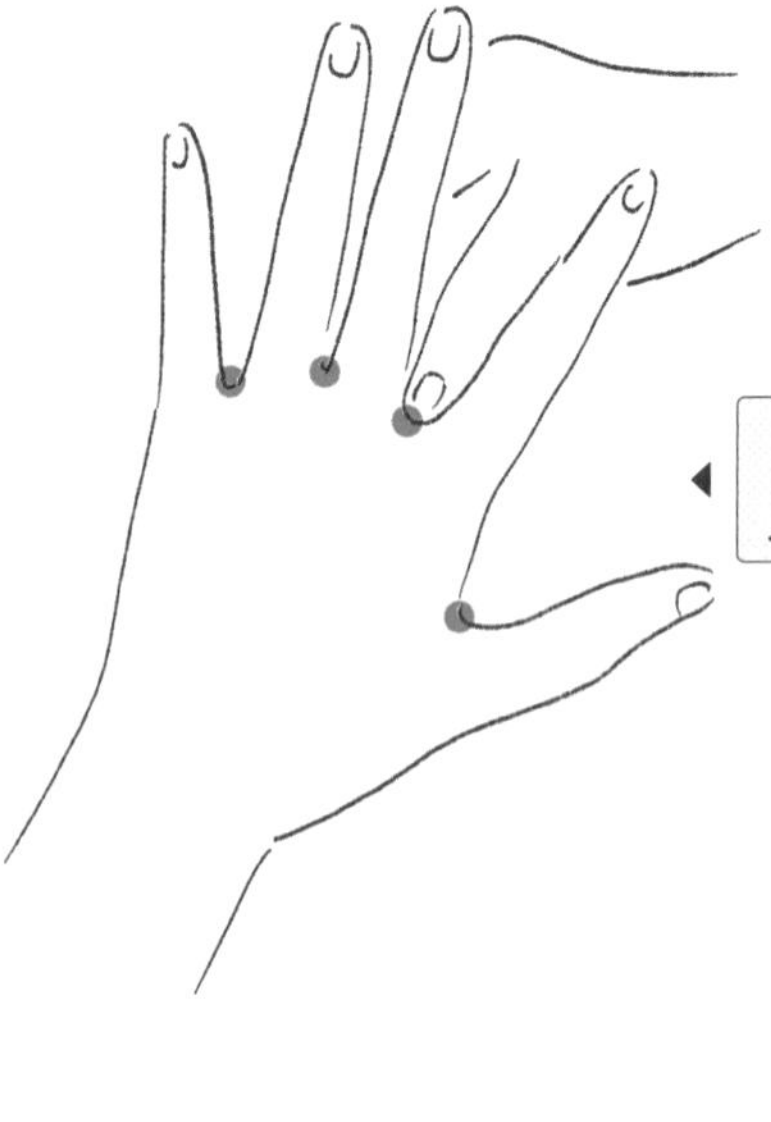

八邪《はちじゃ》をつまむ

位置 両手の水かきのところにある。

方法 反対の手の親指と人差し指でつまんで刺激。押したり離したりを繰り返すといい。

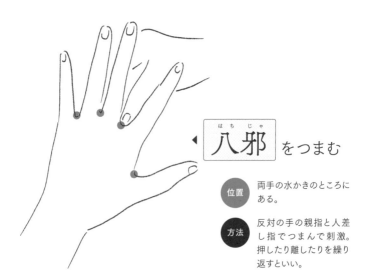

ことで末端まで栄養が行き届かず、生じてしまう症状です。手指の間にある「八邪」、足指の間にある「八風」は末端の血行をよくしてくれるツボ。水かきをつまむように刺激すると、じんわり温まってくるのを感じます。手と足で握手をすれば、八邪、八風を同時に刺激できます。指を組んだ状態でグーパーしたり、双方の指をつかむ、パッと離す動作を繰り返してみましょう。

プラスの養生

冷える日は ココアで リラックス

体が緊張していたり、ストレスがたまっていると血管が収縮し血流が悪くなってしまいます。そんなときは、ココアを飲みましょう。ココアは気持ちを落ち着かせゆるめてくれるので、血流改善にも効果的です。

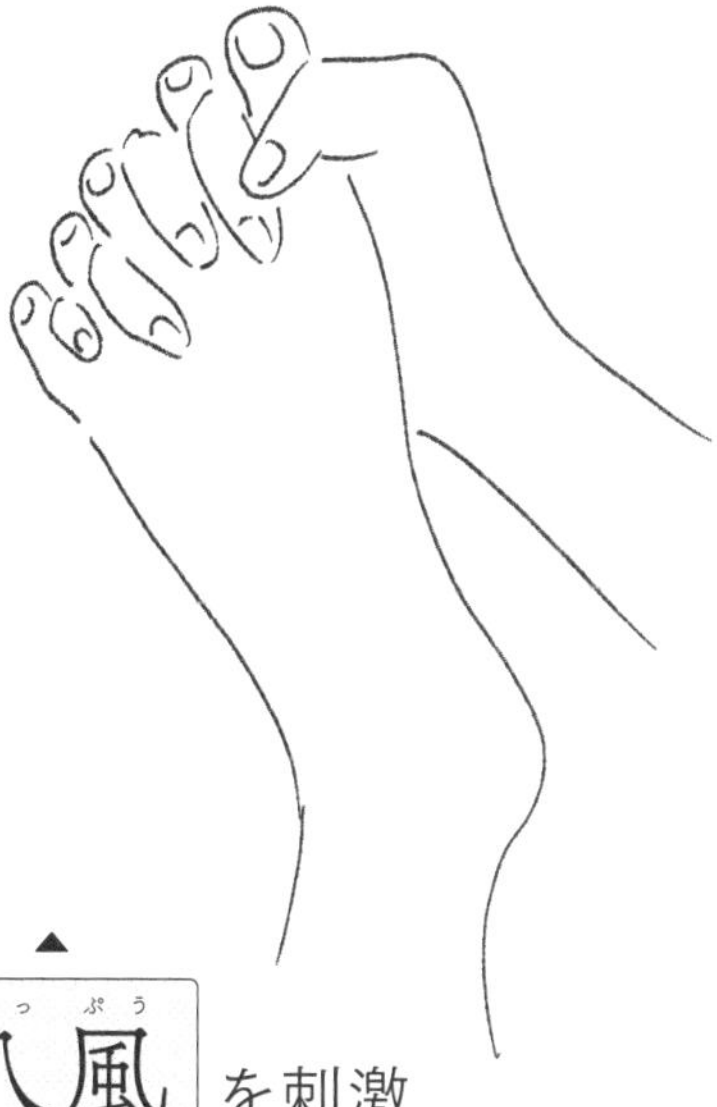

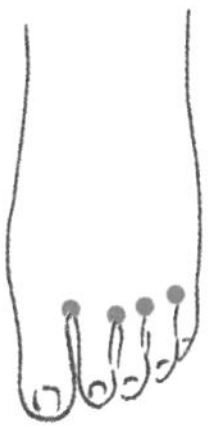

八風《はっぷう》を刺激

位置 両足の水かきのところにある。

方法 手足の指を組めば、八邪も同時に刺激できる。足指をグーパーすると、刺激が伝わりやすい。

憂うつ、不安、恐怖感……。胸と背中を温めるだけでも安らぎます

日照時間が少ないうえに、どんより曇り空。そんな気候も影響し、冬になると誰にも会いたくない、出かけたくない。社交的な人でさえ、憂うつな気分になることは珍しくありません。こういった気持ちや不安

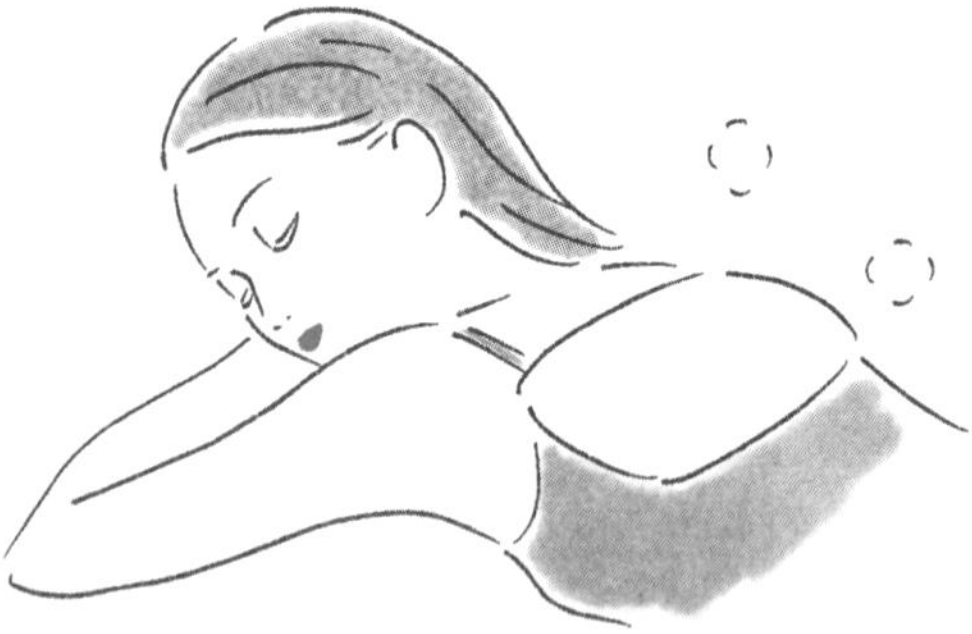

▲

身柱《しんちゅう》を温める

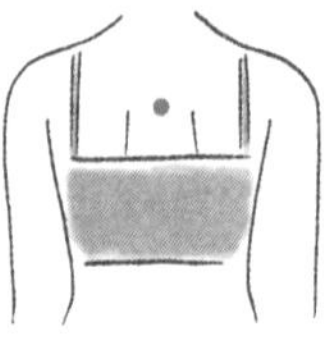

方法 手が届きにくいので、ホットマットや湯たんぽ、カイロなどで温める。誰かにさすってもらうのもおすすめ。

位置 首を前に倒したとき飛び出る骨（大椎《だいつい》）から背骨の山3つ分下へ移動したところ。

感、ビクビクする感情が過度になると腎《じん》に負担がかかるので、ツボの力を借りて気持ちを少し晴らしましょう。背中にある「身柱」は癒しのツボ。背中をさすってもらうと安心しますが、そんなときに自然と触れているのがこのツボです。胸元の「膻中」も手を当てると安心します。不安なときは肩をすくめがちなので、肩の力を抜き、そっと手を添えましょう。

プラスの養生

手のひら日光浴でリフレッシュ

日光浴には幸せホルモン「セロトニン」の分泌を促す効果があるといわれています。全身に浴びるのは日焼けも気になるし、抵抗があるという人は手のひらだけでOK。手のひらを10分程度太陽に向けましょう。

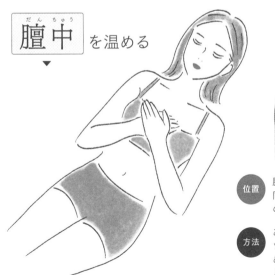

膻中《だんちゅう》を温める

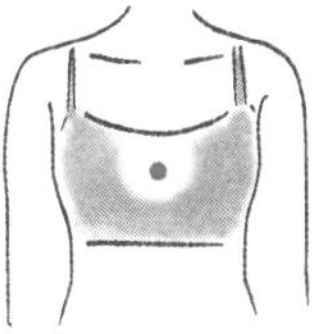

位置 胸もとにあり、乳首同士を結んだラインの真ん中。

方法 あお向けになって、ツボに手を重ねて温める。ホットマットなどを使って温めても心地いい。

冷えからくる腰痛には お尻の上部と足首を 温めるのが効果的

冬になると腰が痛む。これは、体の芯まで冷えきってしまったことで起こる腰痛。筋肉疲労からくるP48の腰痛とは原因が異なるので着目するツボも違ってきます。

内くるぶし上の「三陰交」は冷えの治療

三《さん》陰《いん》交《こう》を温める ▶

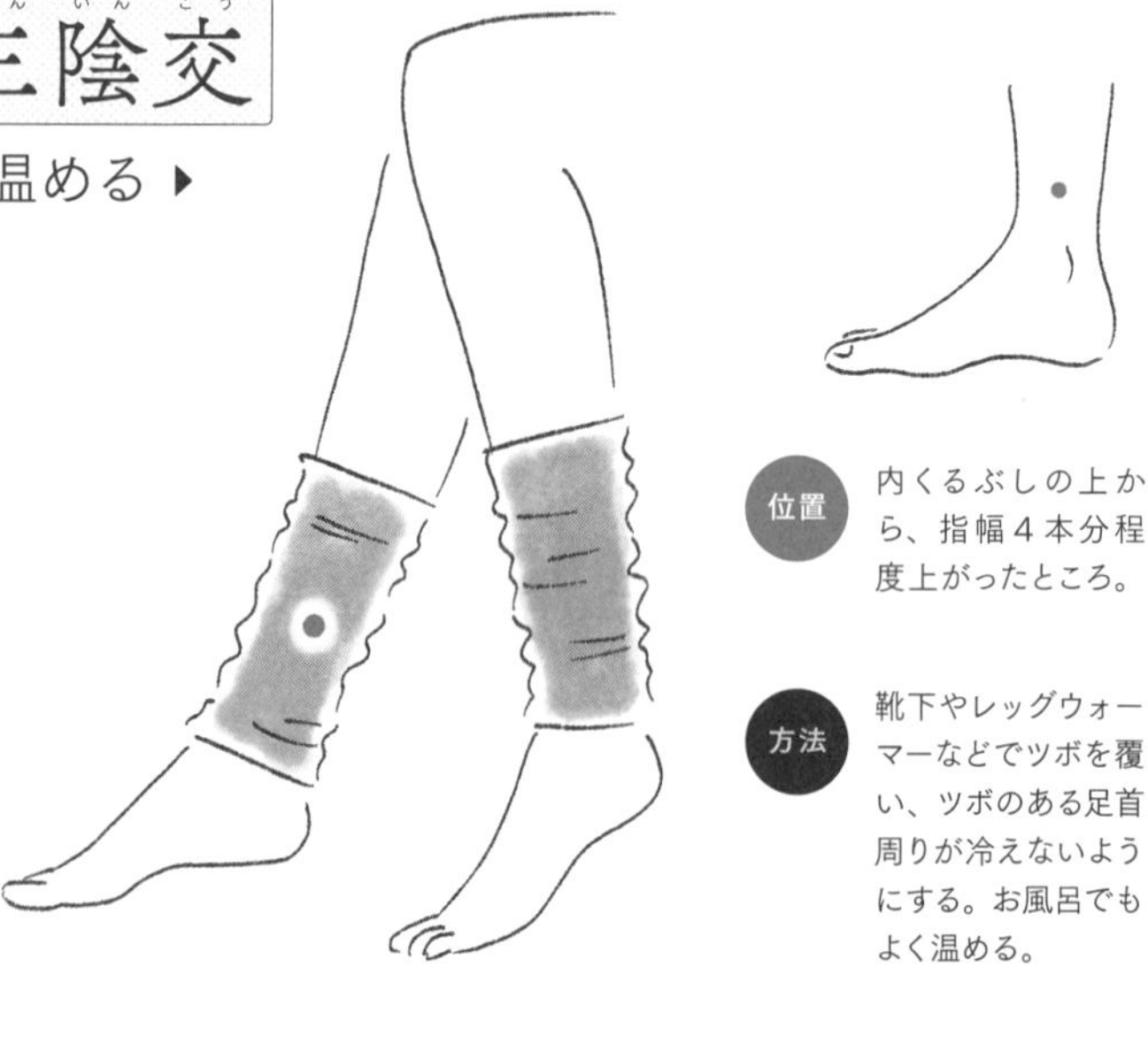

位置 内くるぶしの上から、指幅4本分程度上がったところ。

方法 靴下やレッグウォーマーなどでツボを覆い、ツボのある足首周りが冷えないようにする。お風呂でもよく温める。

によく使われるツボ。寒い場所に長時間いると無意識にこの付近をさすっていることはありませんか？　それは、三陰交を冷えから守ろうとする本能的反応です。三陰交は脾《ひ》の経絡上（P210）のツボですが、体を温める働きも担う腎《じん》の経絡も通るため、冷えとも深く関ります。お尻の上に並ぶ「上髎」「次髎」「中髎」「下髎」は腰に働きかけるツボ。湯船でじっくり温めましょう。

プラスの養生

にら玉スープで体ぽかぽか

にらには体を温める作用があるので、足腰の冷えの改善に有効です。血流もスムーズにしてくれます。たまごをふんわり加えた、にら玉スープにすれば体もぽかぽか。たまごは血《けつ》を補ってくれる食材なので、温め効果もアップ。

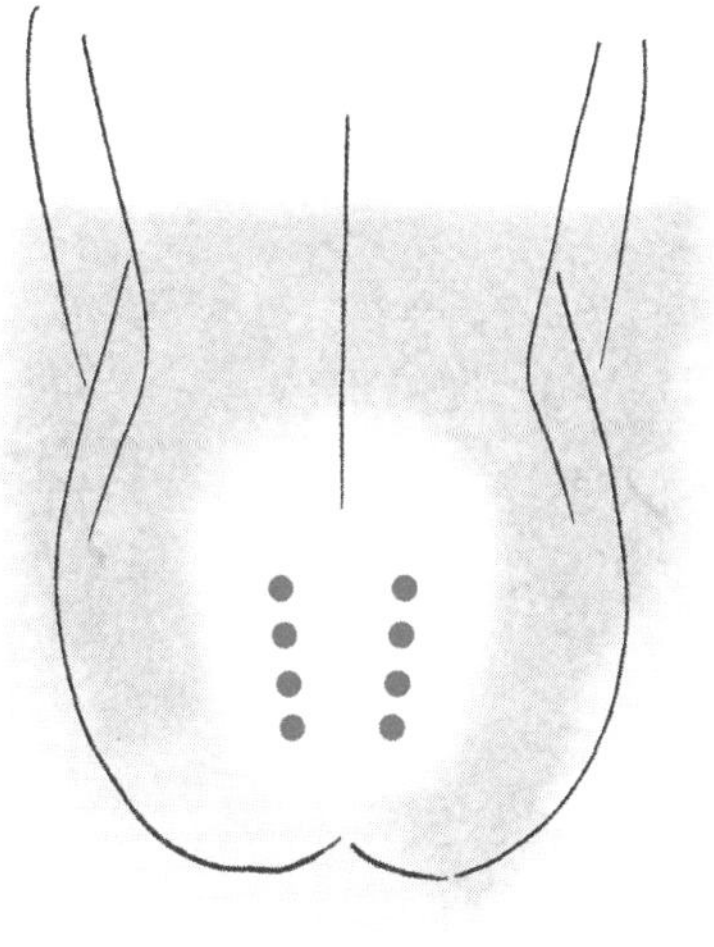

上髎《じょうりょう》 次髎《じりょう》 中髎《ちゅうりょう》 下髎《げりょう》 を温める

位置 骨盤の中央にある、手のひらほどの大きさをした骨、仙骨《せんこつ》（P215参照）に並ぶツボ。中心から親指幅1本半分程度外側の左右にあり、上から上髎、次髎、中髎、下髎。

方法 お風呂に浸かってじっくり温める。湯船の中で一帯をさするとなお◎。日中は、カイロを貼るのもいい。

つい食べ過ぎて胃腸疲れに。消化を助けるツボの力を借りましょう

多忙な師走、ストレスがたまってつい暴飲暴食。年末年始の会食で、つい食べ過ぎて胃もたれ。冬はこんな、ついやってしまった末の胃腸トラブルも増えがちです。こういった不調は胃腸の働き過ぎから起

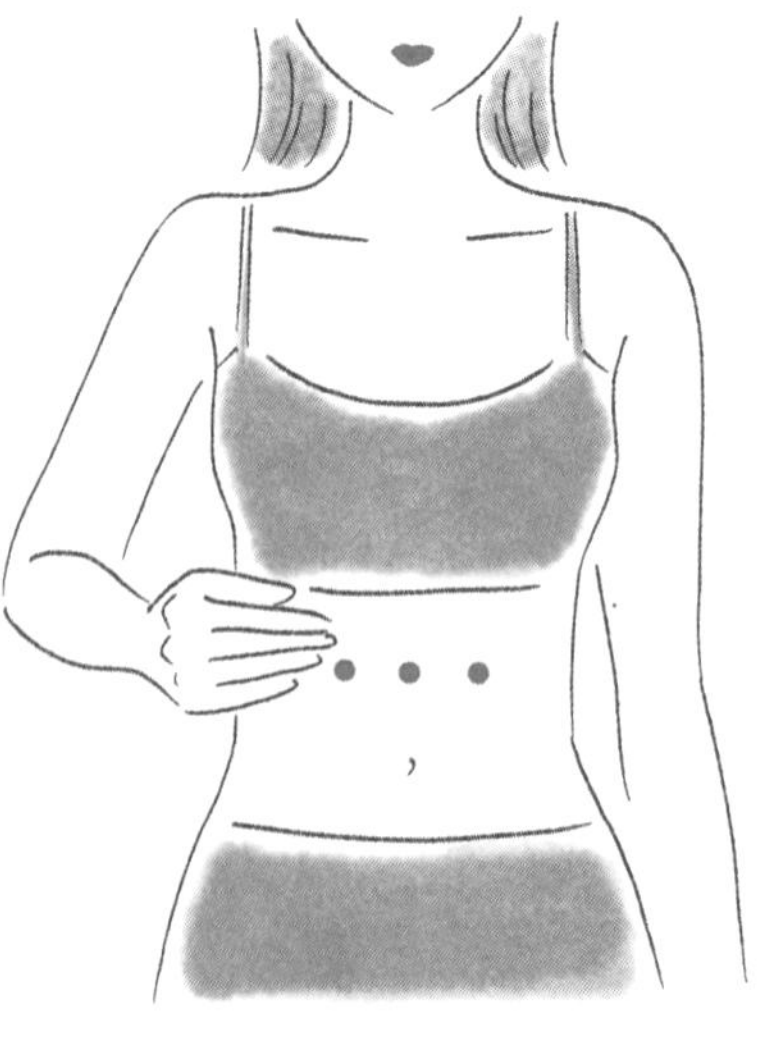

中脘《ちゅうかん》 梁門《りょうもん》 を押す

位置 **中脘**／おへそから指幅5本分（人差し指〜小指の4本＋親指1本）程度上のところ。**梁門**／中脘から指幅3本分程度外側の左右。

方法 人差し指や中指の腹でやさしく押したり、さすったりして胃の近くをいたわる。

こるもの。胃は、次々入ってくる食べものを燃料に熱を生み出し、ひたすら消化にいそしみます。その結果、疲労困憊し、消化不良を起こし不調を招いてしまうのです。「中脘」は胃の働きを、「梁門」は消化を助けるツボ。「内庭」は胃の余分な熱を取る効果があります。食べてしまったことを後悔して落ち込んでも改善しないので、まずはこれらのツボを押しましょう。

プラスの養生

すりおろしりんごで胃をいたわる

「りんごが赤くなると医者が青くなる」という言葉がありますが、それほどにりんごは体にいい果物。胃の熱を取り、消化を助ける作用にもすぐれています。すりおろせば、弱った胃によりやさしくなります。

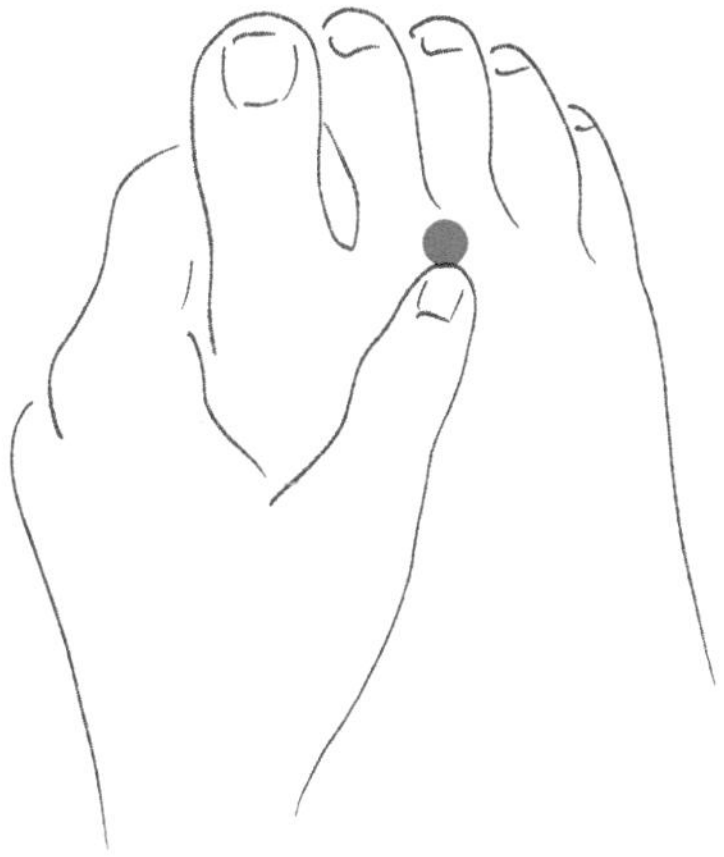

内庭《ないてい》を押す

位置 足の甲にある。第2趾と第3趾の間で、指のつけ根。少しくぼんだところ。

方法 4本の指で足を支えながら、親指の腹をツボに当ててぐーっと押す。押しながら指を前後に動かすと、より刺激が伝わりやすい。

冬は髪のトラブルも増えがち。タイプに合わせてツボを使い分ける

髪にやさしいシャンプーや整髪料を使う。髪トラブル対策には、それも大事。でも、体内のケアも欠かせません。中医学では「髪は血《けつ》の余り」「髪は腎《じん》の華」といいます。血が不足したとき、あるいは腎の弱り

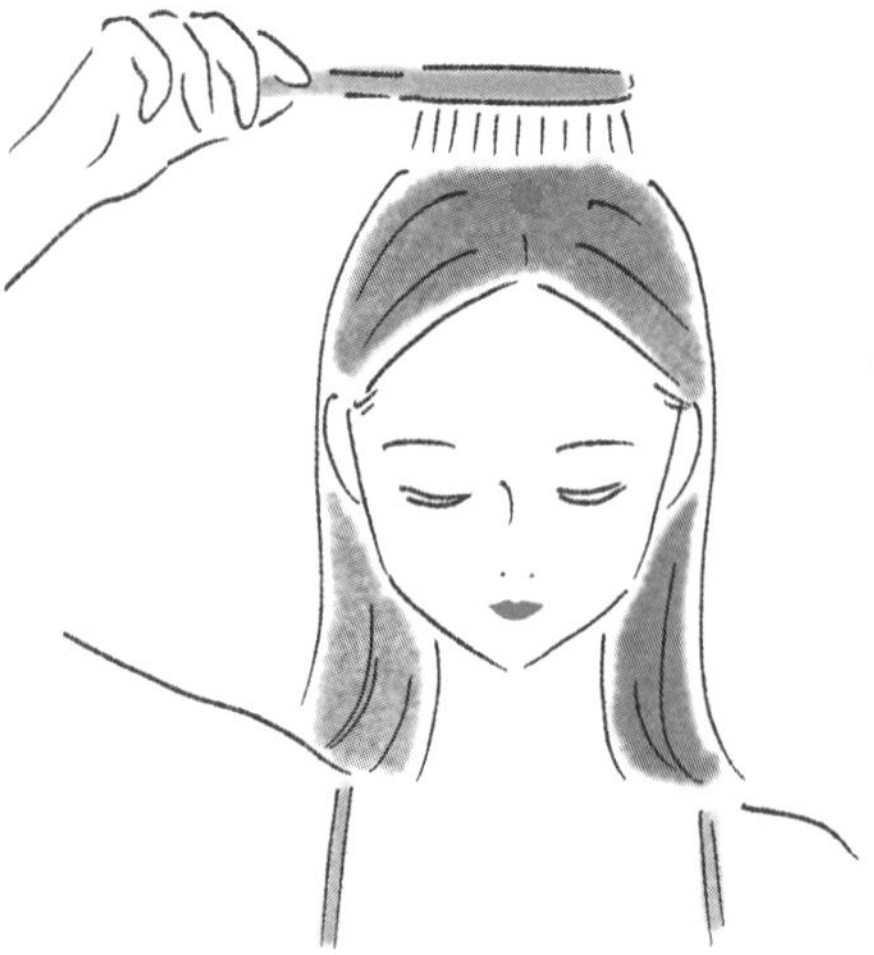

百《ひゃく》会《え》を軽くたたく

位置 頭のてっぺん。両耳をつないだラインと体の真ん中が交わるところ。押すとずーんとひびく。

方法 指先でもOKですが、ブラッシングのついでに、ブラシでトントンと軽く刺激するのもおすすめ。習慣にもしやすい。

が進んだときに髪のトラブルが現れやすいということです。さらに、原因によって症状の現れる場所が違います。生えぎわの場合は血の不足なので、血を補い巡らせる「血海」が効果的。頭頂部の場合は腎の弱り。老化の進行でもあるので、白髪も出やすいです。この場合は腎を元気にする「腎兪」を刺激。また、頭部の気血《きけつ》の巡りをよくする「百会」はどちらのタイプにも有効です。

プラスの養生

ナッツで腎と肝《かん》を同時に養う

腎は肝の働きを促す役目があります。その腎が弱れば肝も弱ってしまうので、肝も腎も両方ケアしましょう。くるみ、黒ごま、カシューナッツなどは肝も腎も補えます。ぜひ食事や間食に取り入れましょう。

頭頂部が気になる

▼ 腎兪《じんゆ》を押す

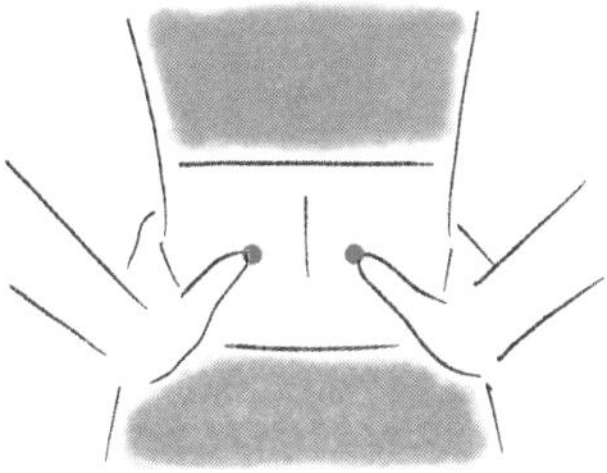

親指の腹でぐっと押す。手のひらでさすったりカイロで温めるのも◎。

イスや床に座り親指の腹をツボに当て、痛気持ちいい強さで押す。

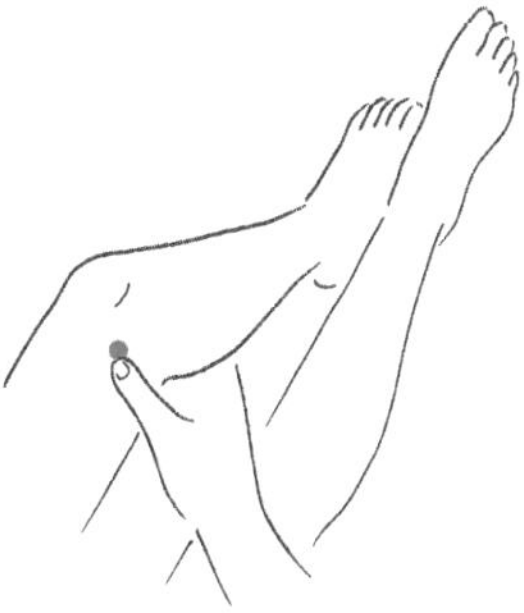

生えぎわが気になる

▲ 血海《けっかい》を押す

位置
血海／ひざの内側、お皿の上を指幅3本程度上がったところ。
腎兪／おへその裏側になる場所から親指幅1本半分程度外側。

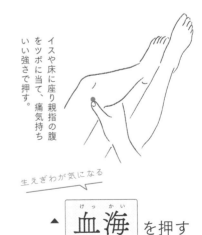

冬の不調 6

頻尿が続くなら膀胱や水分代謝に関わるツボを温めましょう

腎《じん》は水分代謝をつかさどり、尿をつくり出す臓腑でもあります。そのため、腎の状態は排尿に現れやすく、腎が弱る冬は尿トラブルが起こりやすくなります。

背中側にある「膀胱兪」、骨盤を挟んで

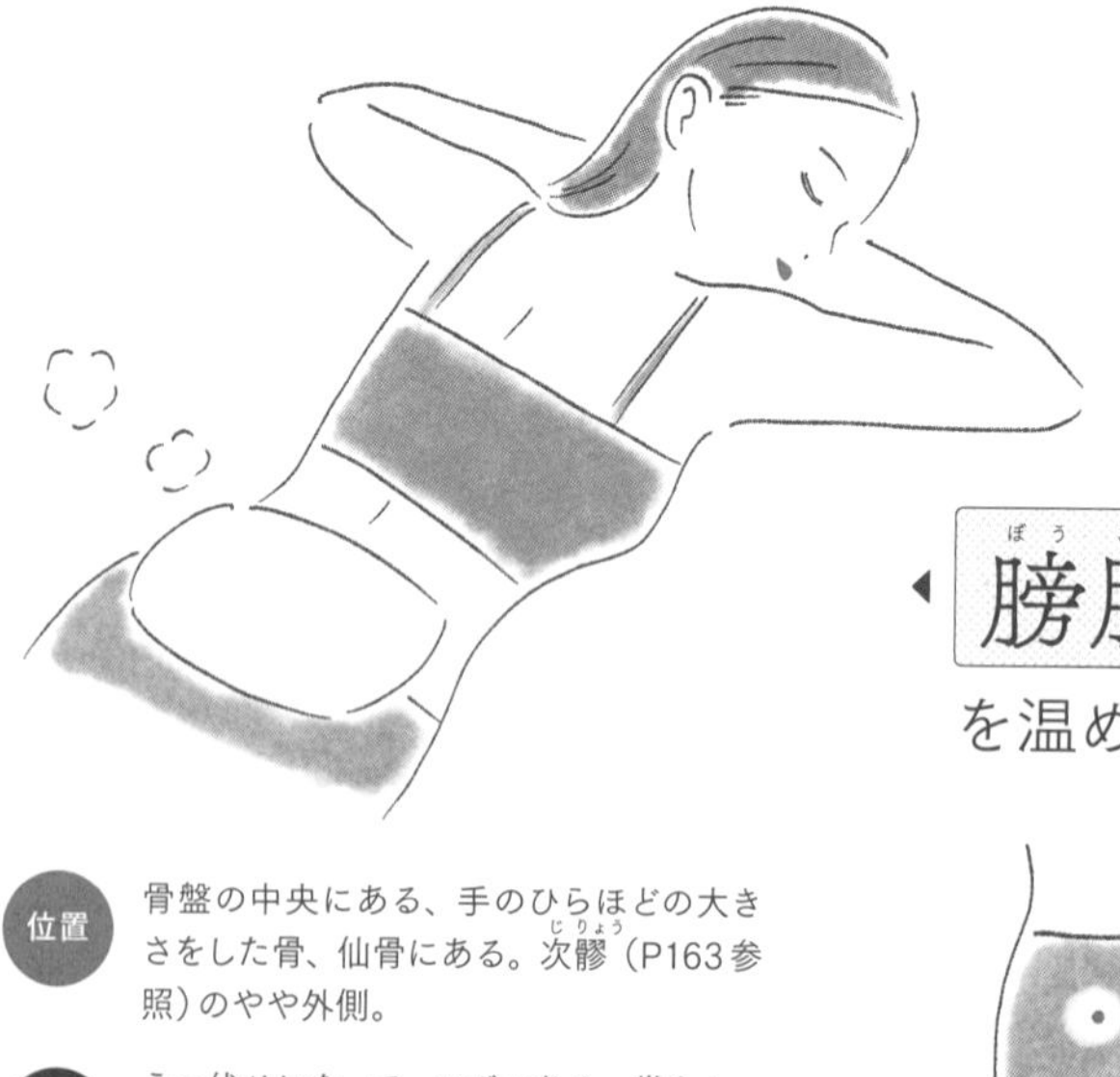

膀胱兪《ぼうこうゆ》を温める

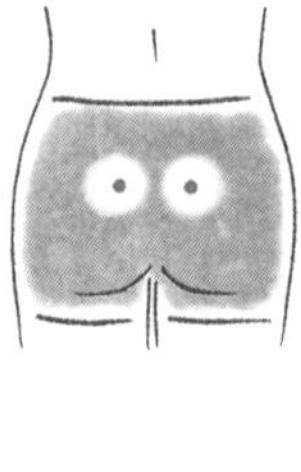

位置 骨盤の中央にある、手のひらほどの大きさをした骨、仙骨にある。次髎《じりょう》（P163参照）のやや外側。

方法 うつ伏せになって、ツボのある一帯をホットマットなどで温めるのがおすすめ。お風呂でも、じっくり温めたい。

お腹側にある「中極」は膀胱を元気にするツボです。P25の五行色体表《ごぎょうしきたいひょう》からもわかるように、腎と膀胱は同じ縦軸に属する臓と腑。互いに影響し合うため、弱るときだけでなく、よくなるときも連動しやすいのです。そのため膀胱へのアプローチは、腎の働きの後押しにもなります。「水分」は名前のとおり水分調節によく効きます。ここも、いっしょに温めましょう。

プラスの養生

弱った骨盤底筋を鍛えましょう

骨盤底筋とは、骨盤内の臓器をハンモックのように支えている筋肉です。この筋肉が弱ると頻尿、尿漏れが起こりやすくなります。肛門と膣をギューッと縮め5秒経ったら、パッと緩めるのを繰り返し、筋力を鍛えましょう。

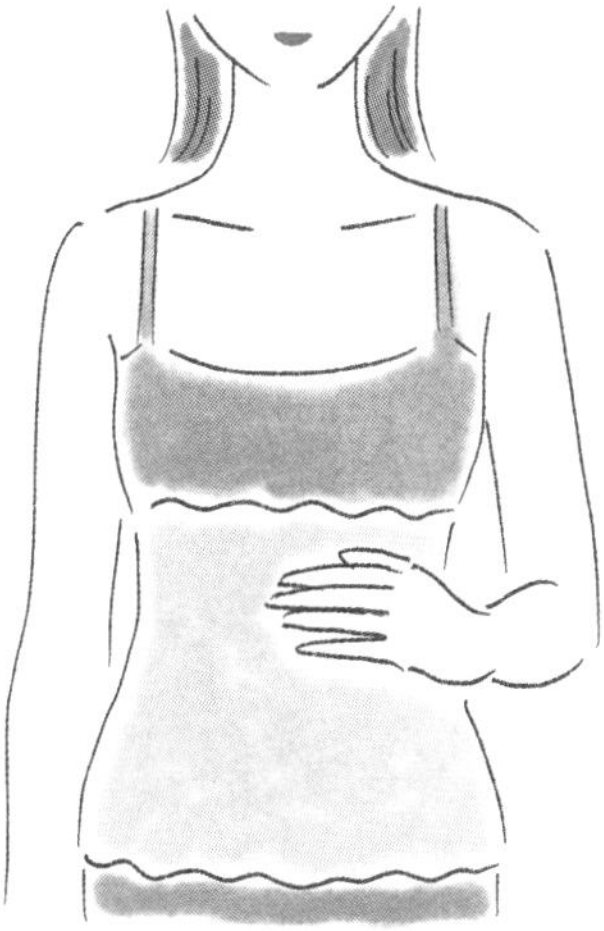

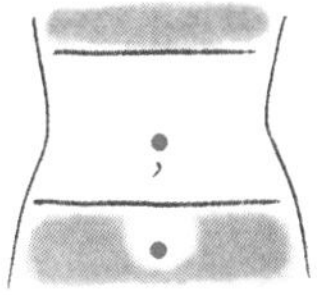

水分《すいぶん》 中極《ちゅうきょく》 を温める

位置 **水分**／おへそから親指幅1本分程度上。**中極**／おへそから指幅5本分（人差し指～小指の4本＋親指1本）程度下。

方法 腹巻やブランケットなどを活用して温める。さらにツボの上に手を重ねたり、手でさすると気持ちもほっとできる。

もの忘れが多いのも冬のせい。頭部の巡りをよくしましょう

なんか忘れっぽい。思い出せない。考えがまとまらない。これは、脳に気《き》や血《けつ》がきちんと巡っていないために起こります。気や血が不足するとぼーっとしたり、思考が追いつかなかったり。体が省エネモードに

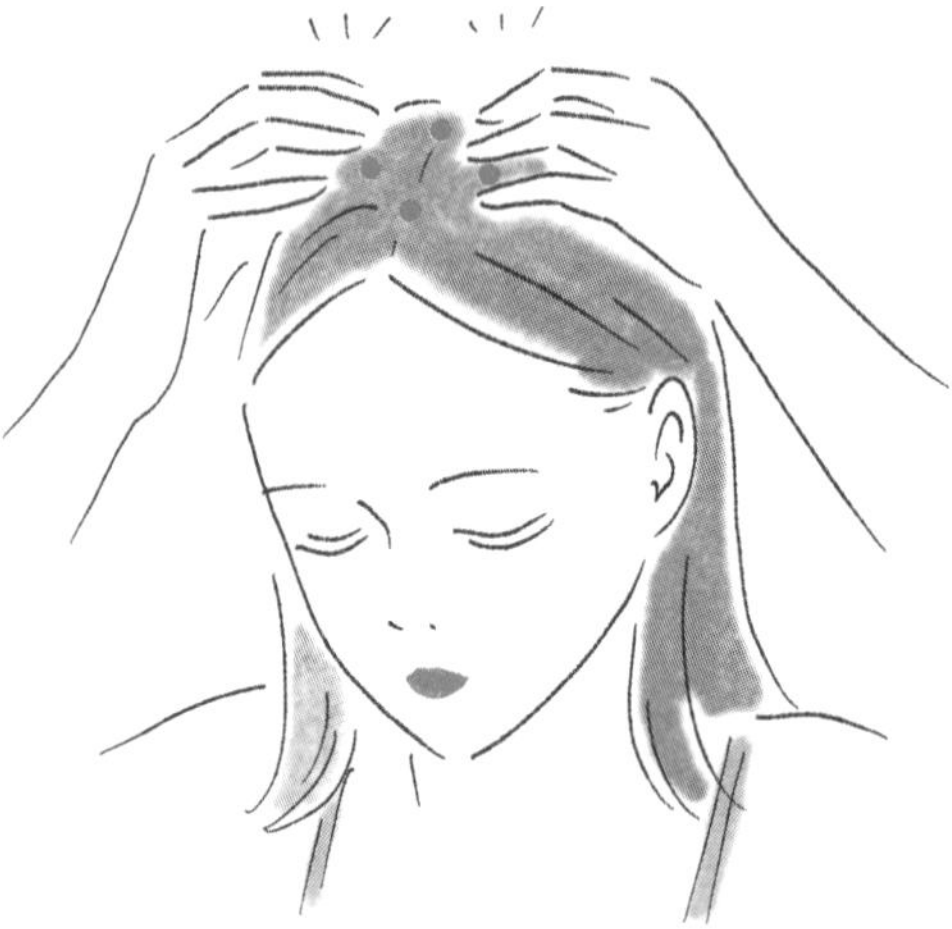

◀ 四神聡《ししんそう》をたたく

位置 頭頂部の前後左右の四方を囲むようにある4つのツボ。それぞれ頭頂部から親指幅1本分程度外側。

方法 人差し指、中指、薬指の腹を使い、ツボのある一帯を軽くトントントンとタッピング。首を少し前に傾けると、刺激しやすい。

なっている冬には、誰にでも起こりがちなことです。

まずは、頭上の「四神聡」を刺激して、血や気の巡りを促しましょう。「脳戸」「神庭」は頭に上った余分な熱を取り、頭をすっきりさせます。もの忘れをしてしまう自分を責めてくよくよすると一層腎《じん》に負担をかけてしまうので、「冬のせい」と受け止めて、悩まないようにしましょう。

プラスの養生

くるみが脳の働きを助けます

中医学には「形が似ている食材でその臓を助ける」という教えがあり、そのことからも脳の形に似た、くるみの健脳効果は有名です。とはいえ、「似ているから」だけでありません。オメガ3脂肪酸など脳にいい成分が豊富です。

▼ 神庭《しんてい》 脳戸《のうこ》 を押す

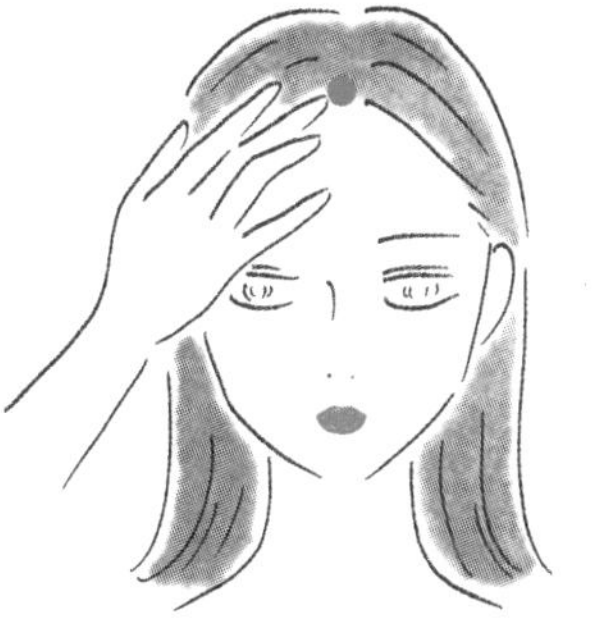

指の腹で軽く押す。タッピングも◎。

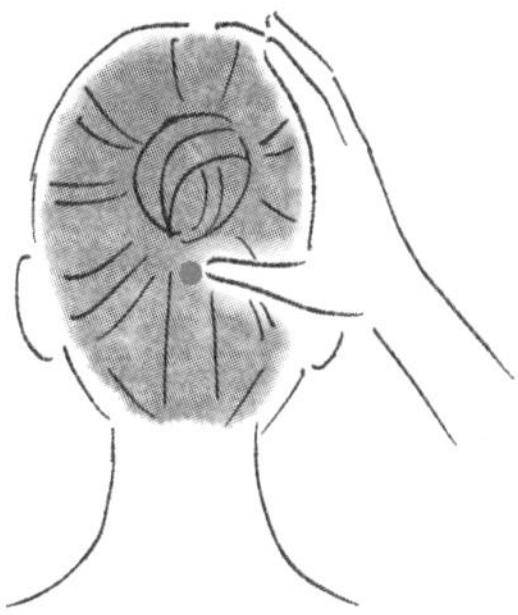

頭を手で支えながら、親指をツボに当て、軽く押す。

位置

脳戸／後頭部で体の中心。首から頭上部に上がってきたときにへこむところ。

神庭／顔の中心で髪の生え際から小指幅1本分程度上。

ジーという耳鳴り。改善のカギは足元にあります

ストレスなどで気が停滞すると、キーンと高音の耳鳴り（P100）が起こりやすくなりますが、冬になるとセミが鳴くようなジーという低音の耳鳴りが起こることがあります。これは、腎《じん》の弱りによるもの。腎の弱りは老化でもあるので、高齢になると、季節問わずこのタイプの耳鳴りが生じ

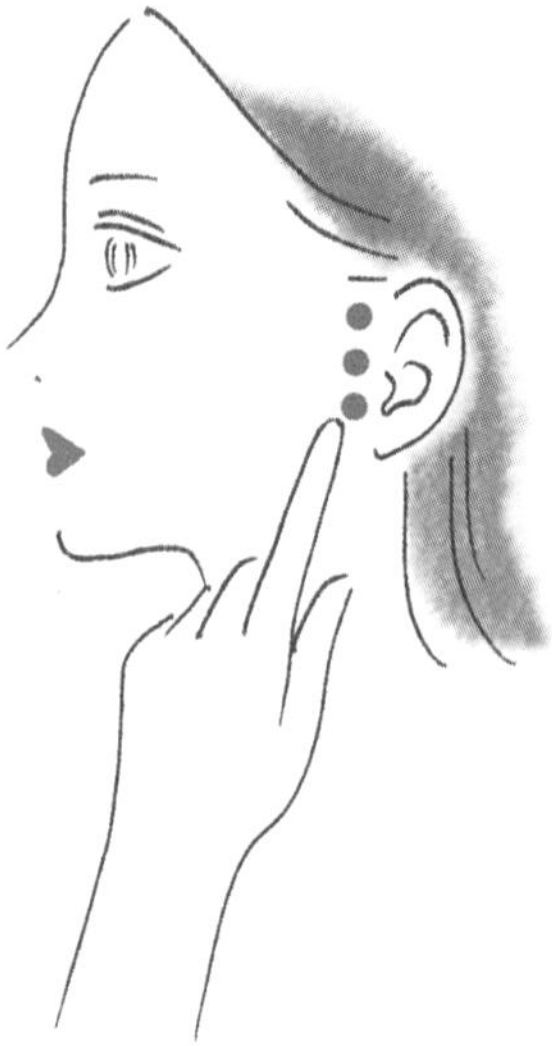

耳門《じもん》 聴宮《ちょうきゅう》 聴会《ちょうえ》を押す

位置
耳門／聴宮の少し上。
聴宮／耳の穴手前の突起の前。口を大きくあけるとくぼむところ。
聴会／聴宮の少し下。

方法
耳の穴手前の一帯を人差し指の腹で軽く押す。各ツボを長押ししたり、軽くさするのも◎。

がちですが、冬の寒邪《かんじゃ》が腎にダメージを与えると老化が進んで、こういった耳鳴りを起こす人が増えるのです。耳の不調には、耳の穴の手前の「耳門」「聴宮」「聴会」の刺激が基本。耳の通りを改善し、聴こえをよくします。さらに、このタイプで大事なのは腎のケアです。足元にある「太渓」は、腎の経絡《けいらく》上（P210）の気《き》や血《けつ》が集まるツボなので、押してその働きを促しましょう。

プラスの養生

黒豆パワーで若々しさをキープ

腎の弱りに働くのは、黒い食べもの。おせち料理によく登場する、黒豆もまさに！な食材です。黒豆は、高い抗酸化作用をもつポリフェノールが豊富に含まれているので、アンチエイジング効果が期待できます。

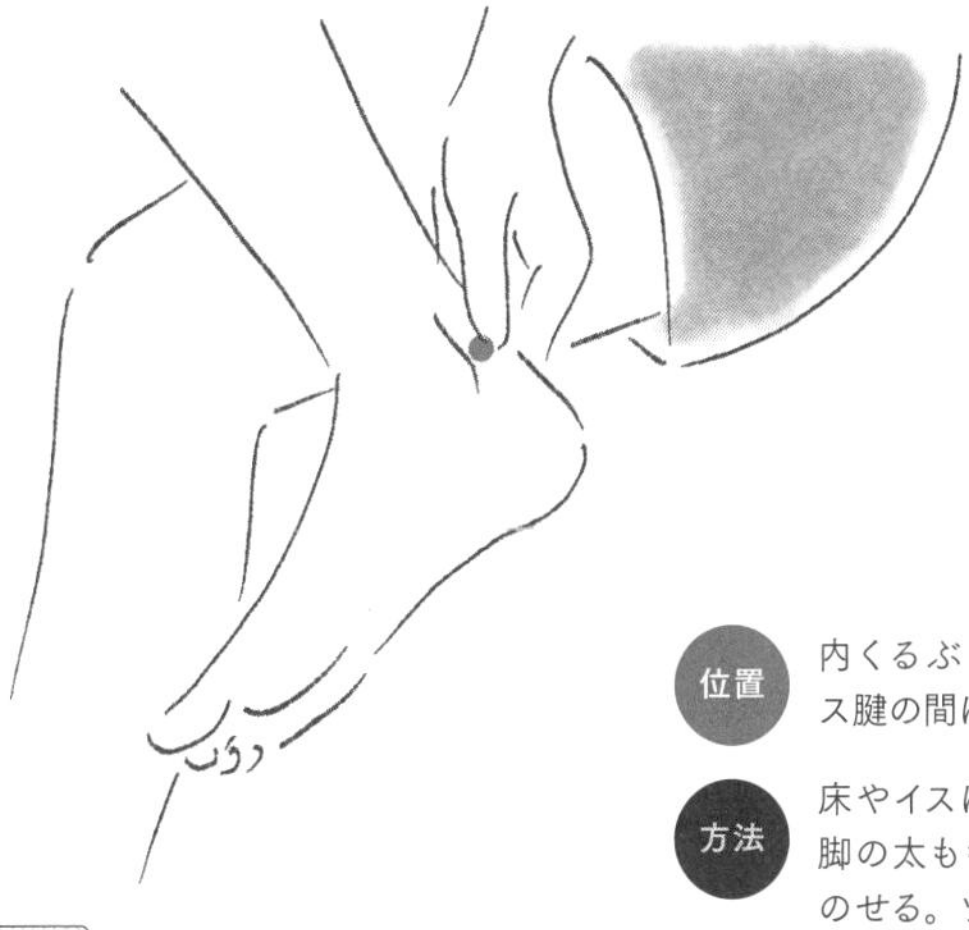

太渓《たいけい》を押す

位置 内くるぶしと、アキレス腱の間にあるくぼみ。

方法 床やイスに座り反対の脚の太ももの上に足をのせる。ツボに親指の腹を当て、痛気持ちいい強さで押す。指の腹でさすってもいい。

長夏

（梅雨／土用）

CHANGE OF SEASONS

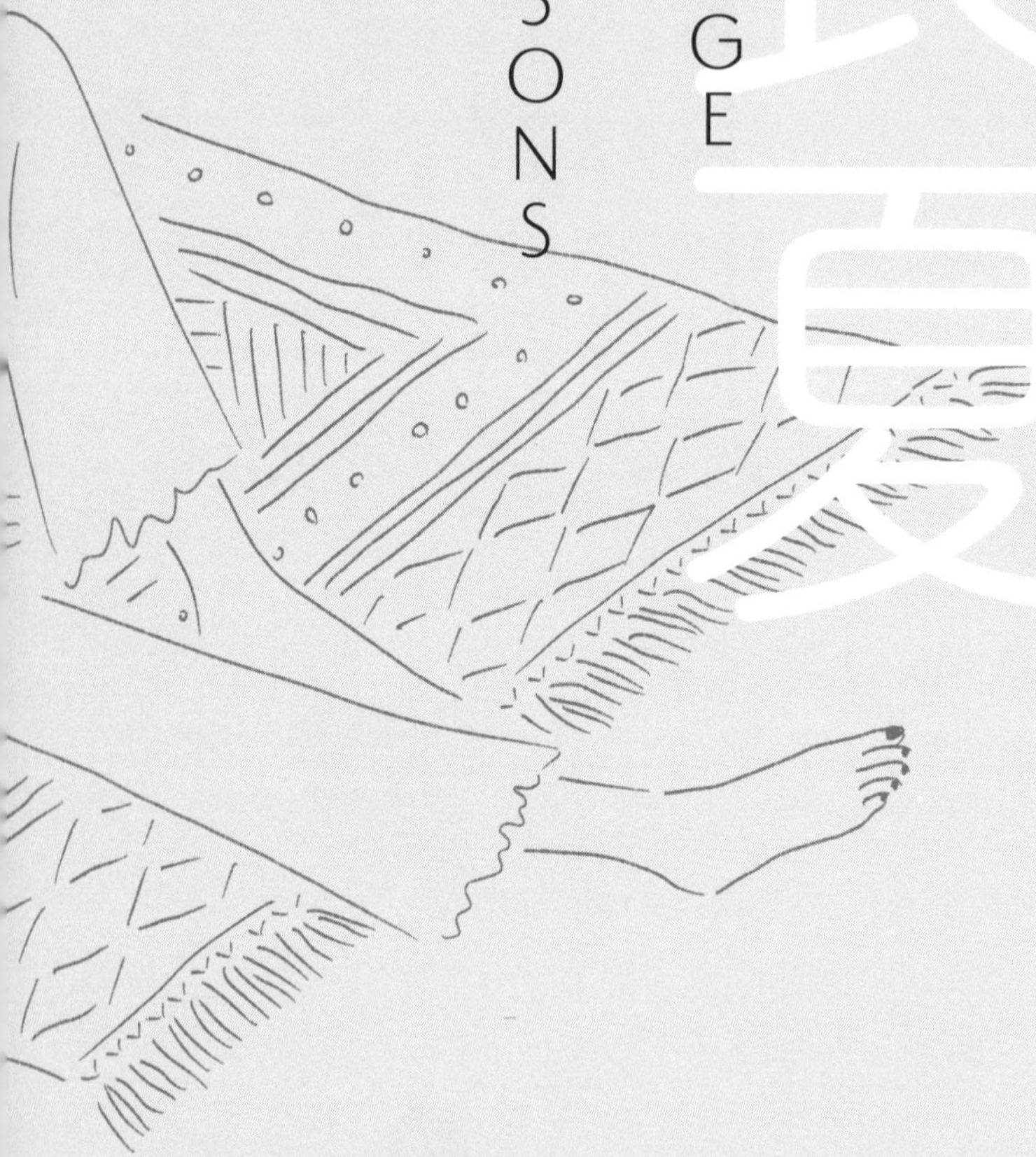

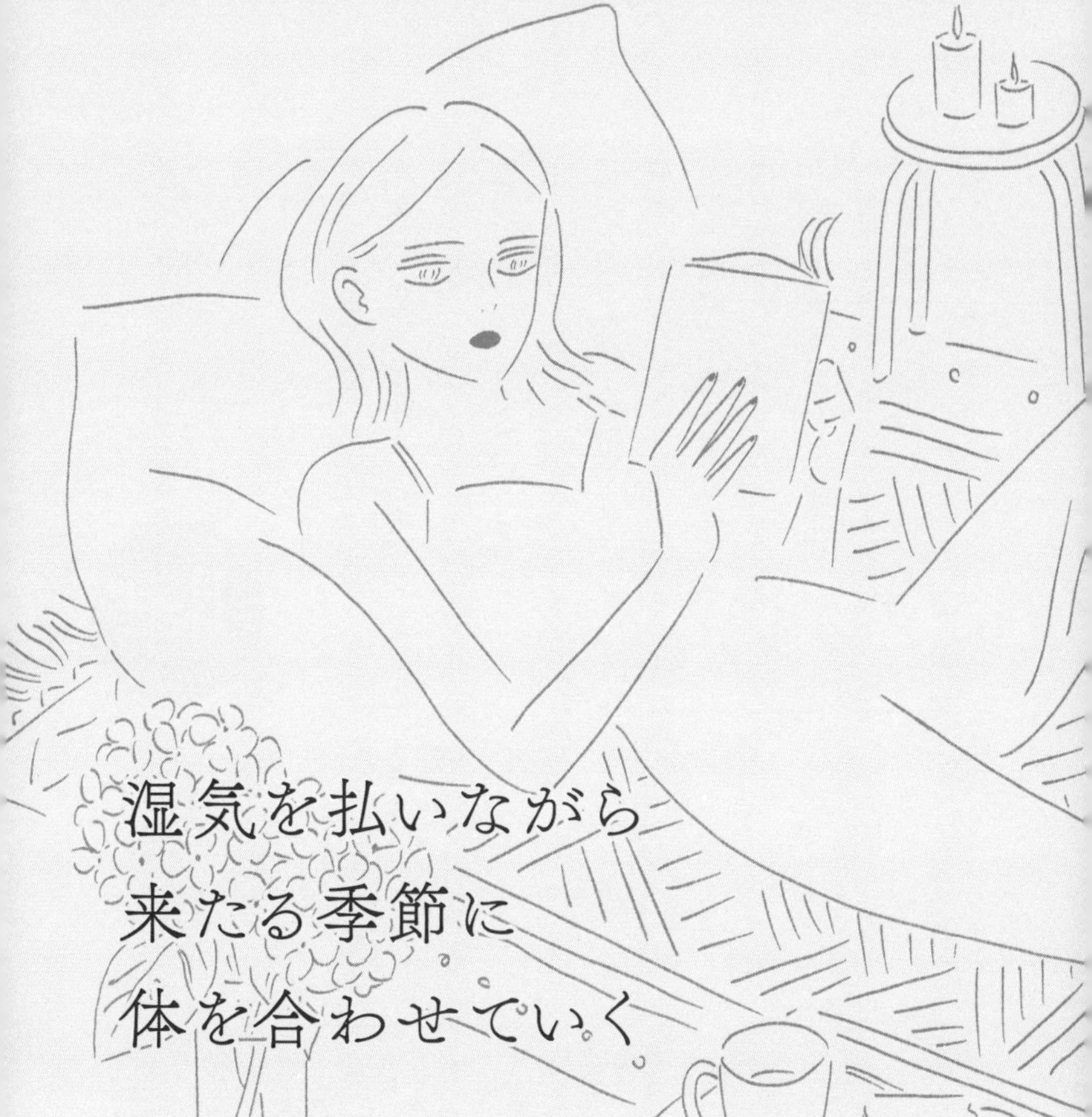

湿気を払いながら来たる季節に体を合わせていく

長夏《ちょうか》とは、夏の土用（立秋の前の18日間）を指し、梅雨の時季にも当たります。この時季の大気はとても不安定。気温も上がったり下がったりして定まりません。そんな気候と同じように体もこころもすっきりしないのは、湿気が体に悪さをするから。まるで濡れた服を着ているかのように体が重だるくなり、ぐったりしてしまうかもしれません。ただ、このどんよりした日々はずっと続くわけではありません。季節が切り替わるまで、あと少し。湿気を払う養生をうまく取り入れいたわりながら、乗り切りましょう。

長夏（梅雨 土用）は脾の季節

季節の変わり目でもあるこの季節は、気温が上下しがち。さらに、梅雨前線が連れてくる長雨で、ジメジメ続き。いうなれば、長夏《ちょうか》は湿気の季節。そして、湿気を嫌う「脾《ひ》」が疲れてしまう季節です。脾は胃腸に近い働きをする臓腑で、主な仕事は飲食物を消化吸収して気血水《きけつすい》をつくり出すこと。そのため、脾が弱ると消化不良が起こってしまいます。それが、さまざまな不調も招いてしまうのです。

長夏の 体調

この時季、体に悪さをするのは湿気です。中医学では「湿邪《しつじゃ》」といいますが、その影響で湿気を含んだ手足や頭がずーんと重だるくなったり、水の中にいるようなめまい、下痢や軟便、むくみなどが生じやすくなります。気圧の乱高下に伴って症状が現れやすいことから、こういった不調は気象病や天気痛とも呼ばれます。

長夏の こころ

雨が続くと、なんだかこころもジメジメ。体の重だるさから、倦怠感に見舞われ気持ちもぐったりしがちです。さらに、雨で外出できないと、気晴らしの機会も減り、ちょっとしたことに思い悩んでしまう傾向です。家で映画を観たり、本を読んだり、部屋の模様替えをしてみたり。家時間を楽しみながら、気持ちを晴らすことも大事です。

長夏の すこやかに過ごすコツ

体内に余分な湿気をため込まないことがポイントなので、軽い運動やヨガ、入浴などで適度に汗をかき、たまった湿気を追い出しましょう。いい香りのお香やアロマを焚くのもおすすめ。気の巡りがよくなって、湿気も飛ばせます。食べものは利尿作用がある食材が効果的。味の濃いもの、脂っこいものは脾の負担になるので、できるだけ控えましょう。

脾の働きを助けるツボ

足にある「太白」は、脾の経絡《けいらく》上（P210）でもっともエネルギーが盛んなツボです。脾を元気にするためには、ここをまず刺激しましょう。脾が弱っているときはあわせて胃のケアも必須。胃の経絡上の「衝陽」は、余分な湿気を飛ばし、胃の働きを高めます。胃痛、胃もたれなどの緩和にも働くツボです。また、この時季は、お灸の活用も向いています。じんわり温めるお灸は湿気払いにも効果的。

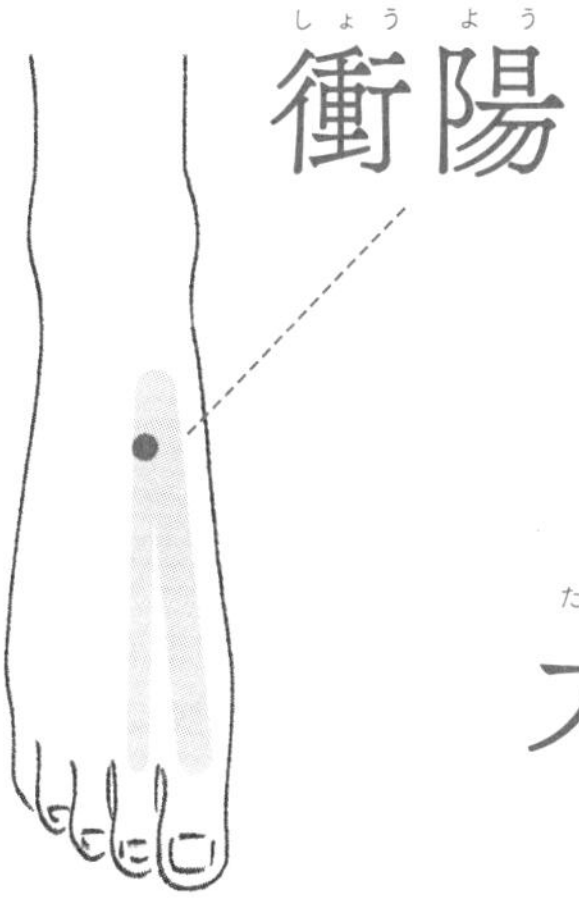

足の甲で、第2趾の骨の上を足首方向に進む。足首手前で動脈がドクドク脈を打っているところ。手の指の腹で押す。

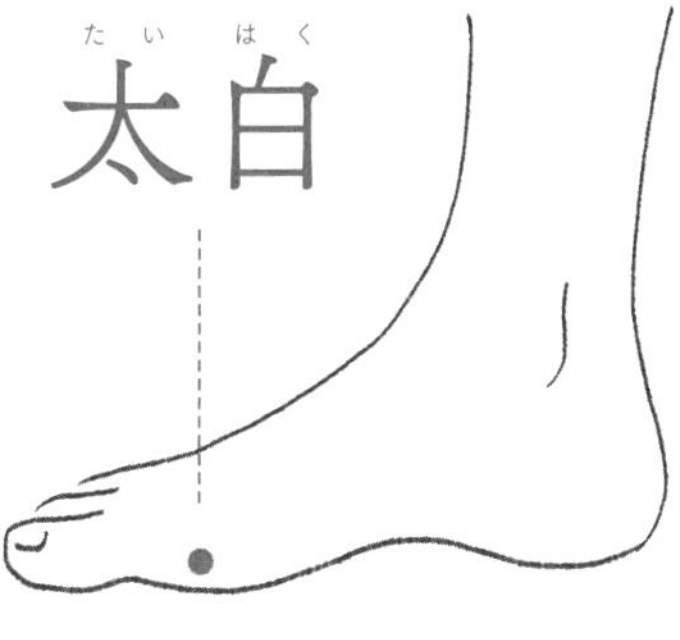

足の第1趾のつけ根にある骨の出っ張りのすぐ後方（かかと寄り）。くぼみのところ。手の指の腹で押す。

手足が重だるい…。脚にある湿気取りのツボの出番です

湿邪《しつじゃ》が入り込んだ体は、びしょ濡れの服を着ているようなもの。服が吸った大量の水分がどんどんのしかかってくるイメージですから、動くのもしんどいのです。また、湿気は重いので下にたまりやすくなります。そのため、下肢や下げた腕が特に重だるくなってきます。

足三里《あしさんり》
陰陵泉《いんりょうせん》
を温める

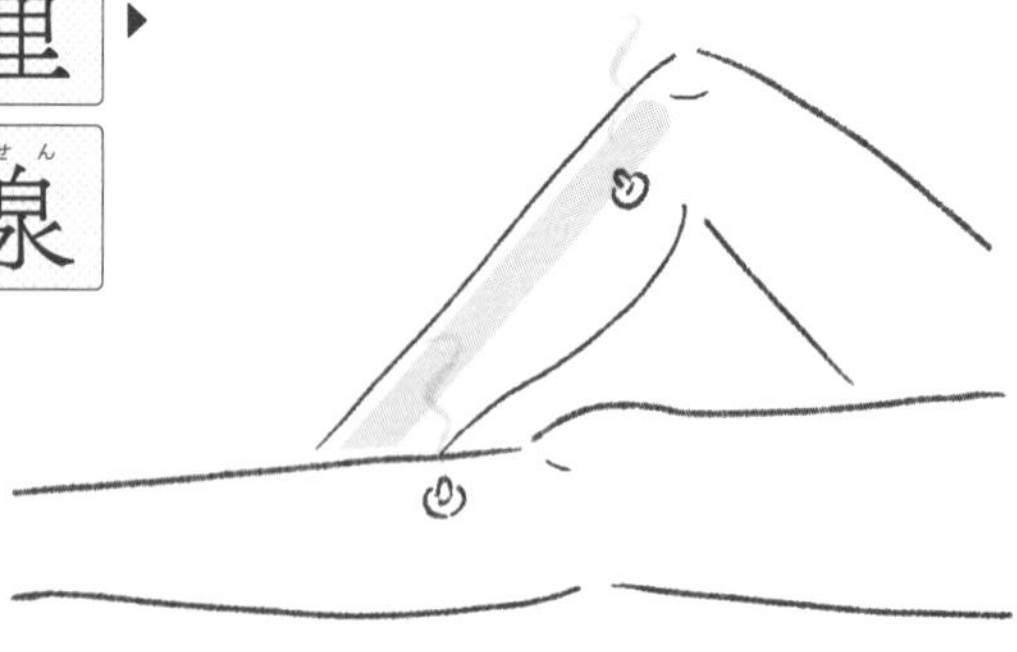

方法 お灸で温めるのがおすすめ。湿気を払うのに効果的。手で軽くさすったり、お風呂でじっくり温めてもいい。

位置 **足三里**／ひざの外側、お皿の下から指幅4本分程度下がったところ。
陰陵泉／内くるぶしからすねの骨の内側のキワを上がってくるとぶつかる骨のところのくぼみ。

改善には、たまった湿の排出が第一。そこで活躍するのが湿気取りの名ツボ「陰陵泉」です。押したりさすったりするだけでなく、お灸でじんわりと温めると湿気も飛びやすく、より効果的。また、「足三里」の刺激で胃腸の消化吸収力を改善し、食べものから元気をつくる能力を底上げをしましょう。さらに、元気が湧くツボ「湧泉」もプラス。ぐっと押して倦怠感を跳ねのけましょう。

プラスの養生

除湿器で部屋の湿気も除去しましょう

体に湿気を入れないためには、湿気がたまりにくい環境づくりも大事。風通しをよくして、部屋の湿気を追い出すようにしましょう。除湿器や通気性のいいリネン素材の衣類や寝具を活用するのもおすすめです。

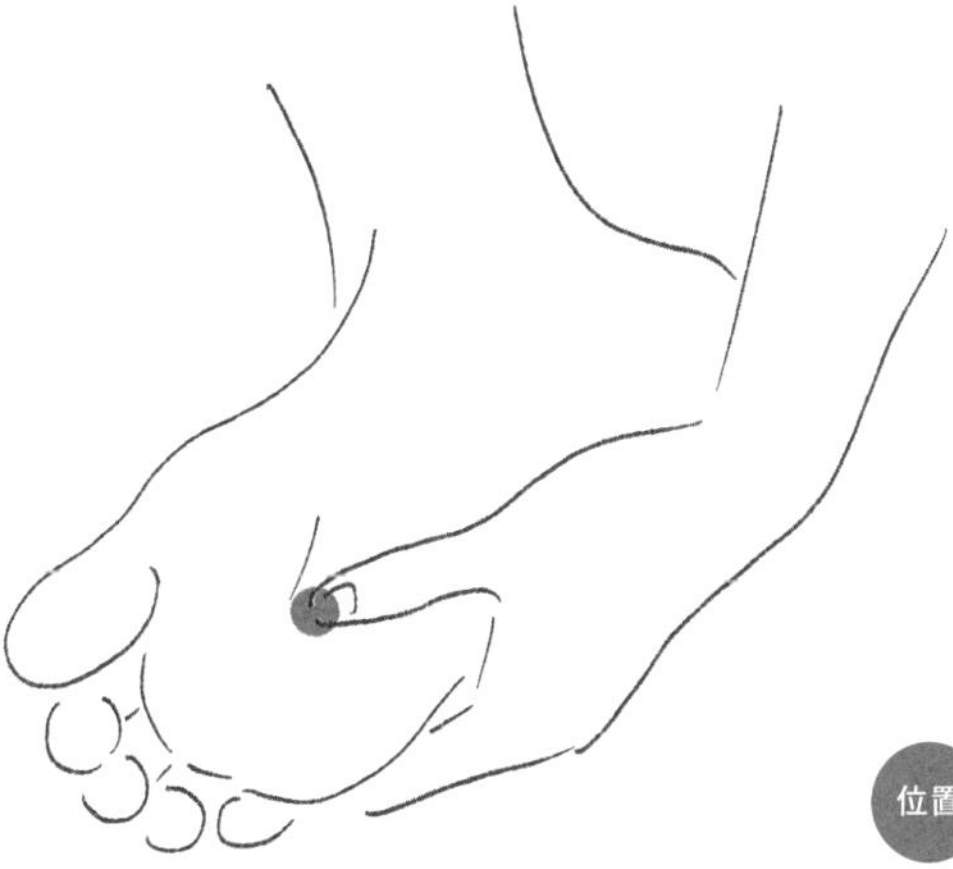

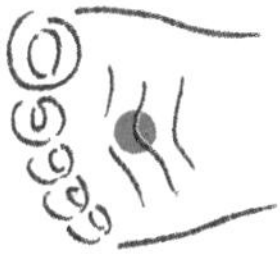

湧泉《ゆうせん》を押す

位置 足の裏にあり、足の指をギュッと内側に曲げたときにいちばんへこむところ。

方法 イスや床に座り足を反対の脚の太ももの上にのせる。親指をツボに添えて押す。お灸も効果的。

ずーんと重い頭痛には水の流れを促すツボが必須です

春の頭痛（P96）は、熱が引き金ですが、長夏の頭痛の要因は湿気です。体内の湿気はドロッとしたかたまりのような状態。熱は上に上にあがる性質がありますが、湿は重さもあるため頭にずーんとのしかかるのです。この頭痛の改善のカギを握るのは、腕にある「外関」。なぜなら、このツボ

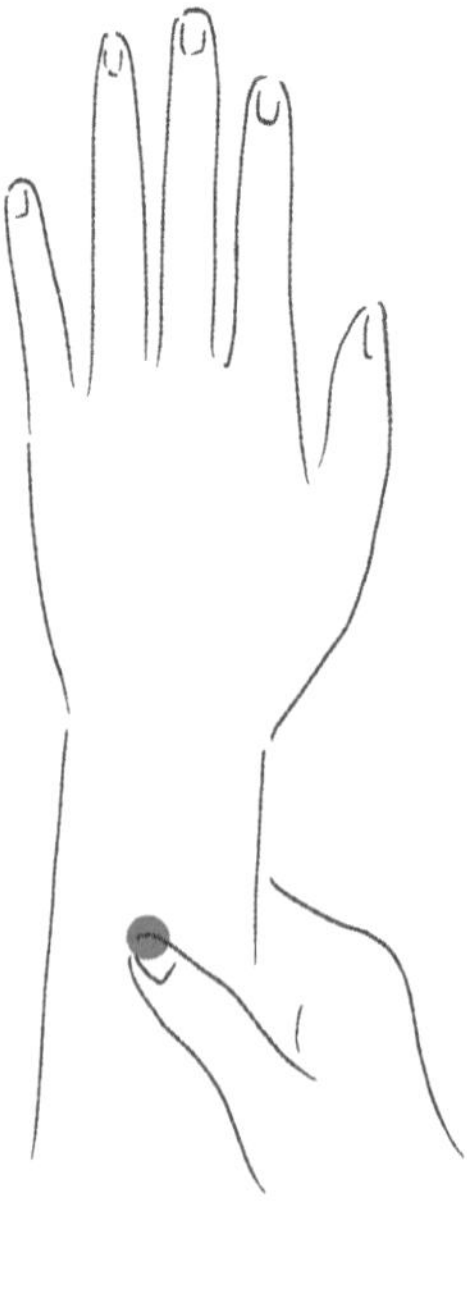

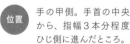

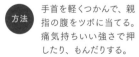

◀ 外関《がいかん》を押す

位置 手の甲側。手首の中央から、指幅３本分程度ひじ側に進んだところ。

方法 手首を軽くつかんで、親指の腹をツボに当てる。痛気持ちいい強さで押したり、もんだりする。

がのる三焦《さんしょう》という経絡《けいらく》（Ｐ２１０）は体の老廃物を取り除く役目があります。水路のゴミを取れば水はスルスル流れます。これと同じで、経絡の老廃物がなくなれば、頭の湿気もすーっと流れていくわけです。頭部には頭痛に効果的なツボが多数ありますが、ここでは胃の経絡の「頭維」を刺激し、湿気に弱い胃をフォロー。後頭部の「風池」も押して、頭をすっきりさせましょう。

プラスの養生

紅茶で体もこころもすっきり

紅茶は水分代謝を高める働きがあります。また、リラックス作用もあるので、頭痛でしんどいときに飲むとほっとできます。ただし、ミルクティーはNG。牛乳は湿が多いので、湿気をよりため込んでしまいます。

頭維《ずい》風池《ふうち》を押す

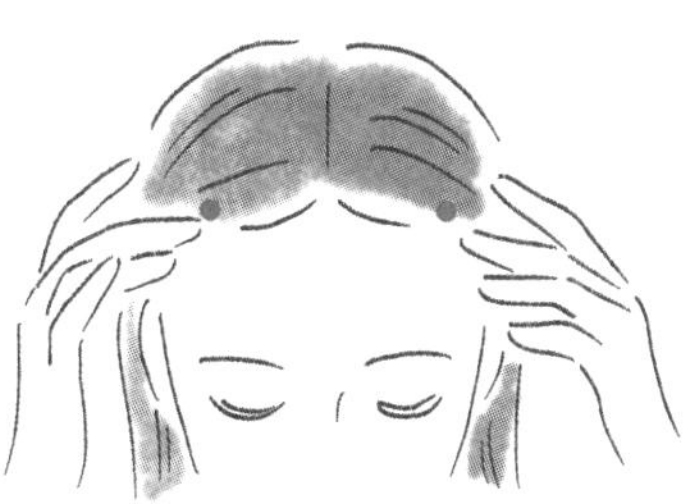

中指の腹で軽く押す。

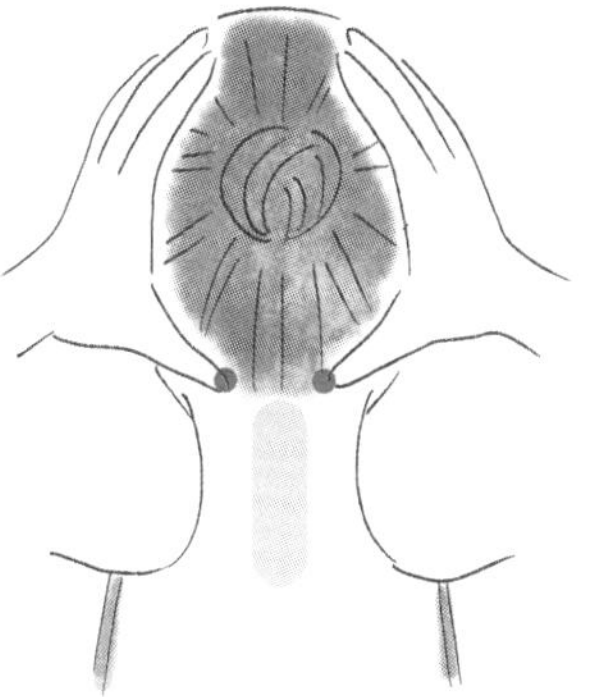

両手を頭に添え親指でツボを押す。少し首を後ろに反らすと刺激しやすい。

位置

頭維／額の角で、髪の生え際から小指１本分程度上がったところ。
風池／耳のうしろの出っ張った骨と髪の生え際を結んだ中間あたり。少しへこんだところ。

水中にいるかのようにゆらゆら。めまいがしたらすねと耳の裏を刺激

余分な湿気が入り込んだ体は、ちゃぷちゃぷと水が溜まった状態。その水を抱えた体は、まるで船酔いをしたかのように目の前がふわふわすることがあります。

めまいは、平衡感覚が乱れて起こりま

▼陰陵泉《いんりょうせん》 豊隆《ほうりゅう》を押す

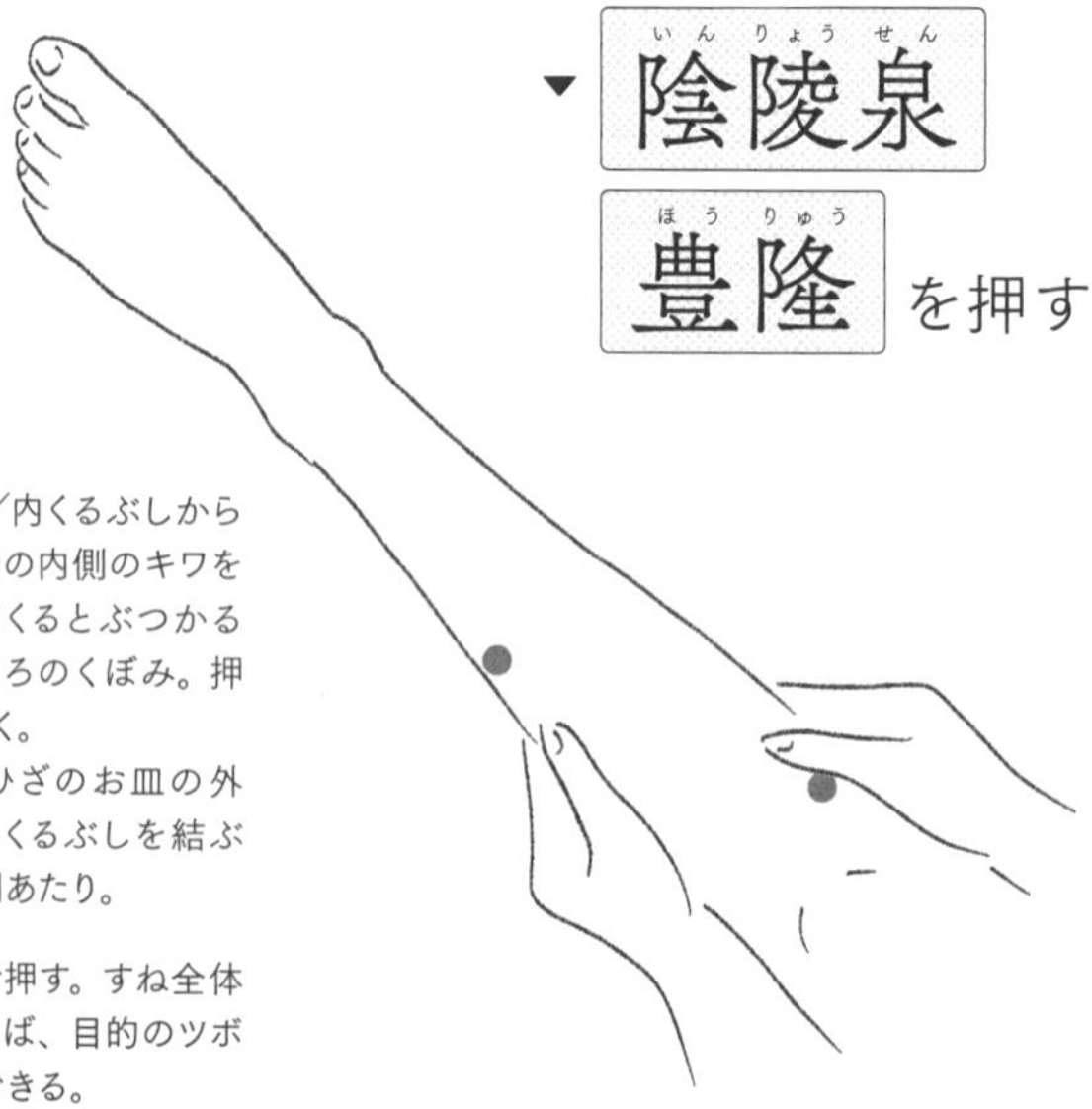

位置 陰陵泉／内くるぶしからすねの骨の内側のキワを上がってくるとぶつかる骨のところのくぼみ。押すとひびく。

豊隆／ひざのお皿の外側の下とくるぶしを結ぶ線の中間あたり。

方法 指の腹で押す。すね全体をさすれば、目的のツボも刺激できる。

す。「頭竅陰」は、それをつかさどる三半規管に働きかけるツボ。ここを押すだけでもすっきりしますが、長夏のめまいの元凶は湿気なので、それを取り除かなければ、またすぐにふわふわ、グルグル。「陰陵泉」は脾《ひ》をととのえ、「豊隆」は胃の機能を高めるツボ。水の代謝に働くこれらが元気になれば、余分な湿気が排出されてすっきり。めまいも起こりにくくなります。

プラスの養生

あずき茶で湿気を追い出す

あずきの利尿作用の効果はピカイチ。あずき茶にして摂りましょう。フライパンで香ばしい香りがしてくるまで乾煎りしたあずき(50g)と、水1Lを鍋に入れ火にかけます。弱火で約15分程度、煮出せば完成です。

頭《あたま》竅《きょう》陰《いん》を押す

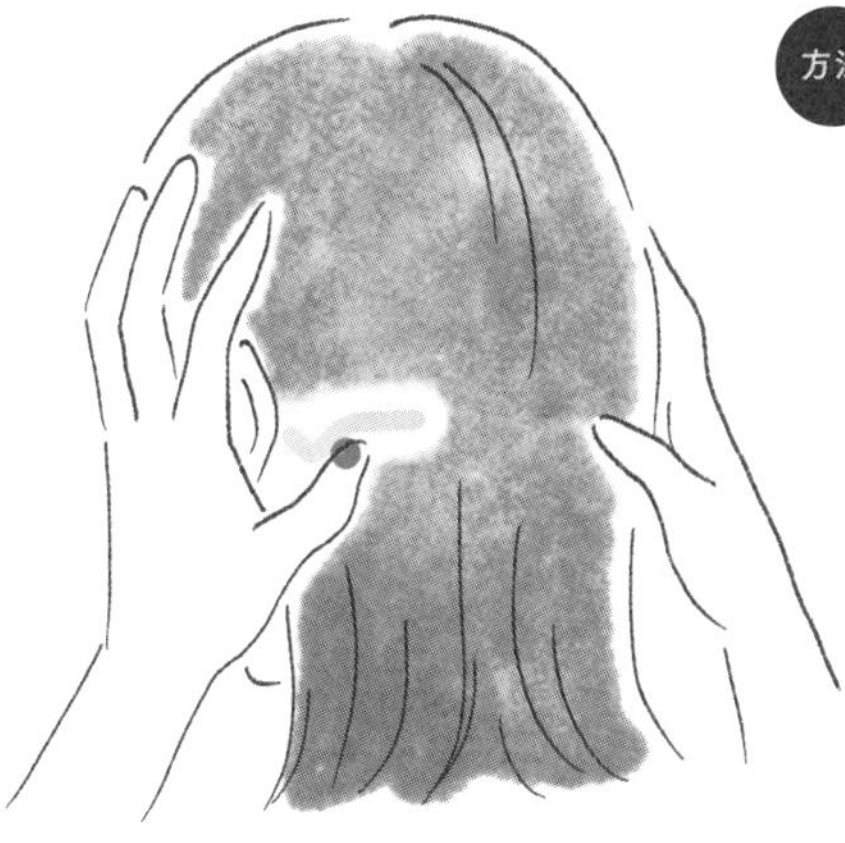

位置 耳の後ろの出っ張った骨を見つけ、そこから少し内側に進んだ、くぼみのところ。

方法 両手で頭をつかむようにして、親指の腹をツボに当てる。骨の下からぐーっと押し上げる。

長夏の不調 4

関節は湿気がたまりやすい箇所。湿気を飛ばすと、ひざ痛も引きます

骨と骨のつなぎ目である関節は、ドロッとした湿気が引っかかりやすい箇所。そのため、関節トラブルもこの季節の定番です。また、重みのある湿気は下にたまるので、特に影響を受けるのがひざ関節。湿が

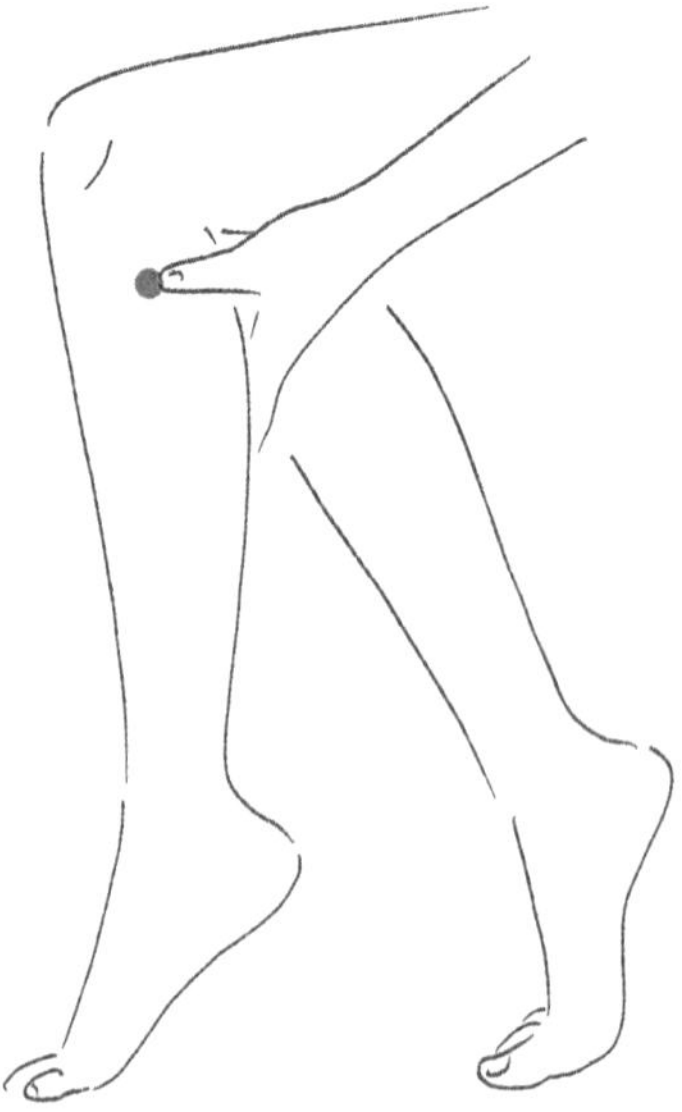

陽陵泉《ようりょうせん》を押す

位置 ひざ外側下にある、ぽこっと出た骨のすぐ下。くぼんだところ。

方法 イスや床に座り、ふくらはぎ側から手を添える。親指の腹をツボに当て、痛気持ちいい強さで押す。さすったり、お灸で温めるのも◎。

たまると、痛みやだるさ、むくみ、腫れも生じてしまいます。ひざの少し下の「陽陵泉」は筋肉のひきつりを緩和するツボ。関節の動きをよくして、水の滞りの改善に一役買ってくれます。「内膝眼」は関節の動きをなめらかにし、「外膝眼」は経絡の円滑な流れを後押し。「鶴頂」もひざ痛改善に効果的。ひざ周りは押すと痛みを感じやすいので、炎症がなければお灸がおすすめです。

プラスの養生

湿気の季節は はとむぎ茶を 習慣に

はとむぎはヨクイニンという生薬の原料でもあり、水分代謝にすぐれています。はとむぎ茶なら取り入れやすいのでぜひ習慣に。ちなみにはとむぎ茶と麦茶は原料が違い、より効果が高いのははとむぎです。

鶴頂《かくちょう》 内膝眼《ないしつがん》 外膝眼《がいしつがん》を温める

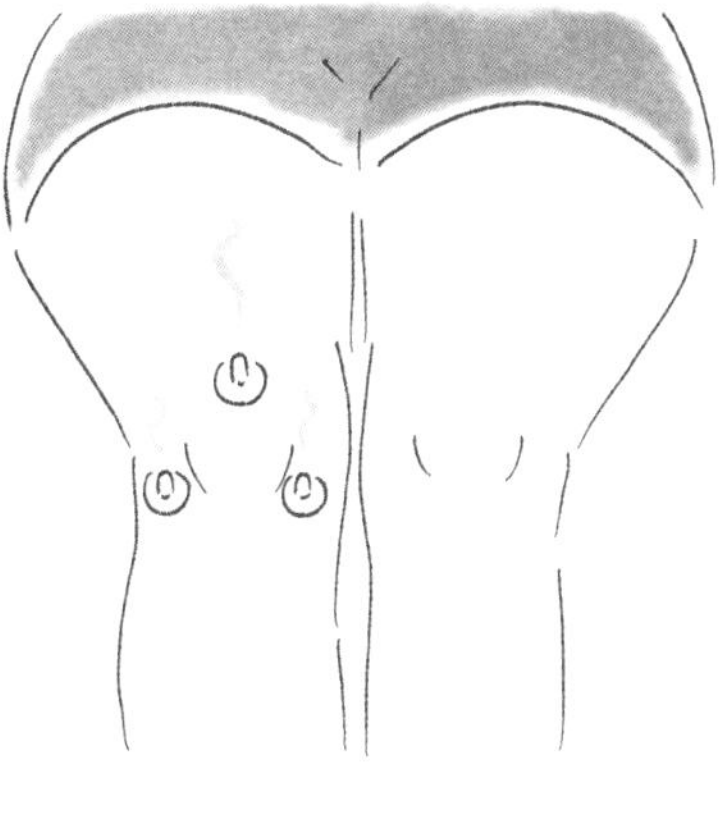

位置

鶴頂／ひざのお皿の真上。押すとくぼみがある。
外膝眼／ひざのお皿のすぐ下の外側のくぼみ。
内膝眼／ひざのお皿のすぐ下の内側のくぼみ。

方法

炎症がなければ、お灸がおすすめ。指の腹や手のひらでさすったり、痛みを感じない程度に軽く押してもいい。

吐き気は、腕を押して落ち着かせる。胃に働く足のツボも効く

吐き気は胃が正常に機能していない証拠です。胃は本来、飲食物を消化吸収したら、腸に下降させます。しかし、その機能がうまくいっていないと、気《き》が下がらず上がってしまい、吐き気が生じてしまうので

内関《ないかん》を押す

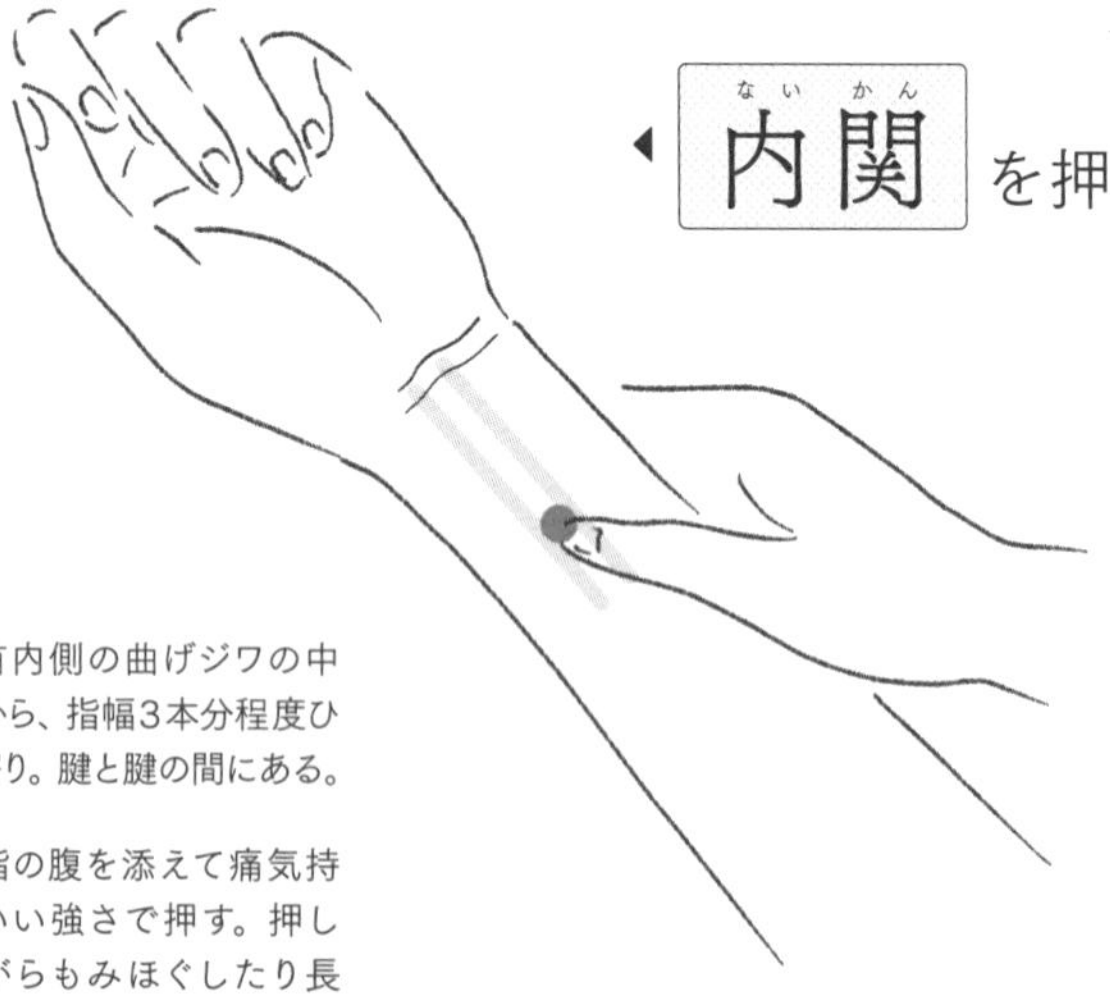

位置 手首内側の曲げジワの中央から、指幅3本分程度ひじ寄り。腱と腱の間にある。

方法 親指の腹を添えて痛気持ちいい強さで押す。押しながらもみほぐしたり長押ししたりするなど、心地よい方法を探す。

す。「内関」は、胃の気の巡りをよくして、気の逆流を防ぐツボ。症状の改善に働くことはもちろんですが、ツボに米粒や小豆を1粒絆創膏で貼り付け、持続的に刺激しておくと、予防にもなります。足元の「公孫」「厲兌」も胃を助けるツボです。この季節の胃は湿気の影響で弱り気味。暴飲暴食をすれば、すぐさま機能失調になってしまうので胃にやさしい生活を心がけましょう。

プラスの養生

オレンジや焼きみかんで胃腸を元気に

オレンジやみかん類には、胃腸を元気にする働きがあります。胃腸が疲れやすい人は、ぜひ取り入れましょう。食べる際は、オーブンで皮に焦げ目がつく程度に軽く焼くのがおすすめ。胃腸を元気にする働きも甘みもアップします。

▼ 厲兌《れいだ》 公孫《こうそん》を押す

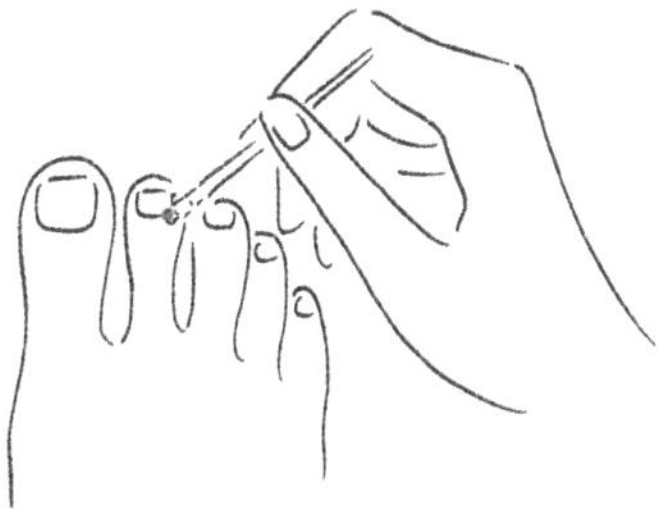

細部にあるツボなので、爪楊枝などで軽く刺激。尖っていないほうで押す。

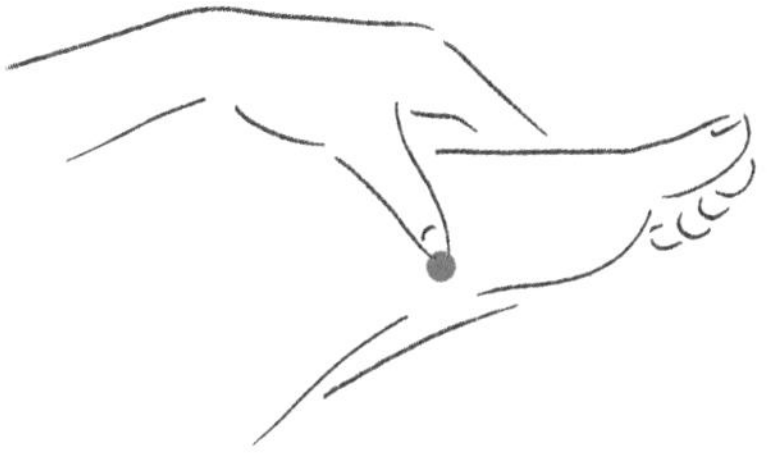

親指の腹で軽く押す。

位置 **公孫**／足の内側。第1趾のつけ根からかかと方向へ進むとあるくぼみのところの骨のキワ。
厲兌／足の第2趾の爪の生え際で外側（小指側）の角。

長夏の不調 6

下痢・軟便、食あたり。覚えておきたいのは胃腸に効く3つのツボ

ジメジメした長夏。この時季になると気候に同調するように、お腹の調子もジメジメ、不安定…。水気が増して、軟便になったり下痢になったりするのも、湿気の邪気である湿邪《しつじゃ》が胃腸にダメージを与えてい

▼ 上《じょう》巨《こ》虚《きょ》 下《げ》巨《こ》虚《きょ》を温める

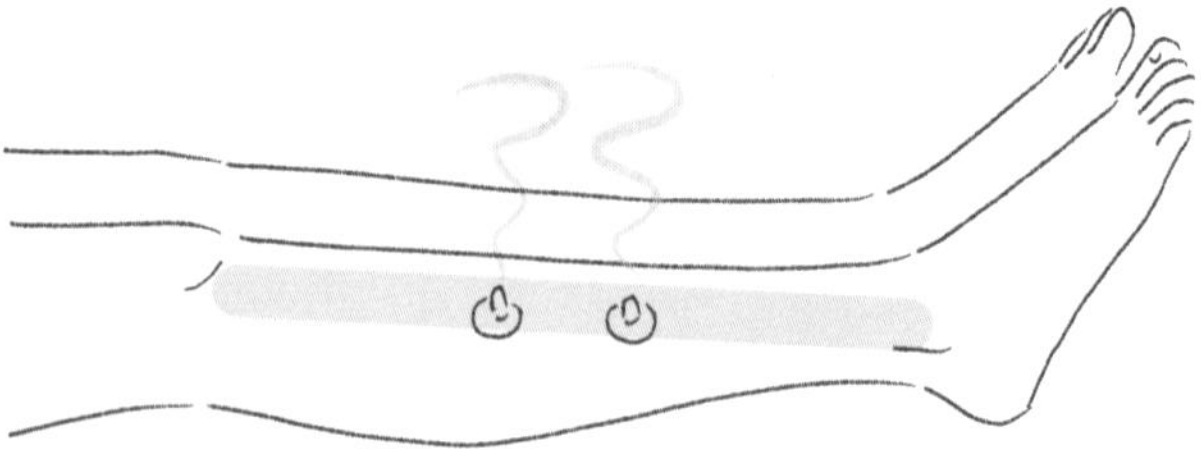

方法 お灸などを活用して、じんわり温める。ツボがあるすねの骨沿いをやさしくさするのも効果的。

位置 **上巨虚**／ひざの外側、お皿の下から指８本（親指以外の４本指×2）分程度下。**下巨虚**／上巨虚から指幅４本分程度足首寄り。

るからです。痛みを伴えばなおつらい胃腸の不調に効くのは、すねにあるふたつのツボ。「上巨虚」は大腸に、「下巨虚」は小腸に働きかけます。お灸で温めるのも効果的。湿気を飛ばすのを手伝ううえ、じんわり温まるのでほっと安らぎます。「裏内庭」は、下痢の緩和はもちろんですが、この時季に心配な食あたりの治療でも有名なツボ。覚えておくと心強いです。

プラスの養生

万能食材 焼き梅干しが 消化を助ける

梅干しは疲労回復、代謝促進、消化を助けるなど、多様な働きがあります。体調が不安定な長夏には特に、適度に摂る習慣がおすすめ。温めると働きが高まるので、電子レンジやトースターで軽く熱を加えてみましょう。

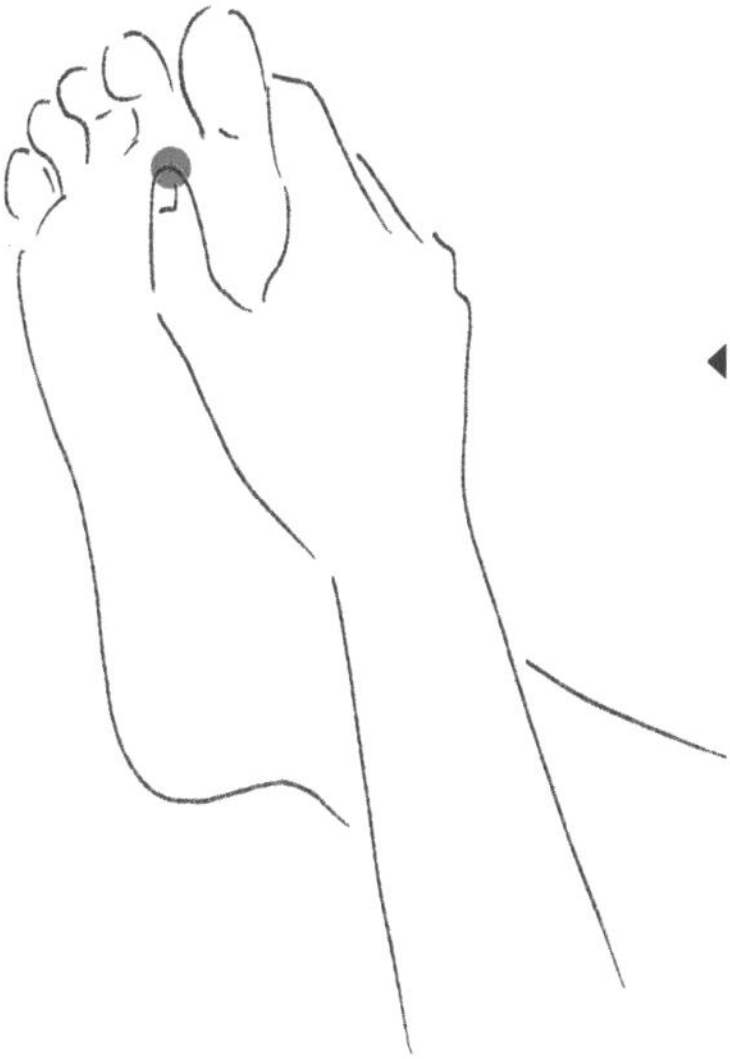

裏内庭《うらないてい》を押す

位置 足の裏にあり、第2趾を内側に折り曲げたとき第2趾の指の腹が当たるところ。

方法 イスや床に座り、反対の脚の太ももに足をのせる。手で足をつかみつつ親指の腹でツボをぐっと押す。お灸を使うのも◎。

湿疹《しっしん》に困ったら腕のツボで熱を取り肩のツボで水の通りを改善

体は夏になれば汗をかいて余分な熱を外に出しますが、長夏の頃はまだ汗をうまくかけません。そのため外に出たい熱が、体の余分な湿と組み合わさって湿疹となって現れます。そのため改善には湿気と熱を払

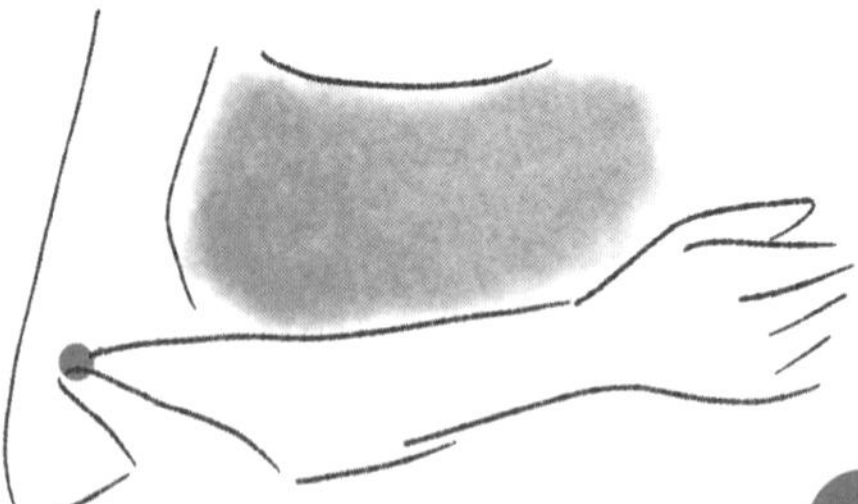

▲
曲池《きょくち》を押す

位置　ひじを深く曲げたときにできるシワの外側先端。押すとくぼむところ。

方法　指の腹で痛気持ちいい強さで押す。腕を外側からつかむようにして、親指をツボに当てると押しやすい。

う対処が必要です。
腕にある「曲池」は、余分な熱を取るツボ。湿疹に限らず炎症トラブルによく使います。肩の「肩髃」は経絡《けいらく》（P210）の流れをよくします。水の流れもよくなるので、滞った湿気もすっきり。また、胃腸の調子が悪いと水分代謝も鈍るので、冷たいものを飲み過ぎないなど、胃腸に負荷をかけない生活を心がけることも大事です。

プラスの養生

湿疹のケアには大葉が効果的

大葉は発汗を促し湿気を飛ばすほか、余分な熱を取り皮膚を落ち着かせる効果も。湿疹ができやすい人は積極的に摂りましょう。心安らぐすっきりした香りは気《き》の巡りをよくするのにも一役買ってくれます。

肩髃《けんぐう》を押す

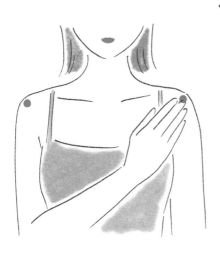

位置 腕を真横水平に上げたときに、肩の前側にできるへこみ。

方法 中指の腹でぐーっと押したり、押す・離すを繰り返す。また、押したまま軽く円を描くように刺激するのも心地いい。

むくんだら脚をもみましょう。水に関わるツボが力を発揮します

湿気の多い時季、手足の重だるさと連携するように悩まされるのが、むくみです。重い湿気のかたまりは下に停滞しやすいので、脚にむくみが生じやすくなります。むくむと脚だけどんと太く見えたり、靴がき

▼陰陵泉《いんりょうせん》豊隆《ほうりゅう》を押す

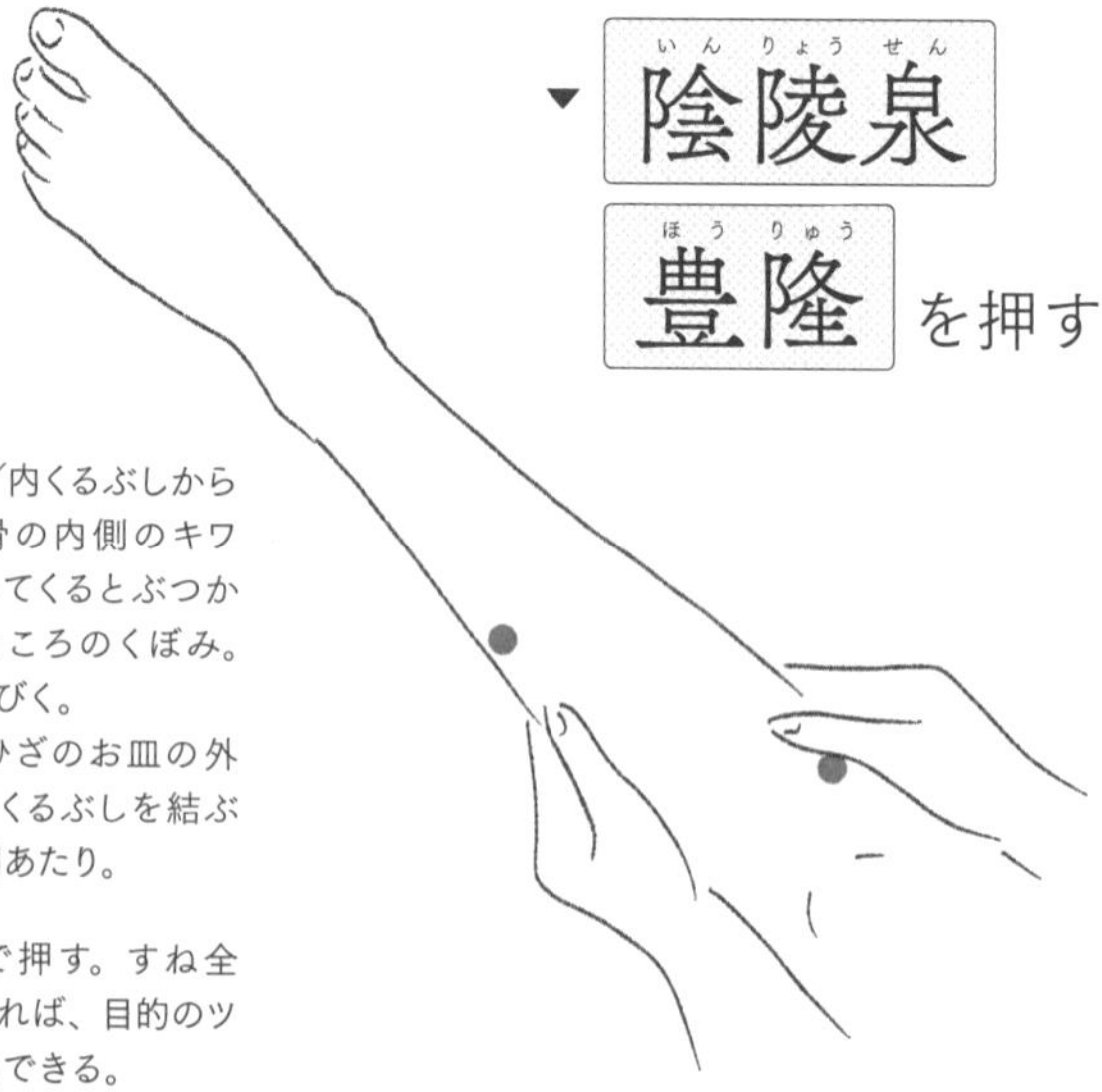

位置
陰陵泉／内くるぶしからすねの骨の内側のキワを上がってくるとぶつかる骨のところのくぼみ。押すとひびく。
豊隆／ひざのお皿の外側の下とくるぶしを結ぶ線の中間あたり。

方法
指の腹で押す。すね全体をさすれば、目的のツボも刺激できる。

つくなったり。重だるさも一層増しますから、ツボの力を借りて、早くすっきりさせましょう。脚にある「豊隆」や「陰陵泉」は、余分な水分の排出にすぐれた効果を発揮します。ふくらはぎ下の承山はむくみ治療の定番。筋肉をしなやかにし、水の巡りを促進します。ツボの細かい位置にこだわらず、脚全体をマッサージするのがおすすめ。するとツボも自然と刺激できます。

プラスの養生

水の飲み過ぎはむくみを助長します

「美容のために、1日2L以上水を飲みましょう」ということがよくいわれていますが、湿気がたまった人がたくさん飲めば、むくみを助長して逆効果。人によって必要な量は違うので、体の声を聞きながら適量を摂取しましょう。

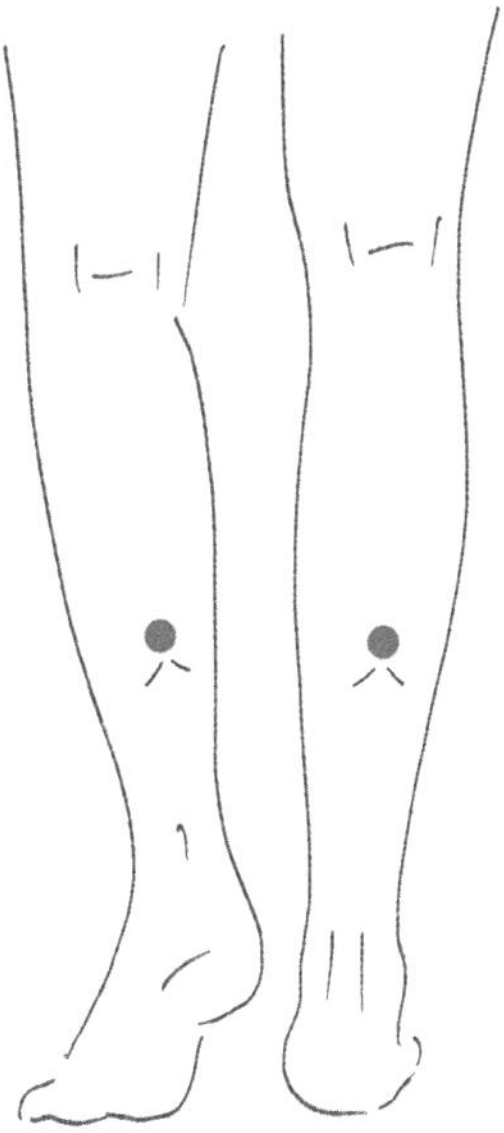

承山《しょうざん》をもむ

位置 ふくらはぎのふくらみのいちばん下。ふくらみがいちばん低いところ。

方法 床に座りひざを曲げ、両手の親指をツボに添える。脚をつかむように手を添え、親指でふくらはぎをもみほぐす。

ずっと眠いのは胃腸の弱りが原因。眠気覚ましには指先のツボが効く

寝不足でもないのに、昼間ずっと眠い。昼食のあと、眠くて眠くて仕方がない。中医学ではこれを「嗜眠《しみん》」といいますが、当てはまる人に共通しているのは脾《ひ》が弱っているということ。というのも、脾は、気血《きけつ》

足三里《あしさんり》 三陰交《さんいんこう》 を押す

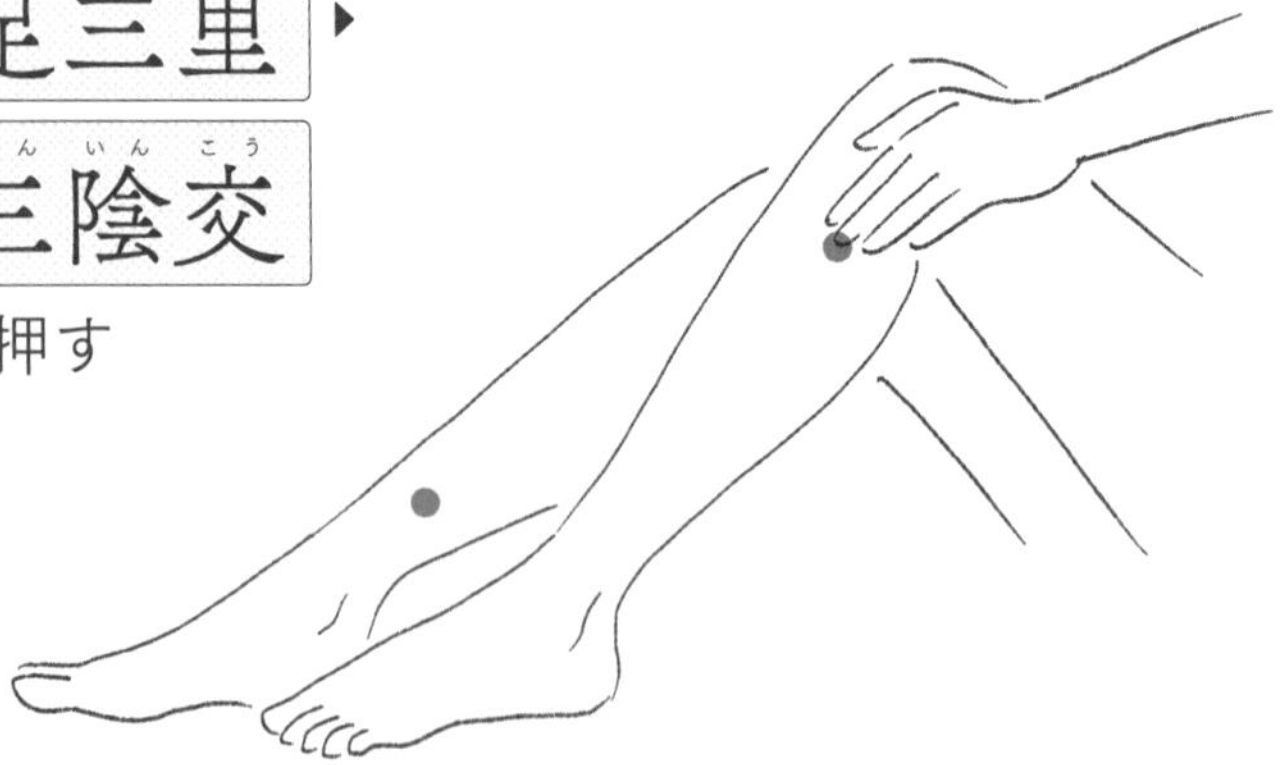

方法 指の腹で、痛気持ちいい強さで押したり、さすったりしていたわる。押す指は、親指でも人差し指でも、押しやすい指でOK。

位置 **足三里**／ひざの外側、お皿の下のくぼみから指幅4本分程度下がったところ。**三陰交**／内くるぶしの上から指幅4本分程度上がったところ。

水《すい》をつくり出して全身に巡らせる働きがあるから。脾が弱ってその働きに支障が出れば、体はエネルギー不足となり、起きているのがしんどくなるのです。

「足三里」「三陰交」は脾や胃に働きかける代表的なツボ。さすっていたわりましょう。指先の「中衝」は目覚ましのツボです。〝顔を洗って目を覚ます〟のもありですが、ここを押すほうが手軽ですよ。

プラスの養生

湿気の季節はヨーグルトを控える

腸のためにとヨーグルトを毎日食べる人も多いですよね。でも、湿気の季節は控えましょう。なぜならヨーグルトはドロドロしており、体にとって余分な水分である湿になるから。腸のためどころか、胃腸に負担をかけてしまいます。

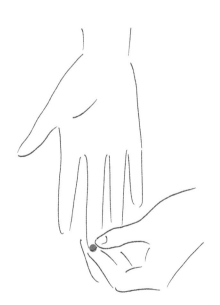

中衝《ちゅうしょう》を押す

位置 中指の腹の先端。

方法 反対の手の指先でつまむようにして、軽く押すか、もむのがおすすめ。力を入れると痛いので注意。

暴飲暴食は悪夢を招きます。湿気と胃の熱を取りましょう

体にジメジメした湿気がたまっているときに、辛いものを食べたり、カッとなるようなことがあったりすると、胃に余分な熱が生まれてしまいます。すると、悪夢を見る傾向があるのです。「たかが夢」かもし

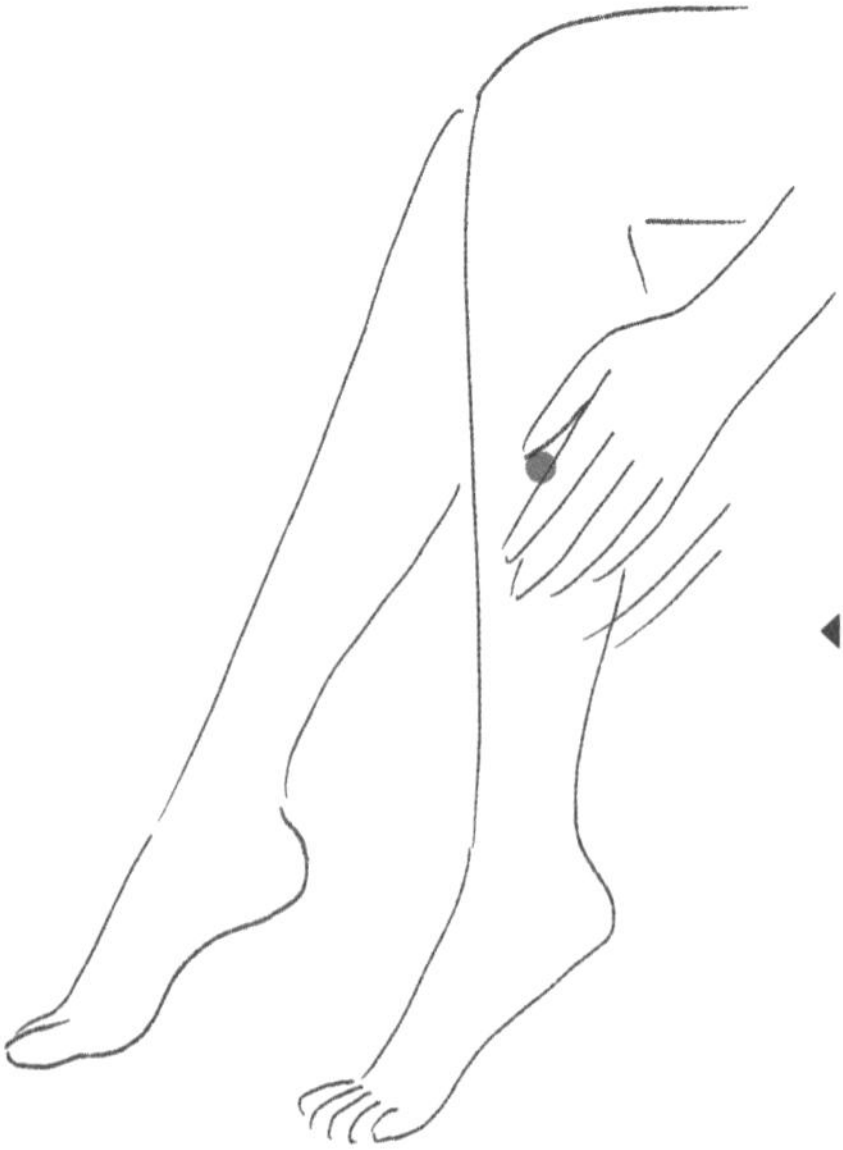

◀ 豊隆《ほうりゅう》をさする

位置 ひざのお皿の外側の下と、くるぶしを結ぶ線の中間あたり。

方法 ツボのあたりを指の腹や手のひらでやさしくさすりながら、気持ちを落ち着かせる。

れませんが、これは体に余分な湿や熱がたまっていることを知らせているサイン。ほったらかしにせず、ケアをしましょう。
まずは、湿気払いに効く「豊隆」を刺激。消化吸収力を高める「中脘」、胃の湿気や熱を取り去る「内庭」も、改善に大事なツボです。胃の熱の原因となる刺激の強い食べものもなるべく避け、心地よい眠りを取り戻しましょう。

プラスの養生

冬瓜《とうがん》と鶏肉のスープで胃腸をケア

「冬瓜」と書きますが、旬は夏。水分代謝にすぐれるので、梅雨から夏にかけてぜひ食べてもらいたい食材です。鶏肉と煮込んだスープがおすすめ。鶏肉は肉の中でも消化吸収がいいので、胃腸に負担をかけません。

中脘《ちゅうかん》 内庭《ないてい》 を押す

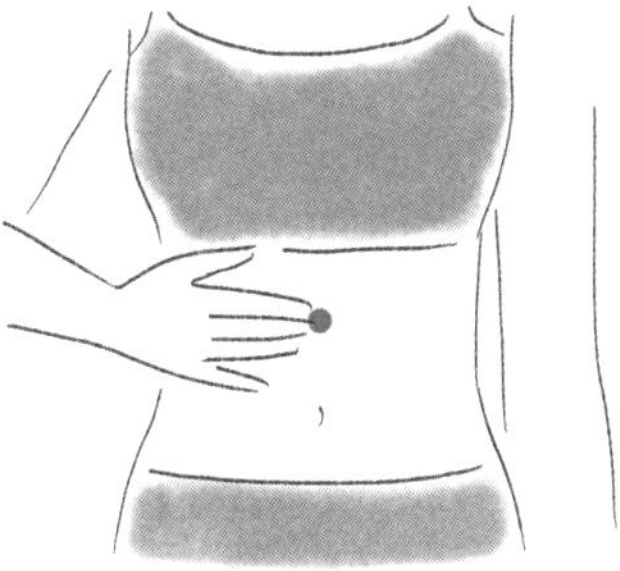

人差し指や中指の腹で軽く押す。

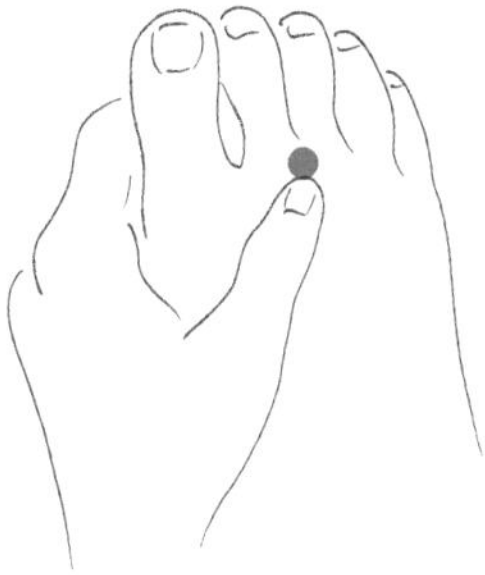

足をつかみながら親指の腹をツボに当てる。指の腹でぐーっと押す。

位置
中脘／おへそから指幅５本分（人差し指〜小指の４本＋親指１本）程度上。
内庭／足の甲。第２趾と第３趾の間で、指のつけ根の少しくぼんだところ。

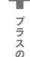

効能別 おすすめ食材

本書の中で紹介した食材や、
それらと同じ効能をもつ食材例をまとめました。
ぜひ、日々の食事の参考にしてください。

気《き》の巡りをよくする食材

三つ葉、春菊、パクチー、セロリ、大葉、バジル、レモン、ミント、みかん、オレンジ、菊花茶、ジャスミン茶　など

血《けつ》を補う食材

緑黄色野菜、ナツメ、クコの実、ぶどう、ブルーベリー、プルーン、いちご、レバー、かつお、マグロ、たこ　など

余分な熱を冷ます食材

きゅうり、冬瓜、白菜、なす、ゴーヤ、トマト、レタス、すいか、りんご、バナナ、パイナップル、緑茶、豆腐、鴨肉、すっぽん、あさり、わかめ　など

気を補う食材

たまご、かぼちゃ、栗、とうもろこし、しいたけ、しめじ、いも類、豆類、納豆、玄米、もち米、牛肉、鶏肉、うなぎ、えび　など

腎《じん》を補う食材

ごぼう、しいたけ、黒きくらげ、黒豆、黒ごま、黒米、くるみ、アーモンド、ひじき、海苔、こんぶ、わかめ、しじみ、牡蠣、タコ、イカ　など

うるおいを補う食材

白きくらげ、ゆり根、大根、かぶ、れんこん、豆腐、豆乳、牛乳、ヨーグルト、チーズ、杏仁、いちじく、梨、ライチ、はちみつ、鶏肉、豚肉　など

余分な水を排出する食材

とうもろこし、きゅうり、冬瓜、緑豆もやし、枝豆、緑豆はるさめ、あずき、ひげ茶、はとむぎ茶、玄米茶　など

体を温める食材

しょうが、ねぎ、玉ねぎ、ピーマン、にんにく、らっきょう、大葉、にら、八角、シナモン、唐辛子、こしょう、山椒、くるみ、牛肉、羊肉、えび、鮭　など

MORE AND MORE!

いざというときに頼れるツボ

外出先などで、予期せぬ不調…。すぐに押せるツボは、そんなときの応急処置にもなり、頼りにできます。いざというときのために、ぜひ覚えておきましょう。

SCENE 1

腹痛

外出先で急に襲ってきた腹痛。キリキリ痛んだり、ギュルギュル嫌な音が鳴り出したり…。そんなときに助けてくれるのは脚にある「梁丘」。胃腸の調子を改善するツボですが、急性の疾患に効くので、突然襲ってきた痛みをやわらげてくれます。また、下痢止め役としてもよく知られるツボなので、覚えておくと心強いです。腹痛以外に胃痛やひざの痛みにも効果的です。

下しやすい人は覚えておきたい

梁丘《りょうきゅう》

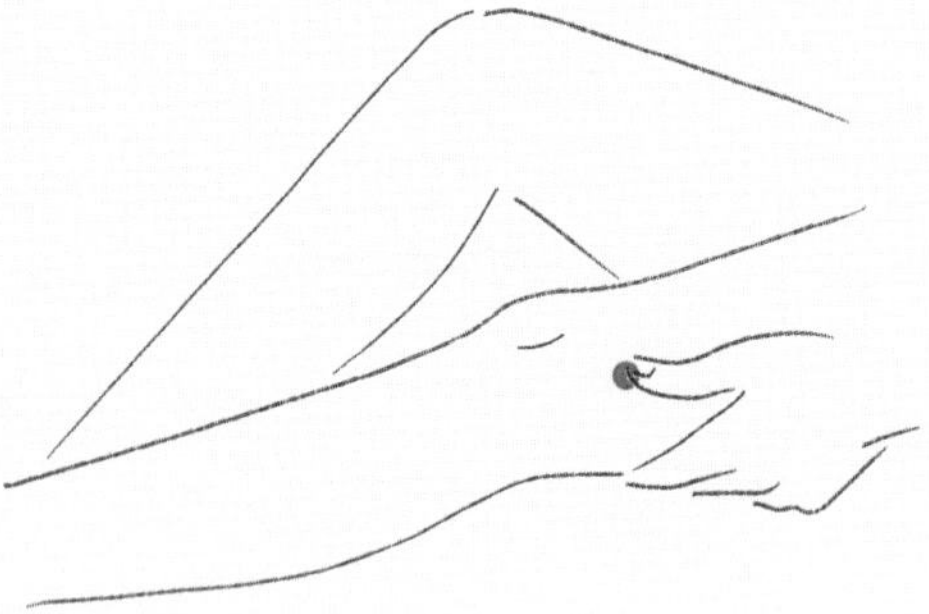

方法 イスや床に座り、ツボに親指の腹を当てぐーっと押す。

位置 ひざのお皿の上から指幅3本程度上がったところで、太もも前側の中心より親指幅1本分程度外側。

(SCENE 2)

乗り物酔い

船、車、バスなどでゆらゆら揺られると生じる胃の不快感や吐き気。乗り物に乗るときは酔い止め薬が欠かせない人も少なくありませんが、効果的なツボを知っておくと安心です。覚えておきたいのは、手の内側にある「内関」。胃の気《き》の流れをととのえ、つらい吐き気を改善してくれます。症状が起きたときは、ツボを押しながら深呼吸も繰り返し、気持ちも落ち着かせましょう。

移動中にムカムカきたら押す

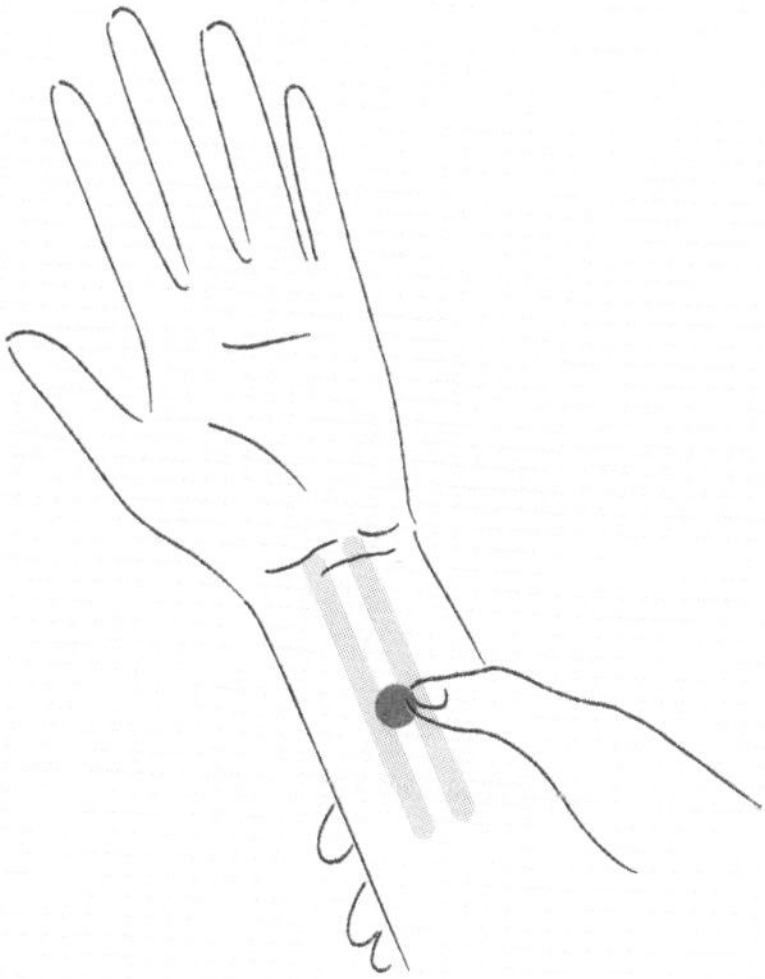

内関《ないかん》

方法 親指の腹を添えて痛気持ちいい強さで押したり一帯をもみほぐす。米粒や小豆1粒をツボに絆創膏で貼り付けるなどして、持続的に刺激しておくと症状の予防にもなる。

位置 手首内側の曲げジワの中央から、指幅3本分程度ひじ寄り。腱と腱の間にある。手首を動かすと腱が浮き出るので位置を見つけやすい。

SCENE 3

二日酔い

飲み過ぎてしまった翌朝に襲ってくる吐き気や頭痛。つらい二日酔いの改善に必要なのは、アルコールの代謝と分解です。「太衝」は、肝《かん》の働きを高めてアルコールの分解を助けるツボ。押すことで二日酔いからの回復をサポートします。飲み過ぎは肝にどんどん負担をかけ、さまざまな不調の原因になりかねないので「飲み過ぎない」ことが、いちばん大事です。

肝の働きを高めて負担を軽減

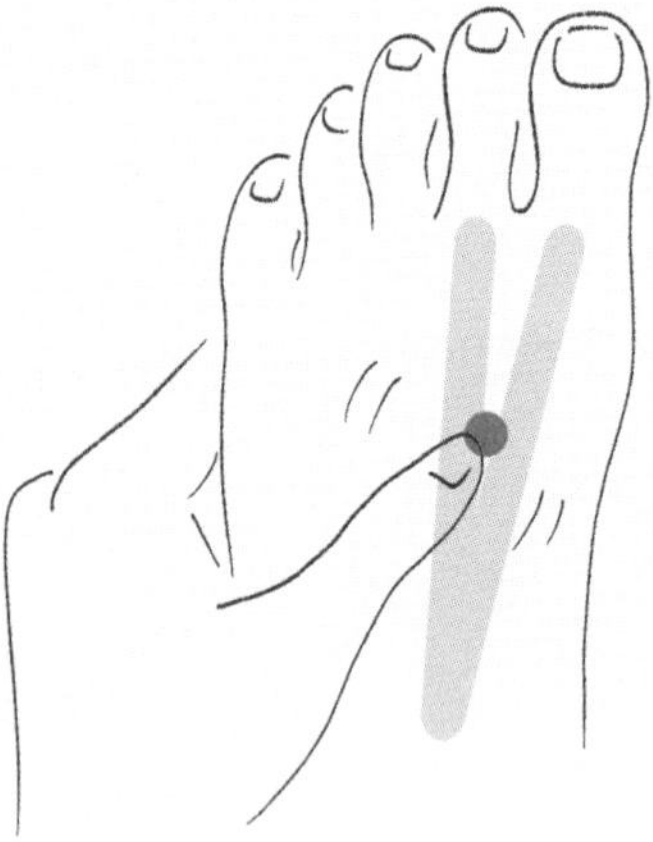

太衝《たいしょう》

方法 親指の腹で痛気持ちいい強さで押したりさすったりする。

位置 足の甲にあり、第1趾と第2趾の骨が交わる少し前。ややくぼんだところ。

(SCENE 4)

歯痛

突然、ズキズキと襲いかかるあの痛み。なかなか引かないし、すぐに歯科医院にも行けない。そんなときは、ツボでしのぎましょう。助けてくれるツボは、歯から離れた場所にあります。上の歯に効くのは足にある「内庭」。下の歯の場合は腕にある「曲池」を押しましょう。ここでいったん痛みが引いても、必ず歯科医院へ。できてしまった虫歯はツボでは治せません。

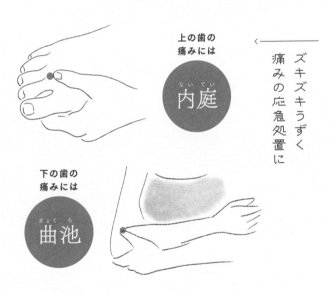

ズキズキうずく
痛みの応急処置に

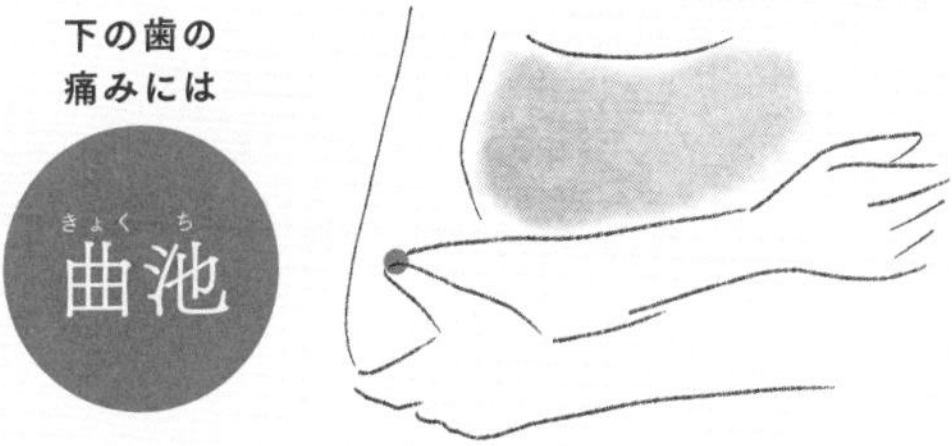

方法

内庭／親指の腹をツボに当ててしっかり押す。
曲池／腕を外側からつかむようにして、親指の腹でずーんとなる強さで押す。

位置

内庭／足の甲の第２趾と第３趾の間で、指のつけ根。
曲池／ひじを深く曲げたときにできるシワの外側先端。

(SCENE 5)

ワキ汗を止めたい

体が汗をかくのは、体内の余分な熱を出すため。生きていくために大事な機能です。でも、涼しい顔でいたい。早く汗が引いてほしいというときもあります。そんなときに頼れるのは、ワキの下にある「大包」。ここは舞妓さんがワキに汗をかかないように帯で圧迫しているツボとしても有名です。胸の上にある「屋翳」もいっしょに押しましょう。

顔やワキ汗など上半身の汗対策に

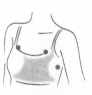

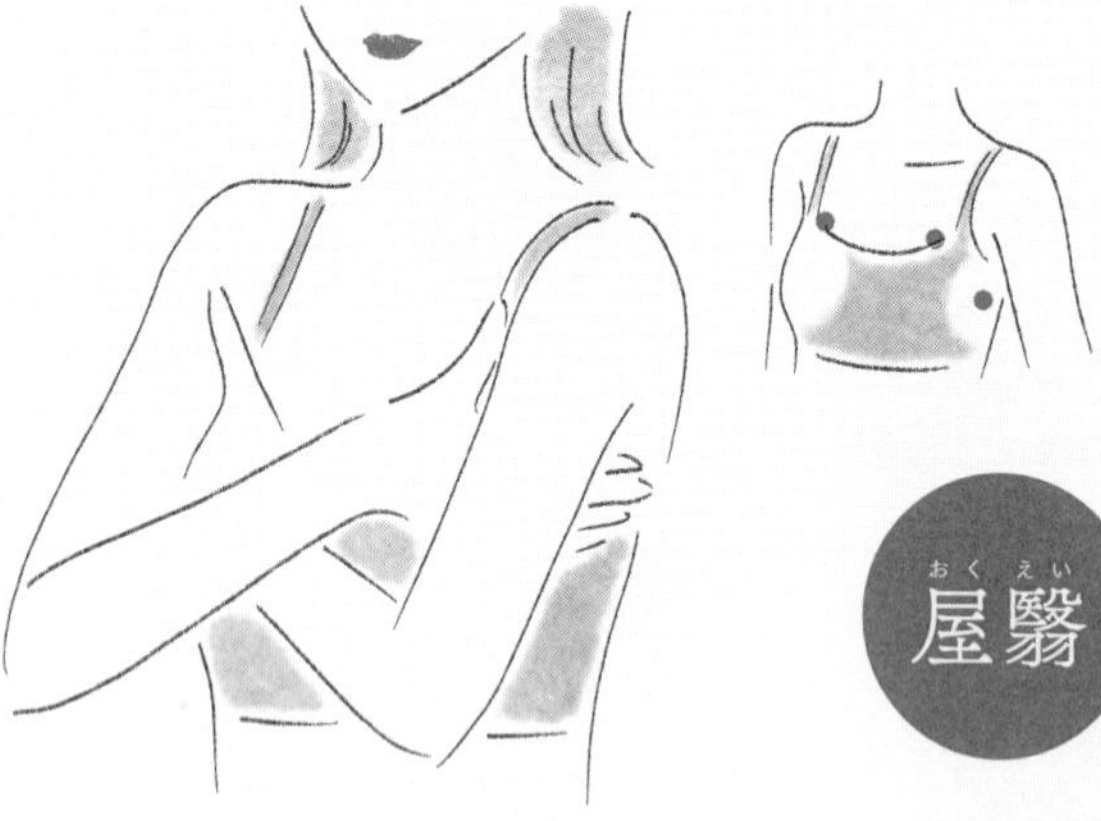

屋翳《おくえい》　大包《だいほう》

方法 体の前で腕を交差し、親指を屋翳に。ほかの指はワキの下に。胸の横を軽くつかむようにすると両方のツボを一度に刺激できる。

位置 **大包**／ワキの下を下がり第6肋間と交わるところ。※ワキから指幅4〜5本程度下が目安。**屋翳**／乳首から上へ移動し、肋骨2本超えたところ。※目安は鎖骨と乳首の中間よりやや上。

(SCENE 6)

空腹感を抑えたい

シーンとした会議中、試験中、映画館などでぐぐ〜っとお腹が鳴ってしまった。そんな経験がある人も多いのではないでしょうか。お腹が空いてしまったら、口元の「地倉」を押してみましょう。ここは空腹感を一時的に抑えてくれるツボ。軽く押して食事までの時間をしのいで。また、食べ過ぎ防止にも役立つツボなので、食事量をコントロールしたい人は食事前に押してみましょう。

ぐぐ〜っと、鳴りそうなときは

地倉《ちそう》

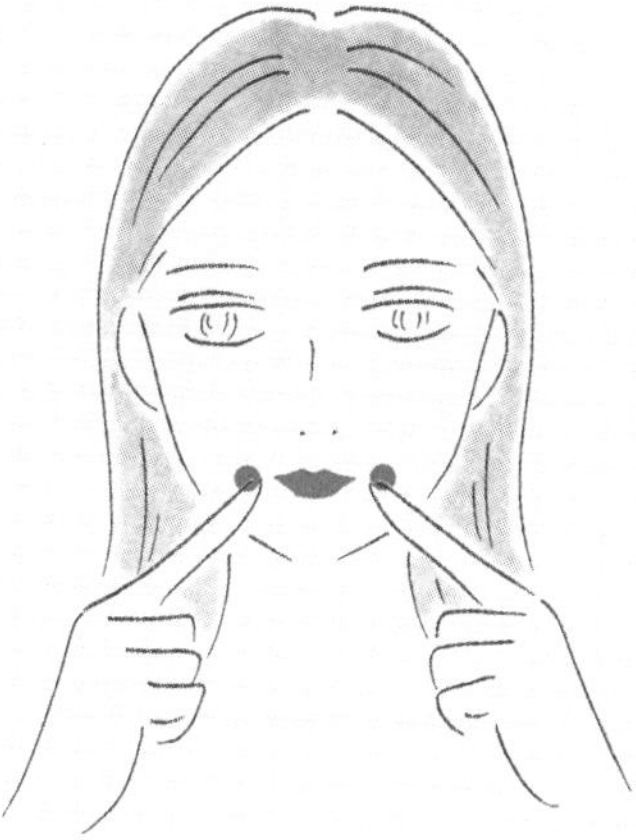

方法 人差し指か中指の腹をツボに当て、軽くゆっくり押す。顔はデリケートなのでやさしく刺激する。

位置 口の両端（口角）から小指1本分程度外側の左右。

SCENE 7

眠気

仕事中や会議中に、眠気が襲ってきて、うっかり寝てしまいそう……。そんなピンチは、鼻と唇の間にある「水溝」で乗り切りましょう。

水溝は目覚ましのツボ。昔は失神した人のここに鍼《はり》を刺し、痛みで目覚めさせたという言い伝えもありますが、もちろん、指で押すだけならば、飛び起きるほどの痛みはありません。会議中にこっそり押すと、少し目が冴えてきますよ。

目をこするよりもツボをひと押し

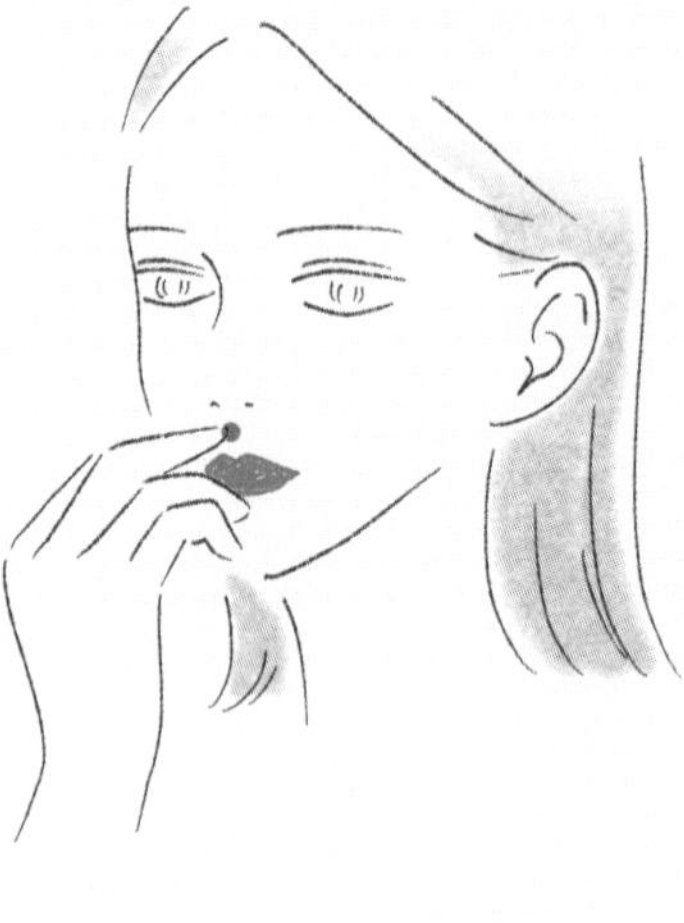

水溝《すいこう》

方法 中指や人差し指の腹でしっかり押す。ただし強く押し過ぎると、痛いので注意。

位置 鼻と上唇の中間にある小さなくぼんだところ。別名「人中《じんちゅう》」。

(SCENE 8)

寝違え

朝起きたら、首が回らない。動かすたびにイタタタッ…。就寝中にやってしまったつらい寝違え。その症状を救うツボといえば、手の甲にある「落枕」です。落枕という名は、ずばり、寝違えという意味。筋肉をやわらげ、痛みをすーっと緩和してくれます。

寝違えは冷房で冷えたり、運動不足などで血流が悪くなると起こりやすくなります。お風呂でじっくり温まることも予防策になります。

首と肩の痛みがすーっと緩和

落枕《らくちん》

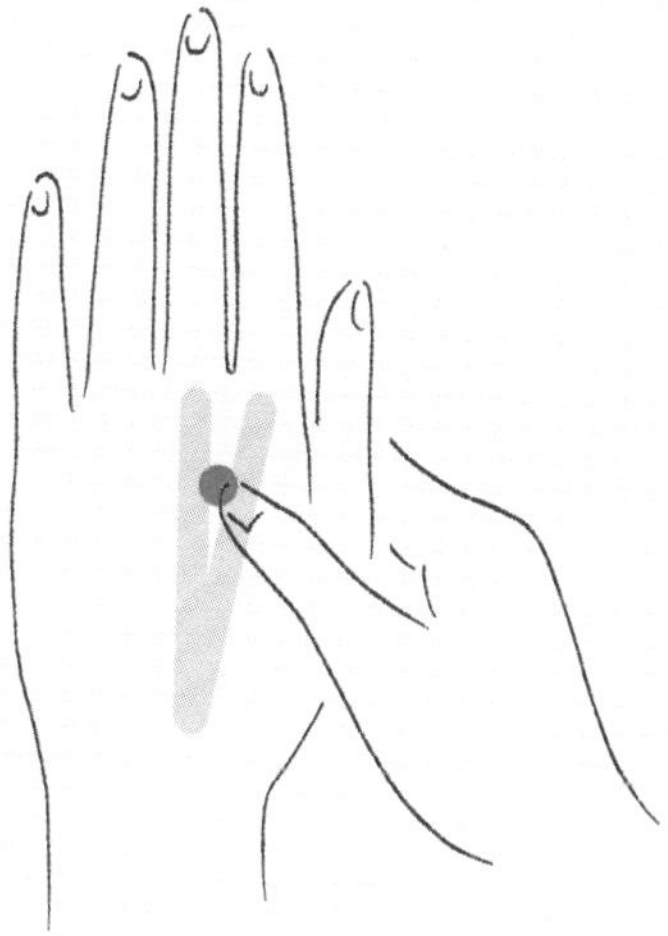

方法 親指や人差し指の腹をツボに当て、痛気持ちいい強さで押す。押したまま、指を動かしマッサージするのも◎。

位置 手の甲で、人差し指と中指の骨が交差する手前のくぼみ。

SCENE 9

しゃっくり

不調ではないですが、止まらないと厄介なしゃっくり。そこで知っておきたいのは背中にある「膈兪」。しゃっくりとは横隔膜が痙攣して起こるものですが、膈兪の「膈」はその横隔膜の意味。ここを刺激することで、横隔膜の緊張を落ち着かせます。水を飲んでも、背中をたたいてもおさまらなかったしゃっくりが、ふと止まることも。いざというときは、お試しあれ。

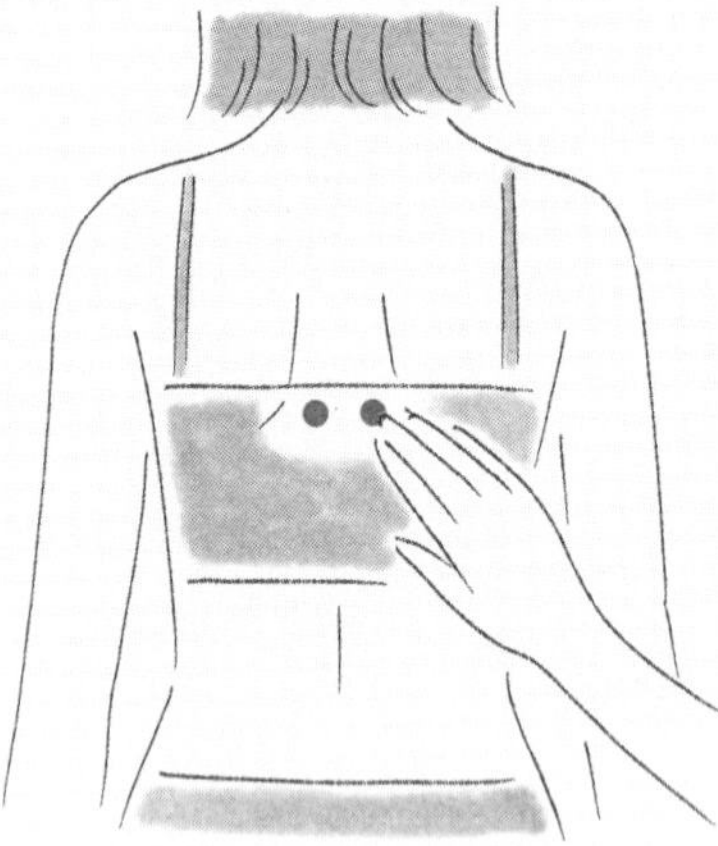

横隔膜の緊張をやわらげるツボ

膈兪《かくゆ》

方法 自分では押しにくいので、誰かにさすってもらうのがおすすめ。テニスボールなどを床に置いてそこに体を預ければ自分でも可能。

位置 肩甲骨の下角の高さで、体の中心から親指幅1本半分程度外側の左右。

全身に張り巡らされた14の経絡

体には14本の経絡《けいらく》があります。そのうち5本は五臓《ごぞう》「肝《かん》・心《しん》・脾《ひ》・肺《はい》・腎《じん》」につながり、たとえば肝につながる経絡は「肝経《かんけい》」と呼びます。ほかは五腑《ごふ》「胆・小腸・胃・大腸・膀胱」につながる経絡、体全体の気血水《きけつすい》の巡りをととのえる「三焦《さんしょう》」、心を守る「心包《しんぽう》」、経絡の統括的役割を担う「任脈《にんみゃく》」「督脈《とくみゃく》」という経絡が張り巡らされています。そして、ツボは基本的にこれらの経絡上にのっていますが、例外的にどこにも属さないツボもあり、それらは「奇穴《きけつ》」と呼びます。次のページでは本書で登場するツボとそれが属する経絡を、Ｐ２１２からは各ツボの位置を部位別にまとめています。ぜひ、ツボ押しのときの参考にしてください。

14の経絡と本書に登場するツボ

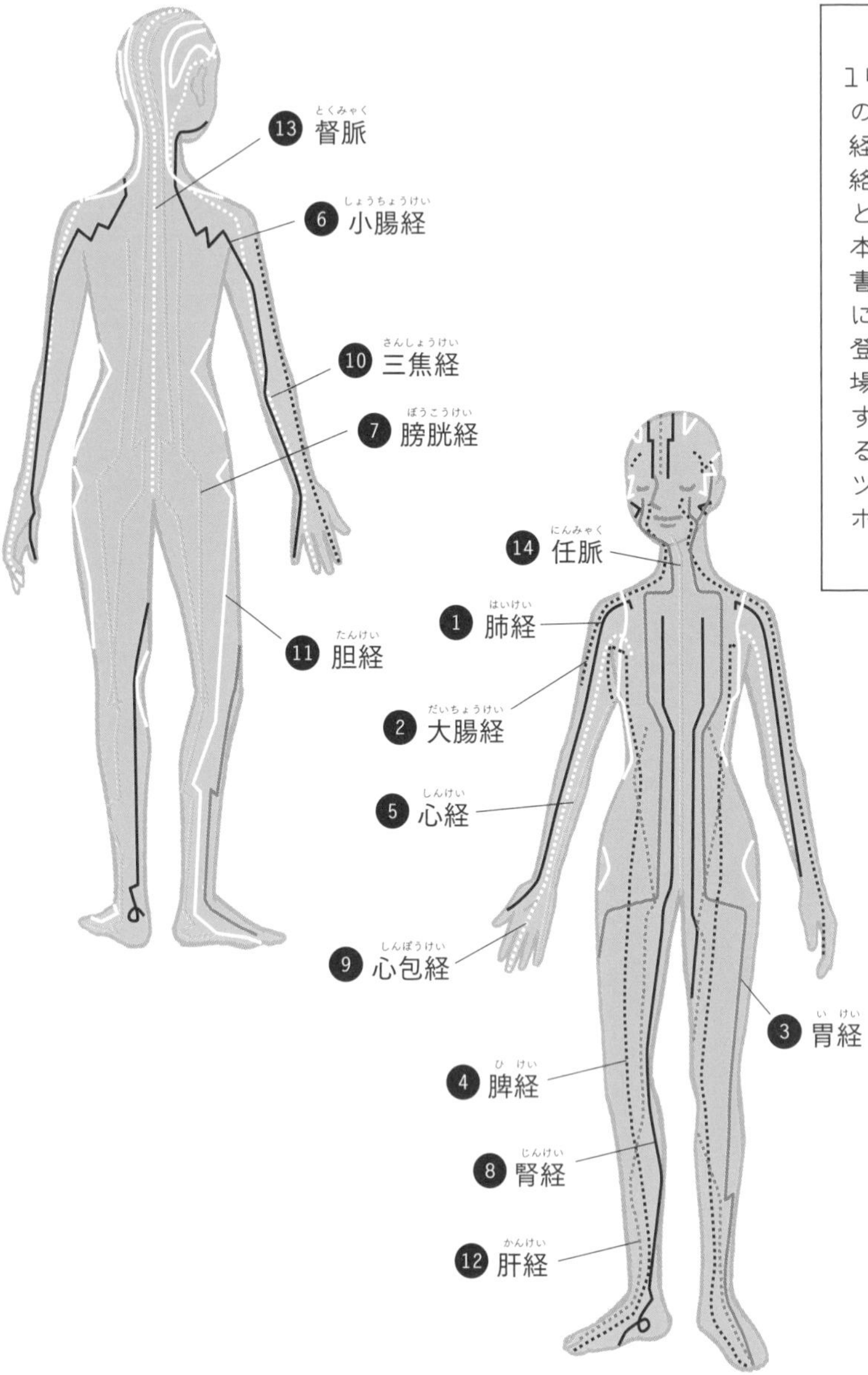

①	**肺経**のツボ	中府、尺沢、列欠、太淵、魚際
②	**大腸経**のツボ	合谷、手三里、曲池　肩髃、迎香
③	**胃経**のツボ	承泣、四白、巨髎、地倉、頭維、屋翳、梁門、天枢、大巨、梁丘、足三里、上巨虚、下巨虚、豊隆、衝陽、内庭、厲兌
④	**脾経**のツボ	隠白、太白、公孫、商丘、三陰交、陰陵泉、血海、大包
⑤	**心経**のツボ	霊道、通里、陰郄、神門、少府
⑥	**小腸経**のツボ	後渓、陽谷、天容、聴宮
⑦	**膀胱経**のツボ	睛明、攢竹、天柱、風門、肺兪、心兪、膈兪、肝兪、腎兪、大腸兪、上髎、次髎、中髎、下髎、膀胱兪、委中、承山、承筋、志室、崑崙
⑧	**腎経**のツボ	湧泉、太渓、水泉、照海、復溜、歩廊、神蔵
⑨	**心包経**のツボ	郄門、間使、内関、労宮、中衝
⑩	**三焦経**のツボ	陽池、外関、四瀆、翳風、耳門
⑪	**胆経**のツボ	聴会、曲鬢、率谷、天衝、浮白、頭竅陰、完骨、風池、肩井、環跳、日月、陽陵泉
⑫	**肝経**のツボ	行間、太衝、蠡溝、中都、膝関、曲泉、期門
⑬	**督脈**のツボ	命門、身柱、大椎、脳戸、百会、上星、神庭、水溝
⑭	**任脈**のツボ	中極、関元、気海、水分、中脘、膻中、天突
	奇穴（経絡上にないツボ）	四神聡、印堂、太陽、魚腰、上迎香、玉液、金津、安眠、百労、腰腿点、落枕、八邪、鶴頂、内膝眼、外膝眼、八風、裏内庭、失眠

顔・頭部

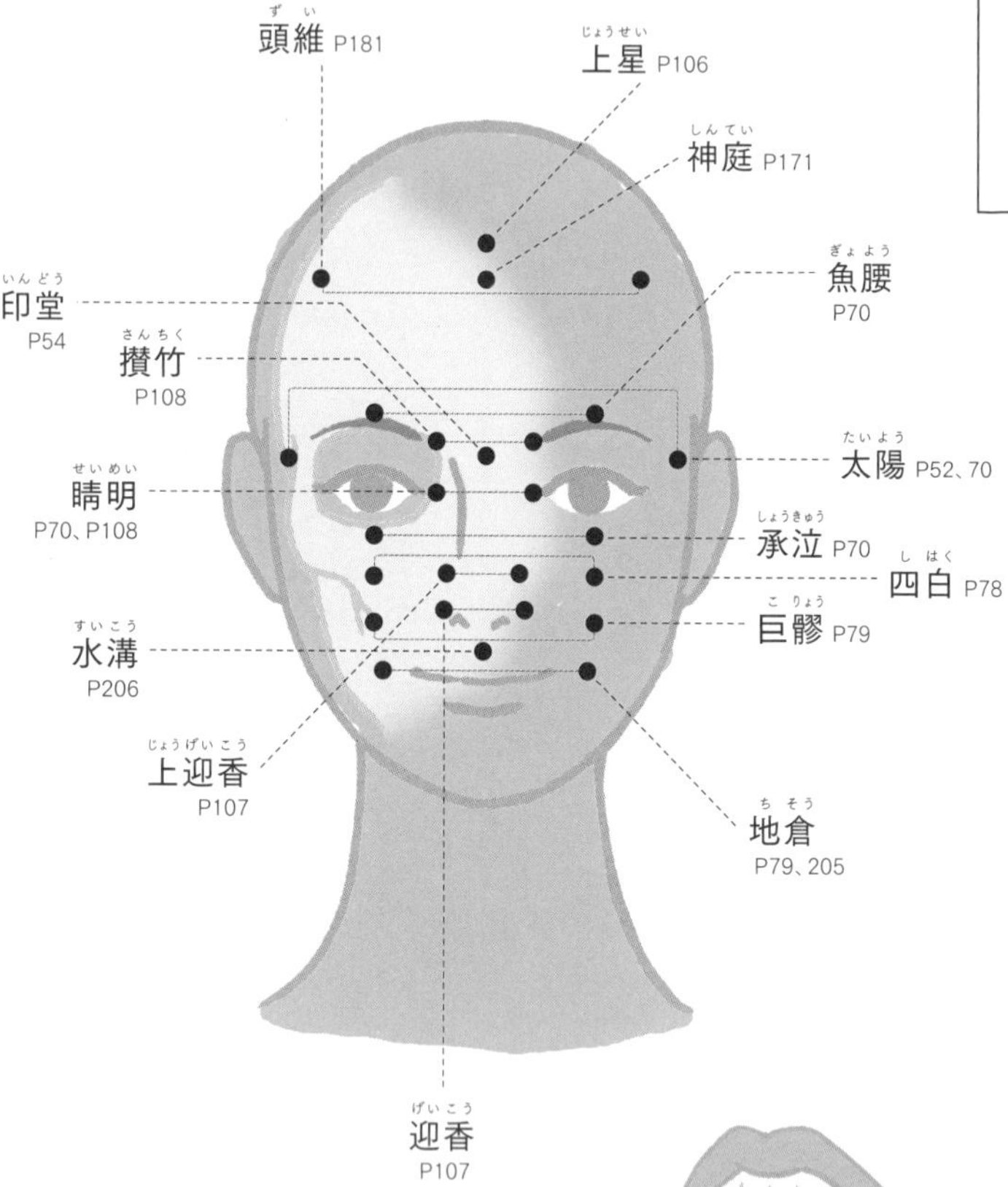

頭維《ずい》 P181
上星《じょうせい》 P106
神庭《しんてい》 P171
魚腰《ぎょよう》 P70
印堂《いんどう》 P54
攅竹《さんちく》 P108
太陽《たいよう》 P52、70
睛明《せいめい》 P70、P108
承泣《しょうきゅう》 P70
四白《しはく》 P78
巨髎《こりょう》 P79
水溝《すいこう》 P206
上迎香《じょうげいこう》 P107
地倉《ちそう》 P79、205
迎香《げいこう》 P107

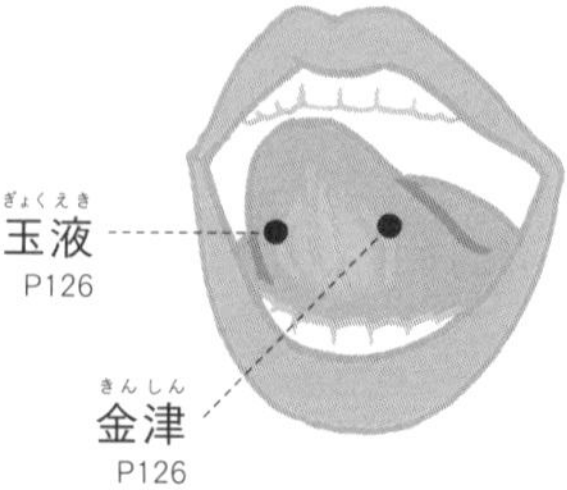

玉液《ぎょくえき》 P126
金津《きんしん》 P126

頭部側面

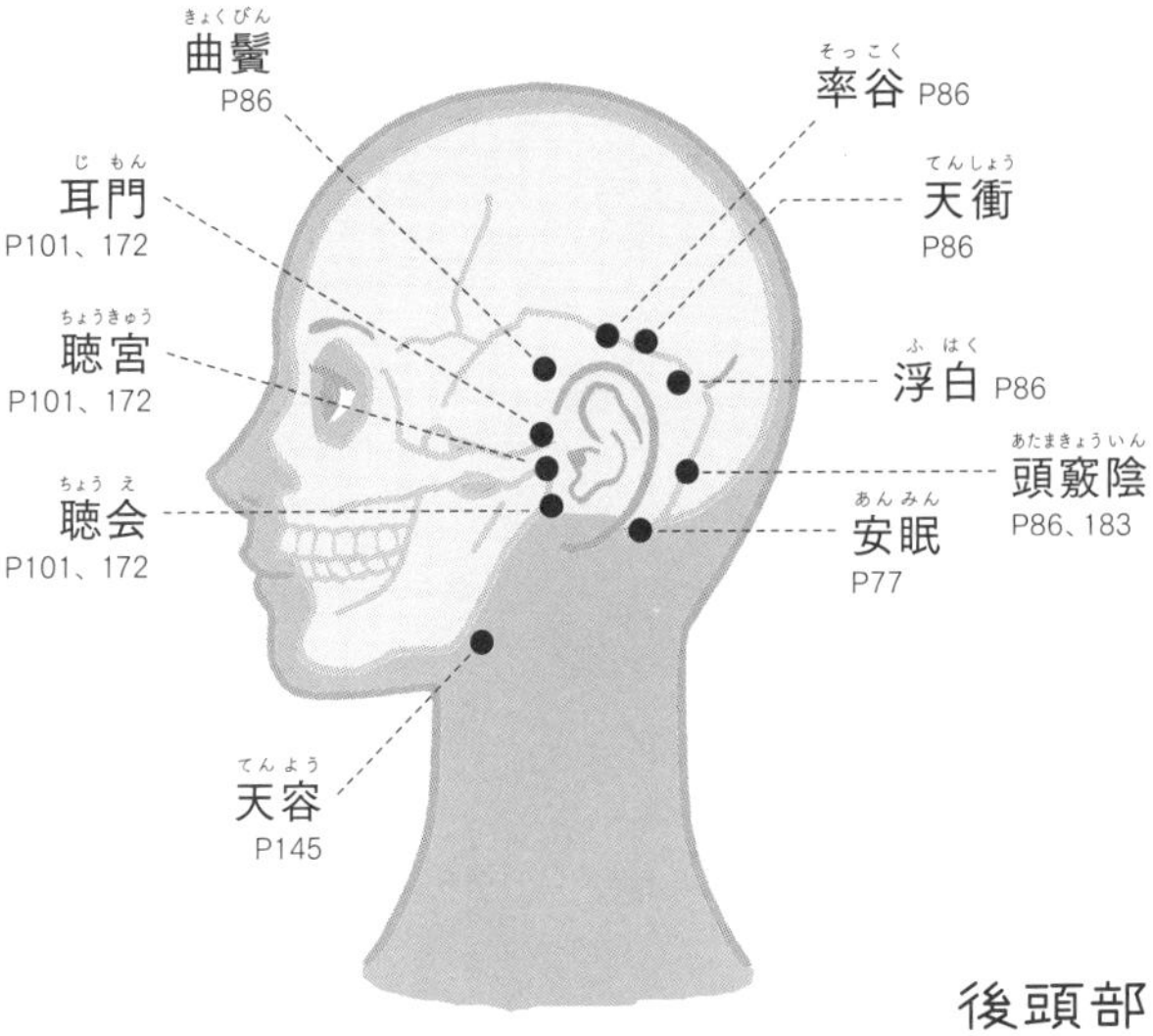
曲鬢《きょくびん》
P86
率谷《そっこく》 P86
耳門《じもん》
P101、172
天衝《てんしょう》
P86
聴宮《ちょうきゅう》
P101、172
浮白《ふはく》 P86
頭竅陰《あたまきょういん》
P86、183
聴会《ちょうえ》
P101、172
安眠《あんみん》
P77
天容《てんよう》
P145

後頭部

頭頂部

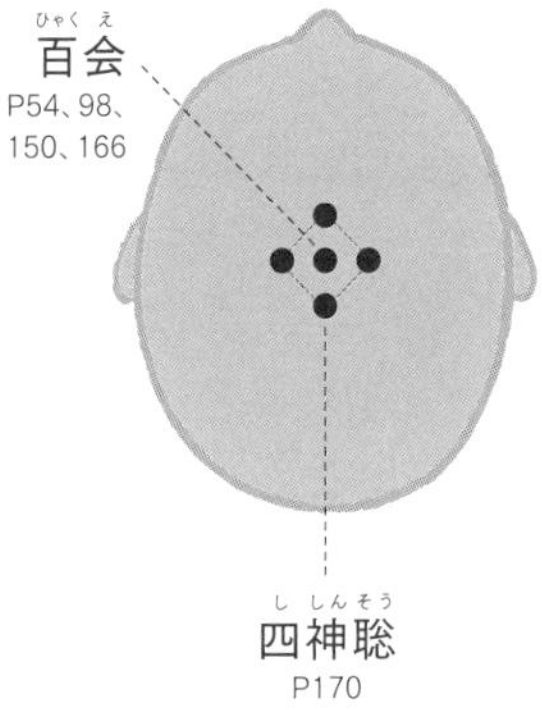
百会《ひゃくえ》
P54、98、
150、166
四神聡《ししんそう》
P170

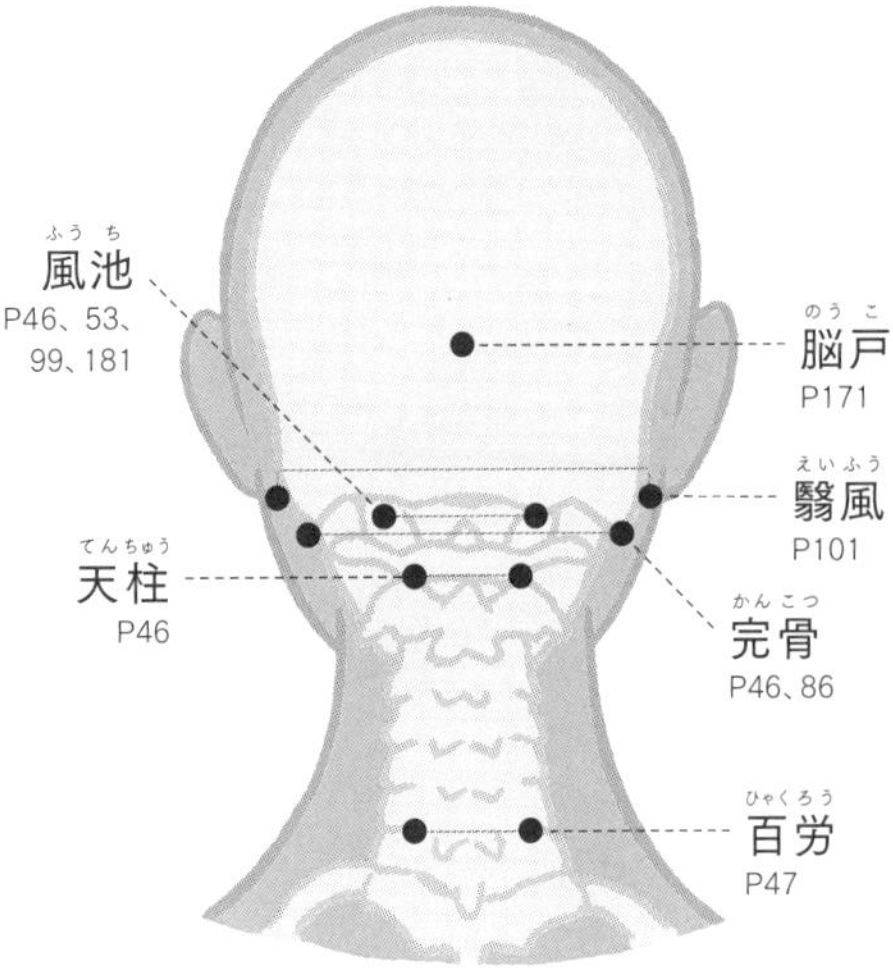
風池《ふうち》
P46、53、
99、181
脳戸《のうこ》
P171
翳風《えいふう》
P101
天柱《てんちゅう》
P46
完骨《かんこつ》
P46、86
百労《ひゃくろう》
P47

胸・お腹

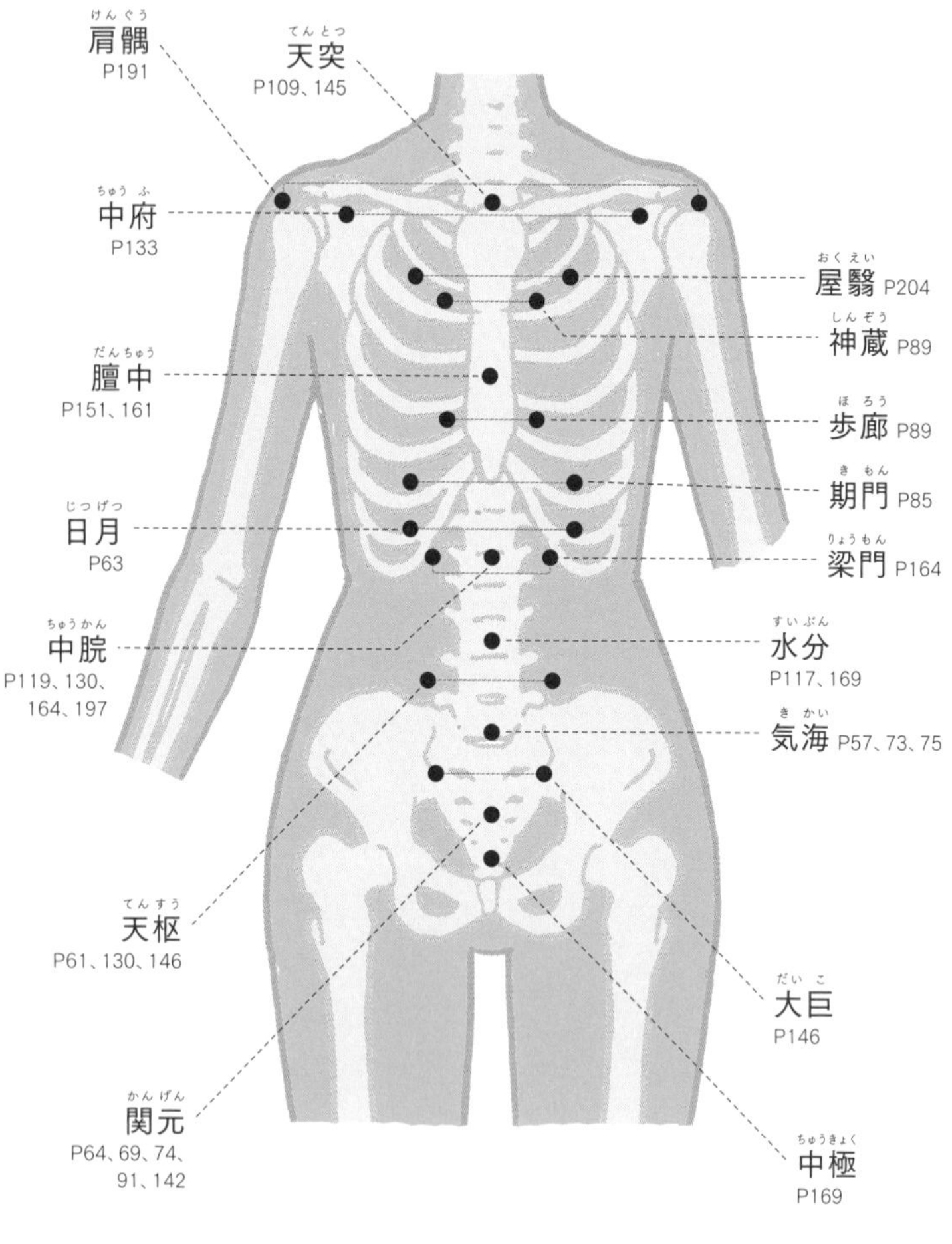

肩髃《けんぐう》
P191
天突《てんとつ》
P109、145
中府《ちゅうふ》
P133
屋翳《おくえい》 P204
神蔵《しんぞう》 P89
膻中《だんちゅう》
P151、161
歩廊《ほろう》 P89
期門《きもん》 P85
日月《じつげつ》
P63
梁門《りょうもん》 P164
中脘《ちゅうかん》
P119、130、
164、197
水分《すいぶん》
P117、169
気海《きかい》 P57、73、75
天枢《てんすう》
P61、130、146
大巨《だいこ》
P146
関元《かんげん》
P64、69、74、
91、142
中極《ちゅうきょく》
P169

背中・腰・お尻

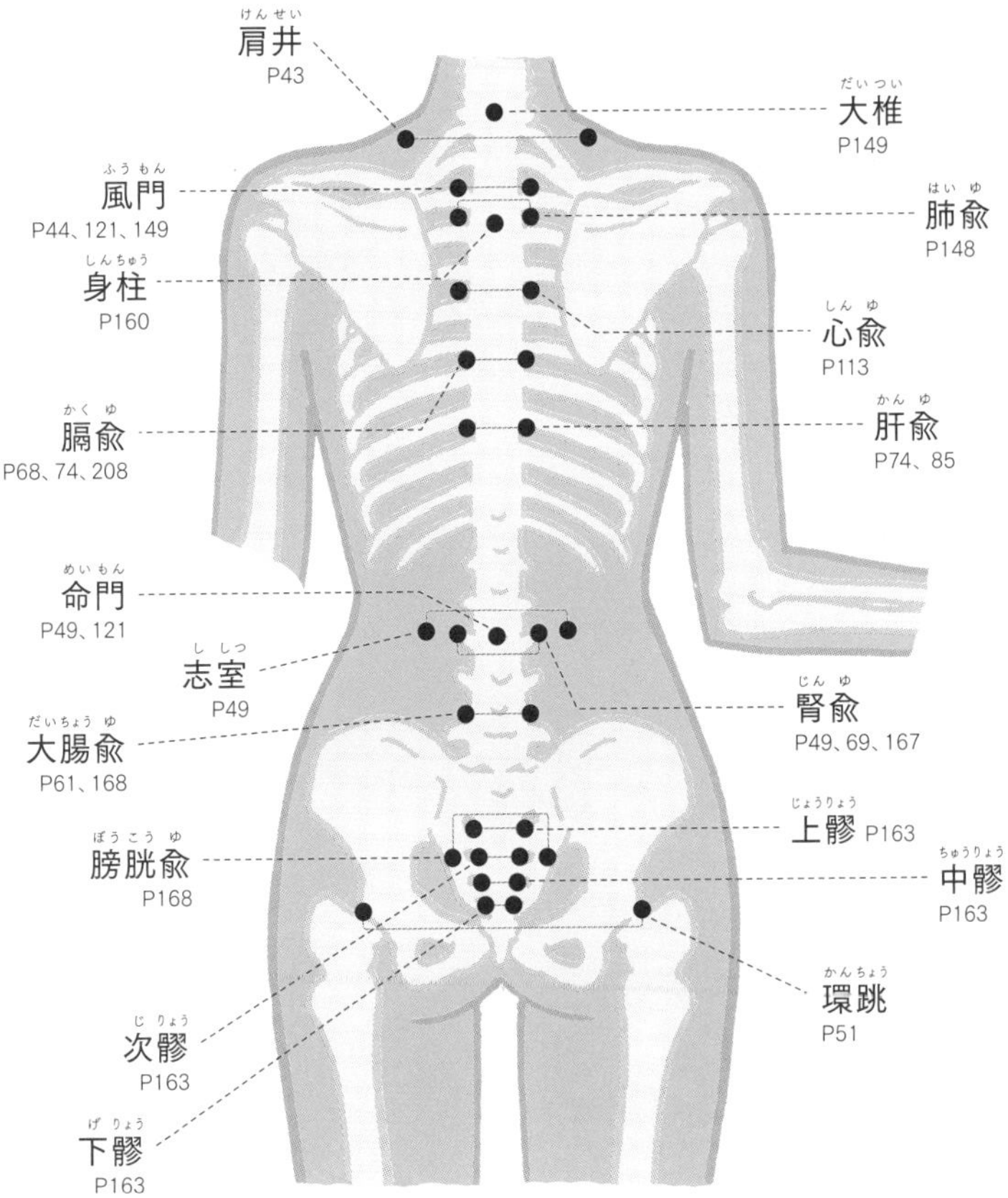
肩井《けんせい》
P43
大椎《だいつい》
P149
風門《ふうもん》
P44、121、149
肺兪《はいゆ》
P148
身柱《しんちゅう》
P160
心兪《しんゆ》
P113
膈兪《かくゆ》
P68、74、208
肝兪《かんゆ》
P74、85
命門《めいもん》
P49、121
志室《ししつ》
P49
腎兪《じんゆ》
P49、69、167
大腸兪《だいちょうゆ》
P61、168
上髎《じょうりょう》 P163
膀胱兪《ぼうこうゆ》
P168
中髎《ちゅうりょう》
P163
環跳《かんちょう》
P51
次髎《じりょう》
P163
下髎《げりょう》
P163

手のひら・腕・ワキの下

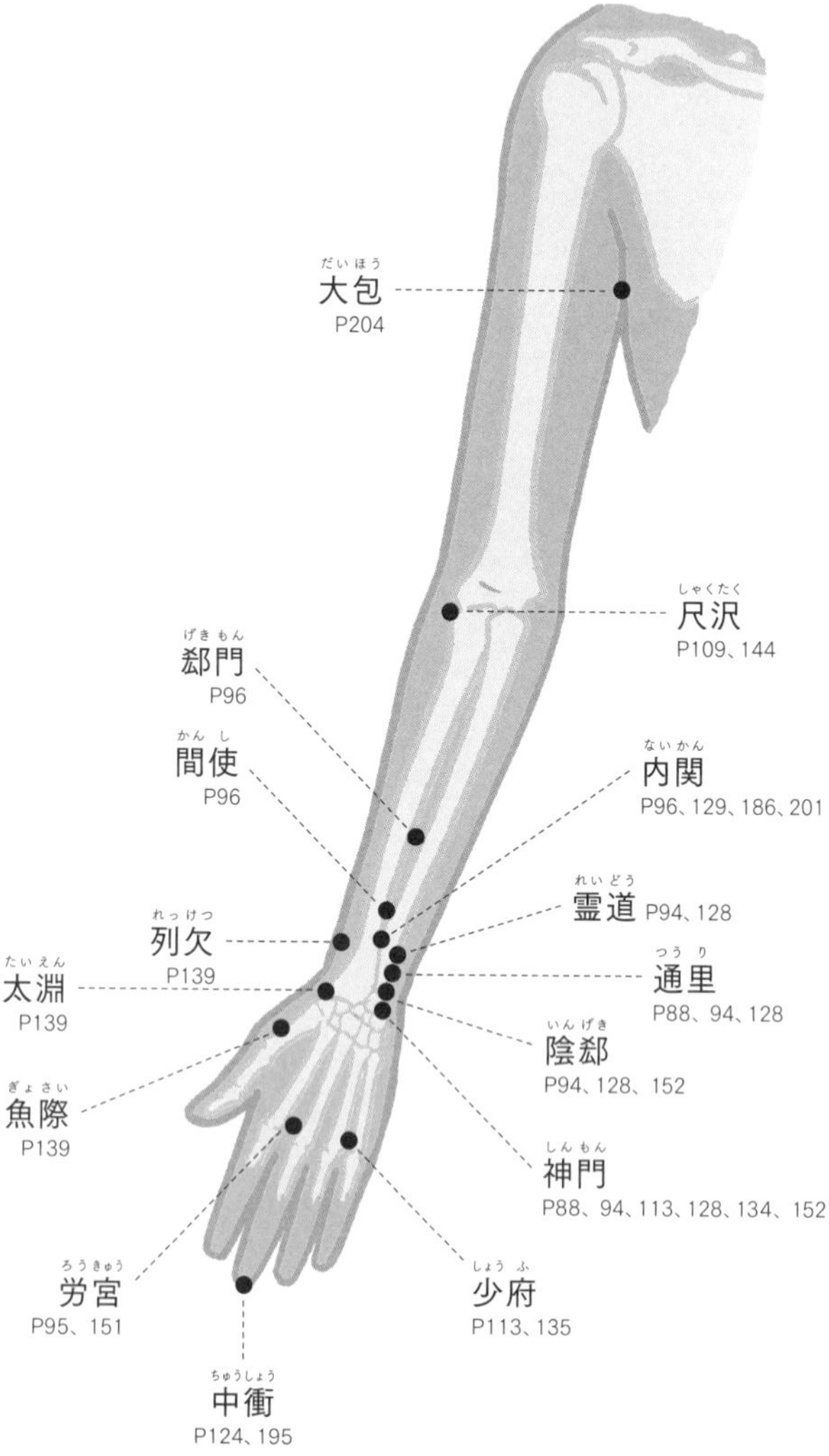

大包《だいほう》
P204
尺沢《しゃくたく》
P109、144
郄門《げきもん》
P96
間使《かんし》
P96
内関《ないかん》
P96、129、186、201
霊道《れいどう》 P94、128
列欠《れっけつ》
P139
太淵《たいえん》
P139
通里《つうり》
P88、94、128
陰郄《いんげき》
P94、128、152
魚際《ぎょさい》
P139
神門《しんもん》
P88、94、113、128、134、152
労宮《ろうきゅう》
P95、151
少府《しょうふ》
P113、135
中衝《ちゅうしょう》
P124、195

手の甲・腕

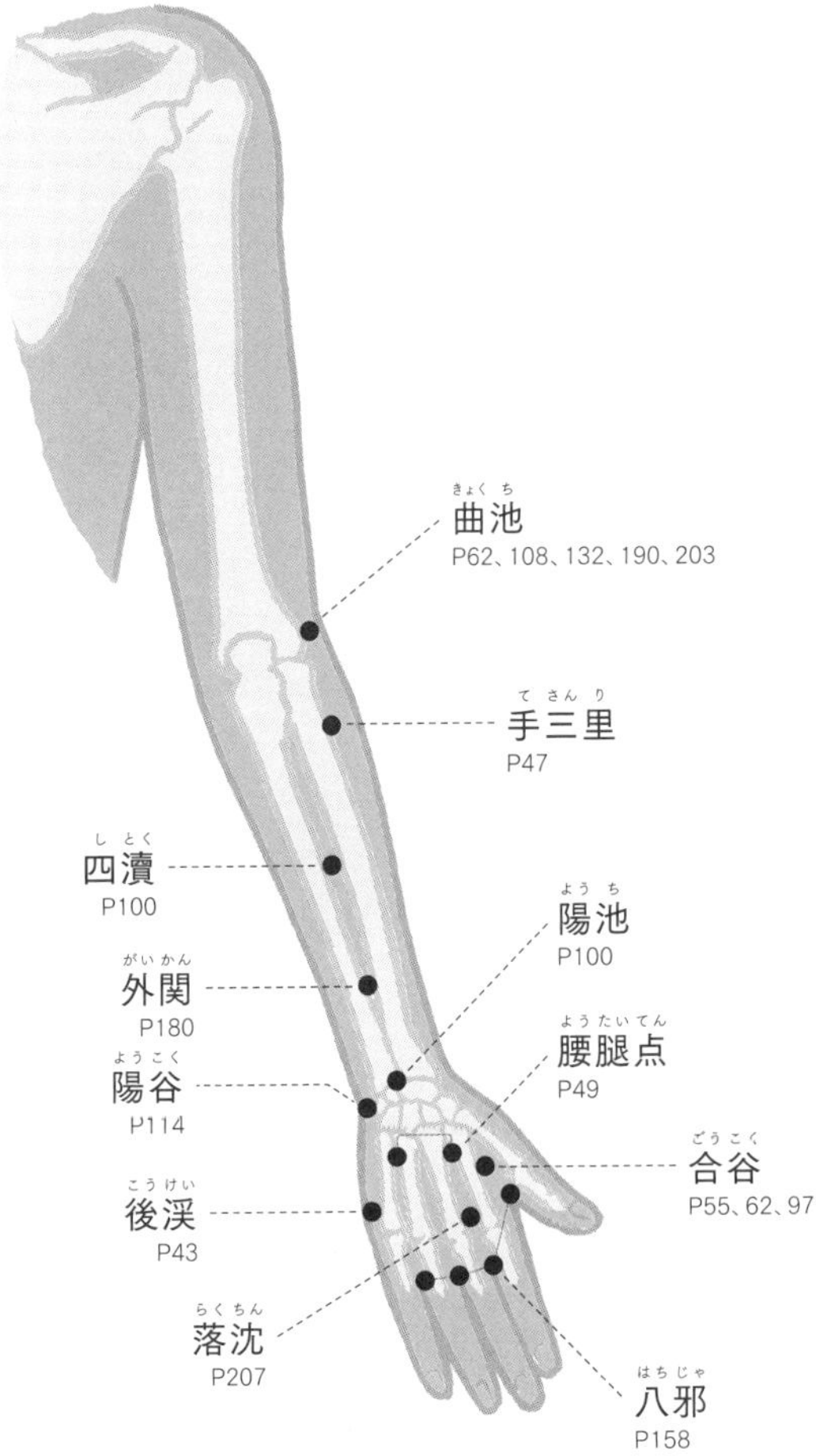
曲池《きょくち》
P62、108、132、190、203
手三里《てさんり》
P47
四瀆《しとく》
P100
陽池《ようち》
P100
外関《がいかん》
P180
腰腿点《ようたいてん》
P49
陽谷《ようこく》
P114
合谷《ごうこく》
P55、62、97
後渓《こうけい》
P43
落沈《らくちん》
P207
八邪《はちじゃ》
P158

脚（前側）

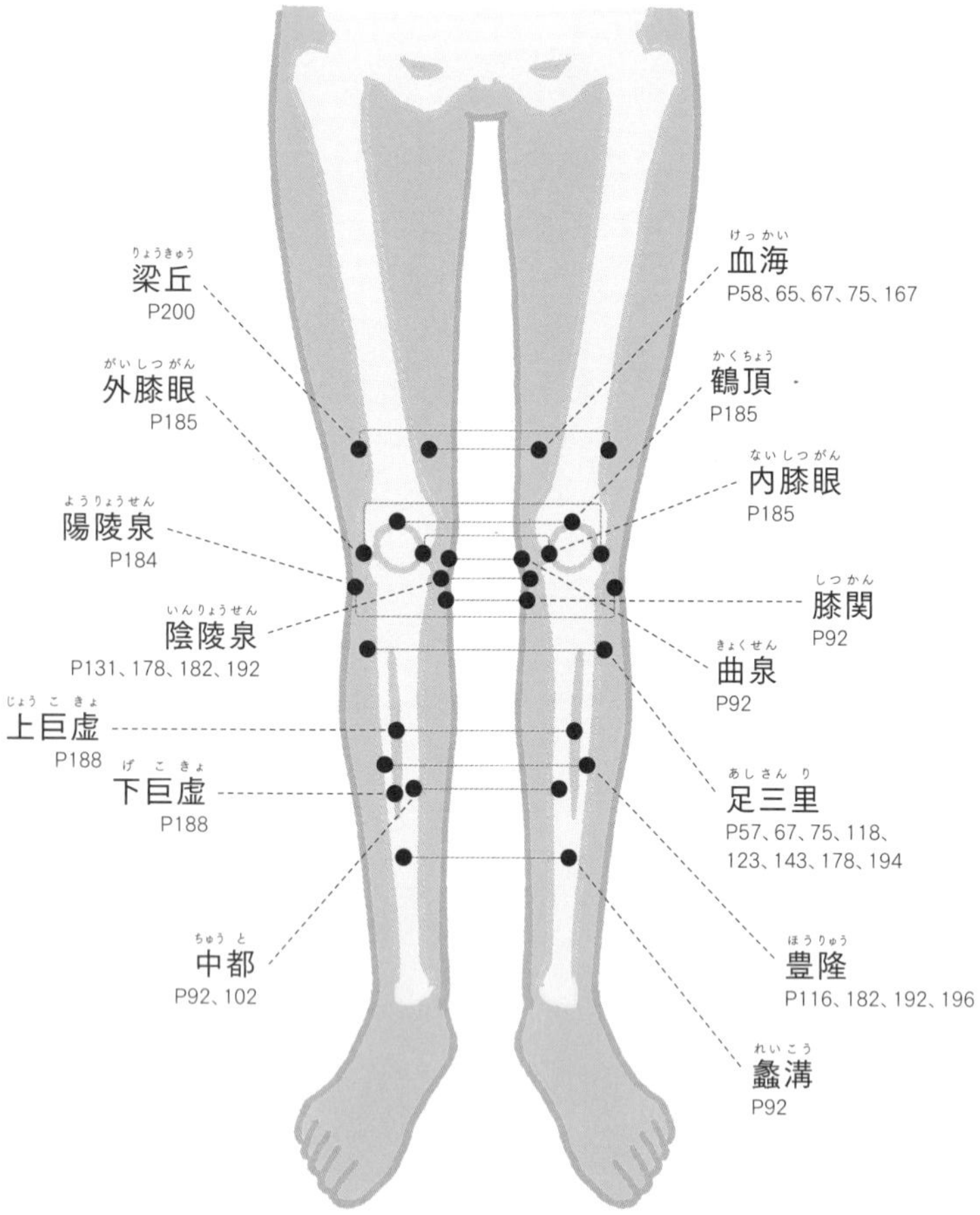

梁丘《りょうきゅう》
P200
外膝眼《がいしつがん》
P185
陽陵泉《ようりょうせん》
P184
陰陵泉《いんりょうせん》
P131、178、182、192
上巨虚《じょうこきょ》
P188
下巨虚《げこきょ》
P188
中都《ちゅうと》
P92、102
血海《けっかい》
P58、65、67、75、167
鶴頂《かくちょう》
P185
内膝眼《ないしつがん》
P185
膝関《しつかん》
P92
曲泉《きょくせん》
P92
足三里《あしさんり》
P57、67、75、118、
123、143、178、194
豊隆《ほうりゅう》
P116、182、192、196
蠡溝《れいこう》
P92

脚（裏側）

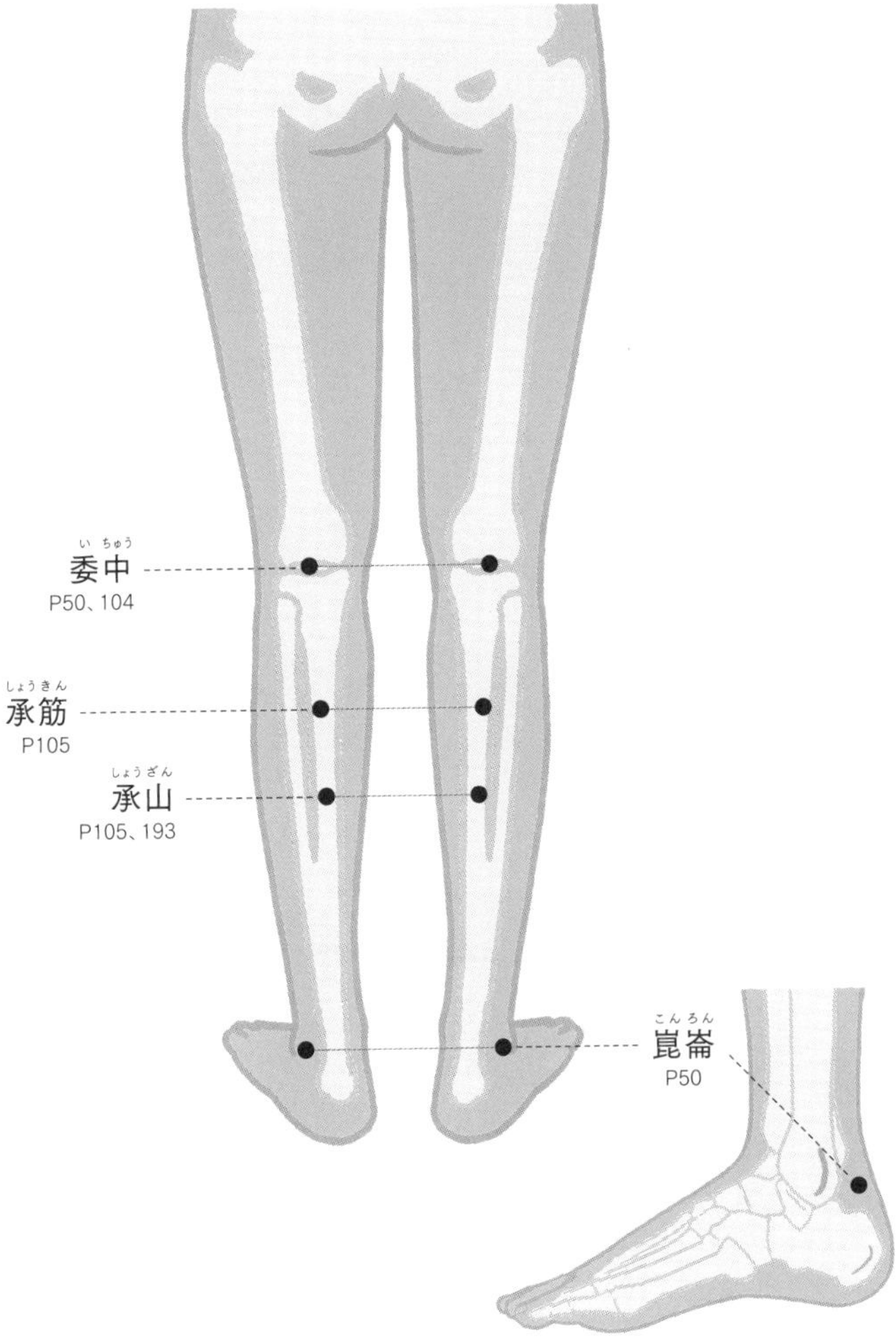
委中《いちゅう》
P50、104
承筋《しょうきん》
P105
承山《しょうざん》
P105、193
崑崙《こんろん》
P50

足側面（内側）

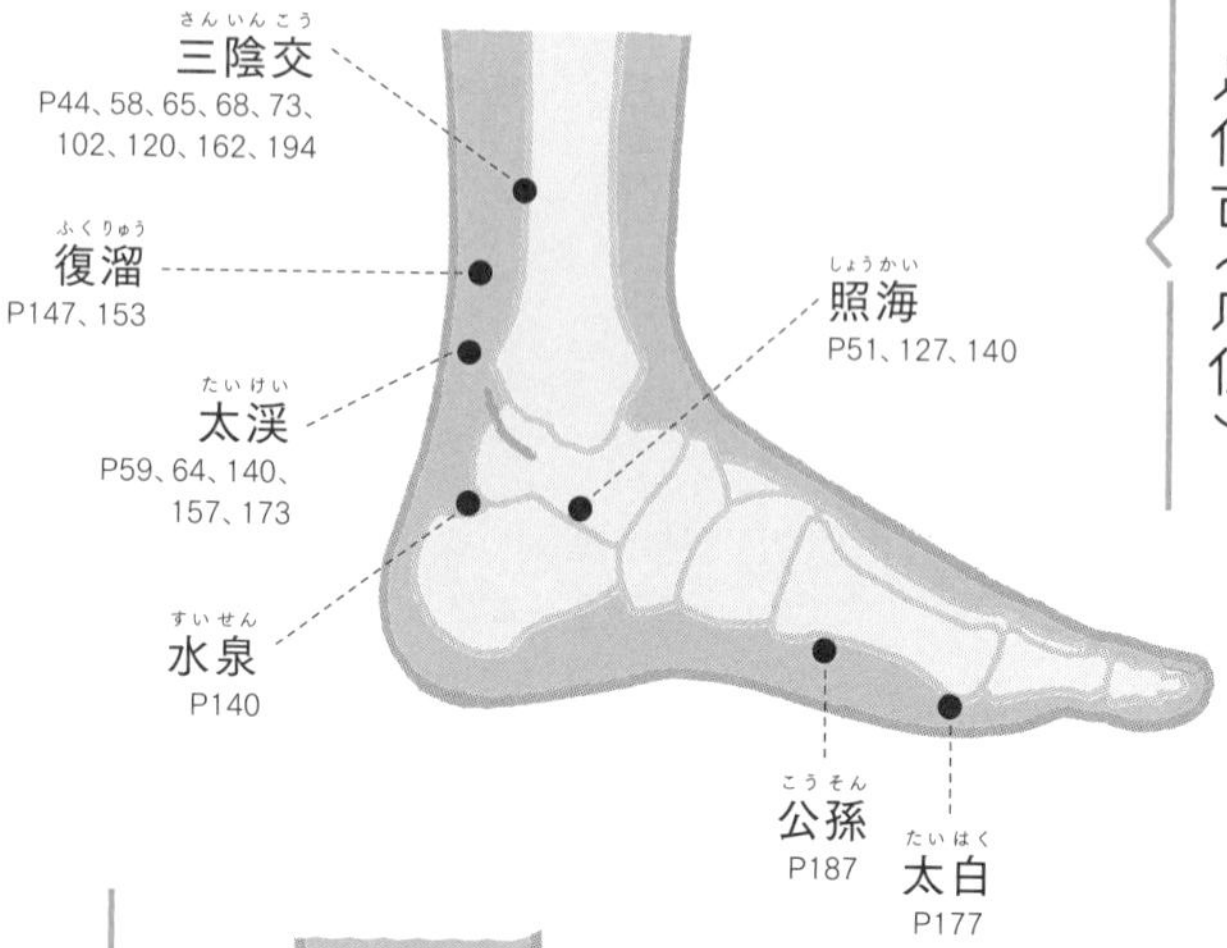
三陰交《さんいんこう》
P44、58、65、68、73、
102、120、162、194
復溜《ふくりゅう》
P147、153
太渓《たいけい》
P59、64、140、
157、173
水泉《すいせん》
P140
照海《しょうかい》
P51、127、140
公孫《こうそん》
P187
太白《たいはく》
P177

足の甲

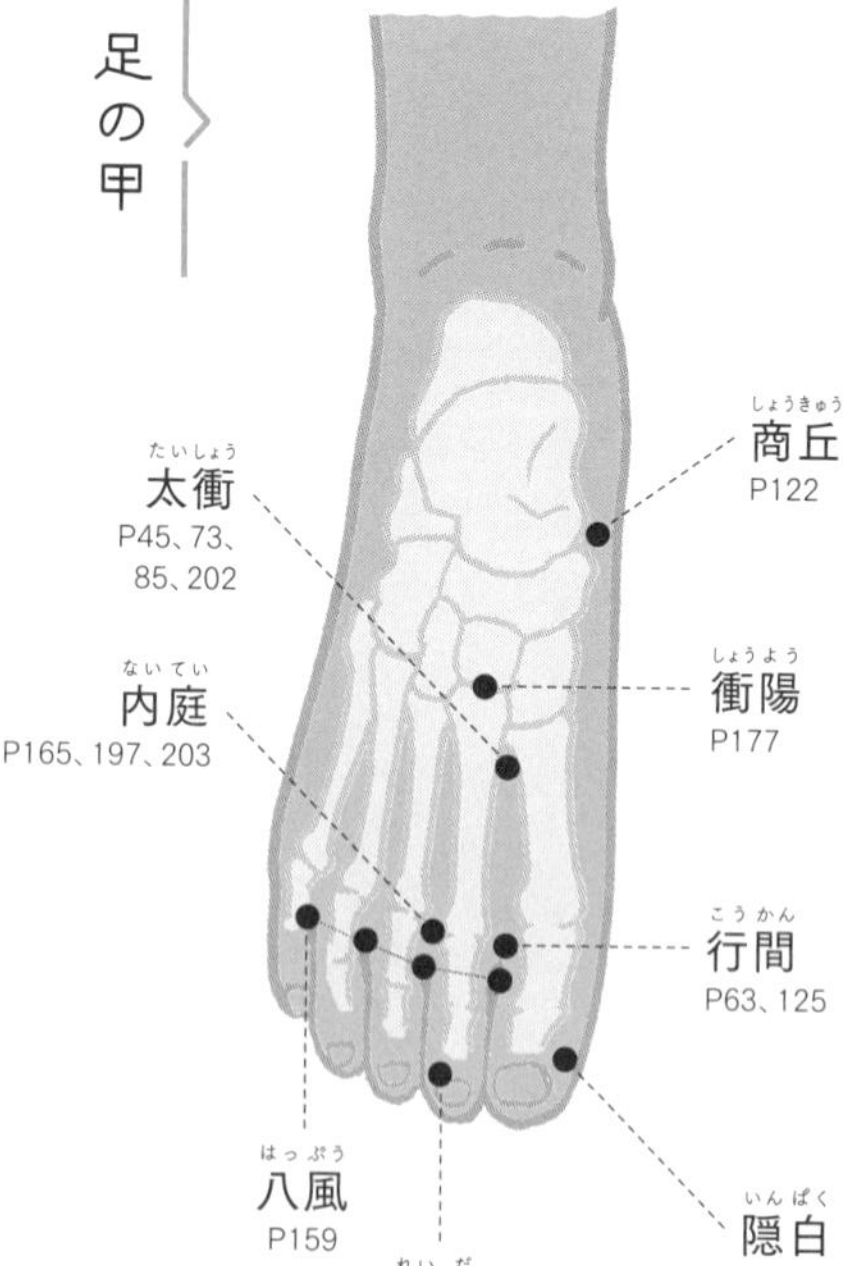
太衝《たいしょう》
P45、73、
85、202
内庭《ないてい》
P165、197、203
商丘《しょうきゅう》
P122
衝陽《しょうよう》
P177
行間《こうかん》
P63、125
八風《はっぷう》
P159
厲兌《れいだ》
P187
隠白《いんぱく》
P122

足裏

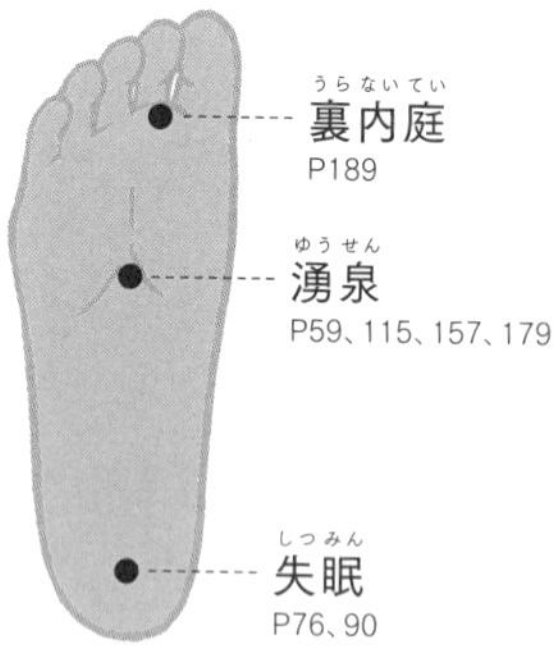
裏内庭《うらないてい》
P189
湧泉《ゆうせん》
P59、115、157、179
失眠《しつみん》
P76、90

不調別索引

体質や環境・生活習慣によっては、季節を問わず症状が出る場合があります。気になる不調は、関連ページもチェックしてみてください。

な
軟便 ／ P188
寝違え ／ P207
熱中症予防 ／ P114
眠気 ／ P194、206
のどのイガイガ ／ P109、144
乗り物酔い ／ P201

は
吐き気 ／ P186
肌トラブル ／ P78、132、140、190
鼻づまり ／ P106
冷え ／ P66、P158
ひざ痛 ／ P184
頻尿 ／ P168
腹痛 ／ P130、200
二日酔い／ P202
不眠 ／ P76、90、134
便秘 ／ P60、146
ほてり ／ P88

ま
耳鳴り ／ P100、172
むくみ ／ P192
目のトラブル ／ P70、98、P108
めまい ／ P182
メンタル不調 ／ P86、88、92、94、124、150、160
もの忘れ ／ P170

や
腰痛 ／ P48、162

ら
冷房病 ／ P120

あ
秋バテ ／ P142
悪夢 ／ P196
汗トラブル ／ P118、152、204
汗疹 ／ P132
息切れ ／ P128
胃腸疲れ ／ P164

か
かぜ ／ P148
肩こり ／ P42
花粉症 ／ P106
髪のトラブル ／ P166
空咳 ／ P144
乾燥トラブル ／ P140
気象病 ／ P178～197
空腹感を抑える ／ P205
口の渇き ／ P126、140
首こり ／ P46
下痢 ／ P130、188
こむら返り ／ P104

さ
歯痛 ／ P203
湿疹 ／ P190
しゃっくり ／ P208
食あたり ／ P188
食欲不振 ／ P122
睡眠トラブル ／ P76、90、134、152、194、196、206
頭痛 ／ P52、P96、P180
生理痛 ／ P72

た
だるさ ／ P56、116、142、178
疲れ ／ P56
爪の割れ ／ P102
動悸 ／ P128
ドライシンドローム ／ P140

おわりに

最後までお読みいただきありがとうございます。

読み終わっていかがでしたか？　ツボって案外と身近なものだな。ツボ押しって、難しく考えなくていいんだ。押したりさすったりしたら、体や気持ちがすっきりした。そう感じてもらえたらうれしいです。

これからも、ぜひ不調の改善や予防にツボを役立ててください。それと同時に、ツボを押したり、探したりするなかで、どんどん自分の体に触っていってほしいです。というのも、普段、自分の体を意識して触ったり、注意深く観察したりすることは、意外と少ないものだから。ツボを押していると、こんなところがこっていたんだ。ザラザラしていたんだ。冷たかったんだ。きっと、さまざまなことに気づけるはずです。

人それぞれ好みや性格が違うように、体にも個性や特徴がありますが、自分の体に触れることは自分の体の特徴を知ることにもつながります。自分の体を知り理解していくことで、より自分に合ったセルフケアができると思います。自分の体を知ることは、自分を大切にするための第一歩です。

自分を知って、自分にやさしいことをたくさんしましょう。そして、自分が元気になったら家族や恋人、友人、大切な人たちのツボもぜひ、押してあげてください。そうすることで、あなた自身はもちろん、あなたの周りにも笑顔が増えていくと思います。

最後になりましたが、本書の発刊にあたって助言をいただいた、後楽堂薬局今井太郎先生、おいで薬局生出拓郎先生、山一薬舗松本美佳先生、そして日頃からTwitterで応援してくださる皆さまに厚く御礼申し上げます。

本書を通し、皆さんのこころと体が少しでも、ラクになることを願って。

ＣｏＣｏ美漢方　田中友也

STAFF

ブックデザイン　月足智子
カバーイラスト　牛久保雅美
本文イラスト　牛久保雅美
池田須香子(P210～220)
編集協力　柿沼曜子
校閲　山本尚幸（こはん商会）

こころと体がラクになる
ツボ押し養生

2021年11月9日　第1刷発行
2022年8月8日　第3刷発行

著者　田中友也
発行人　川田夏子
編集人　滝口勝弘
編集担当　酒井靖宏
発行所　株式会社 学研プラス
〒141-8415　東京都品川区西五反田2-11-8
印刷所　中央精版印刷株式会社

●この本に関する各種お問い合わせ先
本の内容については、下記サイトのお問い合わせフォームよりお願いします。
https://gakken-plus.co.jp/contact/
在庫については　Tel 03-6431-1250（販売部）
不良品（落丁、乱丁）については　Tel 0570-000577
学研業務センター　〒354-0045 埼玉県入間郡三芳町上富279-1
上記以外のお問い合わせは　Tel 0570-056-710（学研グループ総合案内）

学研の書籍・雑誌についての新刊情報・詳細情報は、下記をご覧ください。
学研出版サイト https://hon.gakken.jp/

田中友也　たなか・ともや

鍼灸師、国際中医専門員、登録販売者、メンタルヘルス・マネジメントII種資格保持。

関西学院大学法学部卒業後、イスクラ中医薬研修塾にて中医学の基礎を学び、北京中医薬大学、上海中医薬大学などで研修。現在、兵庫県神戸市のCoCo美漢方（ここびかんぽう）で日々、健康相談にのる傍ら、鍼灸師として施術も行う。ツイッターのフォロワーは13万人超え。親しみやすいトーンで、漢方にまつわる話を日々つぶやいている。オンラインセミナーなども積極的に開催している。著書に『CoCo美漢方 田中の 12か月のおいしい漢方』（扶桑社）、『不調ごとのセルフケア大全 おうち養生 きほんの100』（KADOKAWA）、『体とココロが喜ぶごほうび漢方』（主婦の友社）がある。

Twitter:@mococo321